U0293702

爱健康 ｜ 爱生活　凤凰含章
Phoenix-HanZhang

萧千祐 著

# 胃酸胃痛
# 老胃病，
# 这样吃就对了

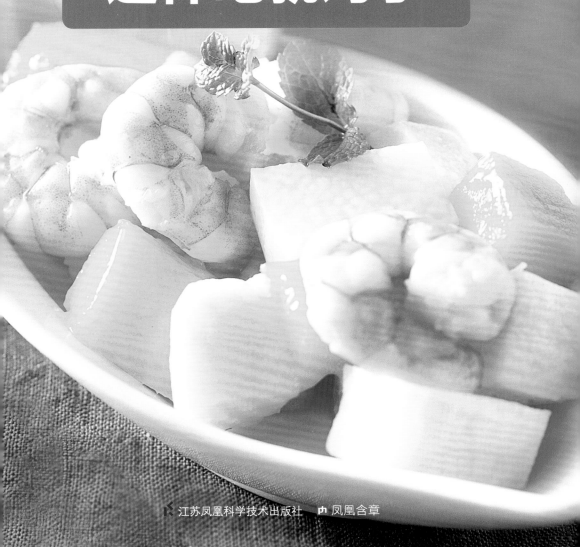

江苏凤凰科学技术出版社　凤凰含章

# 根治胃病，拥有健康乐活人生

现代人因为饮食习惯、生活方式的改变，使得胃炎、胃溃疡等胃病成为常见疾病。由于胃病刚发生时，是可以忍耐的小病痛，许多人长期选择忽略、压抑，轻忽其严重性。在放任而不处理，或随意服用胃药的情况下，症状开始演变成寝食难安的状态，还会导致胃穿孔、胃癌、腹膜发炎等病症，或者细菌感染，或造成必须割除整个器官，甚至丧失宝贵的生命。

## 护胃——良好饮食习惯＋规律生活

1983年，澳大利亚医师从胃黏膜培养出幽门螺杆菌后，胃病会经由细菌传染这个观念开始确立。经研究证实，7成以上的胃溃疡患者、9成以上的十二指肠溃疡病人，以及近9成的胃癌、胃淋巴瘤患者的胃里，都存在着幽门螺杆菌。

感染幽门螺杆菌，就是罹患胃病吗？答案是否定的，胃病的发生，仍然和饮食习惯、精神状态、日常生活作息密切相关。

长期处于紧张、压力情绪之下，三餐不定时、不定量，容易导致胃功能失调、消化不良。胃功能和胃液分泌一旦无法取得平衡，时间一久，会使胃黏膜的保护功能下降，胃病发生的几率就会大幅提高。

想要调理胃病，除了维持情绪的稳定、作息规律外，症结点还是必须回归饮食。

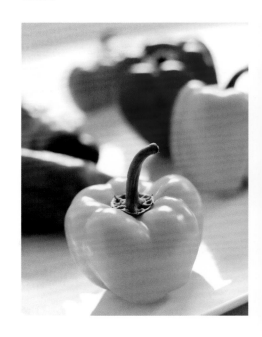

## 吃对食物远离胃病

很多食物胃病患者都不能吃？这是许多人心中共同的疑惑，怎么吃也成为每位患者最常询问，也最应该重视的问题。其实只要充分运用饮食调理，胃病患者不但能够正常饮食，还能避免胃痛和胃病恶化。拥有健康的胃，身体就能产生足够的能量，更有精力面对忙碌的生活，创造幸福人生。

但是胃病种类众多，每一种胃病适合吃的食物，都有一些不同之处，例如胃酸过多的胃病患者，不宜食用辛香料，以免刺激胃液分泌，但胃酸过少的胃病患者，可以适量食用辛香料以提升食欲，缓解胃口不佳的问题。

胃酸过少者，如果没有伴随消化性溃疡，为增加胃液分泌，可视情况饮用少量酒精，但胃酸过多的患者，为避免刺激胃黏膜，则不宜饮酒。

因此，胃病患者必须先确认自己的病况，才能进一步拟订饮食计划。

## 捍胃＝正确吃＋调养胃

本书提供的212道美味特效料理，均清楚地介绍了其调理胃病的功效。料理中所有的食材搭配，都经过专家精挑细选，并配合最适当的烹调方式，轻松就能把胃病再吃回去。

此外，本书还提供许多中西医治疗、调养胃病的相关知识，在日常生活中就能时时护胃健胃，减少因胃病引发的全身性病变，进而拥有一个健康的身体。

---

## 萧千祐

**现职**
现任中国台湾长庚科技大学疾病营养学、美容营养学、养生保健饮食概论讲师

**代表著作**
《蔬果保健功效速查图典》、《聪明健脑特效食谱》

**专业背景**
台北医学大学保健营养学博士进修
台北医学大学保健营养学硕士

# 如何使用本书

胃病看似是一种十分普遍的小毛病，但是若不细心调养，时间一久，还是可能产生胃穿孔、胃癌等严重的后遗症。胃病的治疗，不但要有耐心，还要遵从医嘱，由饮食习惯到生活方式做彻底改变。本书由医师、营养师为您把关，不但提供212道健胃食谱，还提供中医养胃秘诀，解答门诊中常见胃病的相关疑问，让您远离胃病，轻松吃出健康。

**❶ 健胃特效食材介绍**

包括食材图片、中英文名称、别名、性味、健胃有效成分、营养成分和食疗功效。

**❷ 为什么能改善胃病?**

详述该食材改善胃病的有效成分和原理。

**❸ 主要营养成分**

简述该食材的主要营养成分和功效。

**❹ 食疗效果**

对该食材的性味，以及在饮食上的各种保健疗效加以说明。

**❺ 食用方法**

介绍该食材的挑选技巧、常见料理方法，以及料理方式具有的保健功效。

**❻ 饮食宜忌**

提醒读者该食材的特性，食材适用及禁忌的人群，以及食材之间搭配的禁忌及处理。

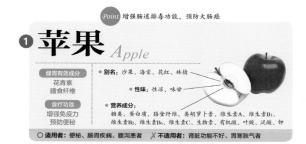

*Point* 增强肠道排毒功能，预防大肠癌

## ❶ 苹果 *Apple*

**健胃有效成分**
花青素
膳食纤维

**食疗功效**
增强免疫力
预防便秘

**别名:** 沙果、海棠、花红、林檎

**性味:** 性凉、味甘

**营养成分:**
糖类、蛋白质、膳食纤维、类胡萝卜素、维生素A、维生素B₁、维生素B₂、维生素B₆、维生素C、生物素、有机酸、叶酸、泛酸、钾

**◉适用者:** 便秘、肠胃疾病、腹泻患者　　**✗不适用者:** 肾脏功能不好、胃塞胀气者

### ❷ 苹果为什么能改善胃病?

1 苹果味道酸甜，所含的膳食纤维，可抑制胃酸分泌过多，保护肠胃，促进肠道蠕动，让排便顺畅。

2 苹果中所含的儿茶素、花青素等抗氧化物质，能保护黏膜组织，还有抑制细菌生长，预防胃溃疡、十二指肠溃疡和抑制胃癌、结肠癌的作用。

3 苹果属于碱性食品，可以平衡体内的酸碱值，增强体力和免疫力。

4 苹果含有大量的有机酸和维生素，是抗氧化性高的水果，可使细胞不易癌化，避免癌症发生。

5 中医认为，苹果具有润肺化痰、养神、生津止渴、醒酒等疗效。

### ❸ 苹果主要营养成分

1 每100克苹果中，含有130毫克钾，是同量海梨的1.85倍。

2 苹果中的膳食纤维含量是同量柚子的1.5倍，对胃炎、便秘有明显的缓解效果。

### ❹ 苹果食疗效果

1 苹果的水溶性果胶，可吸附肠道内的有害物质，排出宿便，减少毒素滞留在肠道的时间，还可预防习惯性便秘和大肠憩室炎。

2 苹果含有丰富的苹果酸、柠檬酸，能平衡血液、肠道中的酸碱值，消除酸性毒素，改善体内益菌生存环境，避免肠道过早老化。

### ❺ 苹果食用方法

1 苹果适宜饭后食用，可直接生食，或做成沙拉或甜点。

2 苹果皮虽然也有营养成分，但考虑到进口水果上蜡保鲜和农药残留的问题，建议削皮后食用较安全。

3 苹果搭配富含维生素E、钾、钠的坚果类食用，可维护心血管健康、预防动脉硬化。

### ❻ 苹果饮食宜忌

1 水肿、血压过高者，或想减肥的人，一天吃1个苹果，可减轻肠胃负担，改善体质。

2 害喜呕吐严重的孕妇，可借由苹果维持体内钾、钠的平衡和营养。

96

**❼ 营养分析小档案**

每一道食谱，均提供热量、糖类、蛋白质、脂肪、膳食纤维的营养分析，聪明补充固胃营养成分，调养胃病好简单。

**❽ 主要食疗功效**

重点归纳出该食谱最主要的健胃功效。

**❾ 调理胃病功效**

解析该食谱的营养价值、健胃保肠功效。

# 苹果杏仁煲汤

❽ 增强胃功能 + 帮助消化

**材料：** ❼
苹果1个，猪瘦肉100克，山药50克，胡萝卜20克，南杏、北杏各5克，凉开水800毫升

**调味料：**
盐1/4小匙

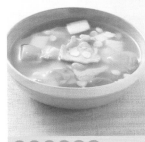

● 热量 334.2千卡
● 糖类 37克
● 蛋白质 24.9克
● 脂肪 9.6克
● 膳食纤维 7克

**作法：**
❶ 所有材料洗净；苹果去皮去蒂、切块；山药、胡萝卜去皮切块；猪瘦肉汆烫去血水。
❷ 锅内加水煮沸，放入南杏、北杏、猪瘦肉烹煮，待水再次沸腾后，续煮10分钟。
❸ 将苹果块、山药块、胡萝卜块放入作法②汤中，转小火续煮1个小时，加盐调味即可。

**调理胃病功效**

杏仁可舒缓情绪、放松紧绷的肌肉；苹果则能促进肠道蠕动。此汤品对于情绪性溃疡和压力所引起的慢性胃炎，具有食疗效果。❾

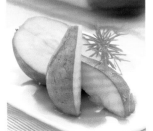

# 焦糖苹果

健胃和脾 + 调整肠胃

**材料：**
苹果1个

**调味料：**
糖3大匙

● 热量 282.8千卡
● 糖类 69.2克
● 蛋白质 2.4克
● 脂肪 0.4克
● 膳食纤维 2.4克

**作法：**
❶ 苹果洗净，对半切开后，去蒂和果核，再切片备用。
❷ 糖放入锅中，转小火，煮至糖融化成浓稠状时，放入苹果片翻炒，续煮8分钟即可。

**调理胃病功效**

苹果能调整肠胃，适合消化不良、慢性胃炎患者食用。胃病患者可挑选不太酸的红苹果，这样对肠胃的刺激较小。

97

# 目 录

## 引 言 门诊常见胃病Q&A

# Chapter 3　中医调理 彻底根治胃病

# 胃病调理特效食谱（分类索引）

# 6种常见胃病对症食疗法

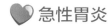 急性胃炎

### 不适症状

- 腹痛
- 腹泻、出现黑便
- 恶心、呕吐、呕血
- 发热、盗汗

### 饮食宜忌

- 愈后先禁食1~2天，让胃休息，但可喝米汤、水，好转后再吃流质食物
- 三餐定时定量，不要暴饮暴食
- 少量多餐，并细嚼慢咽
- 多吃低纤、清淡且容易消化的食物，不吃油炸、高脂肪食品
- 不可过量饮酒

### 治疗方式

- 可通过饮食和药物治疗，休养恢复
- 少数有严重出血者宜送医院急救

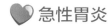 慢性胃炎

### 不适症状

- 上腹部隐隐作痛
- 胃部出现灼热感
- 恶心想吐，尤其是早晨刷牙时
- 打嗝

### 饮食宜忌

- 不可空腹，不吃刺激性食物，不喝饮料、冰品、浓茶、咖啡
- 少喝酒，避免刺激黏膜发炎
- 放慢吃饭速度，不可过量
- 保持愉快的心情用餐

### 治疗方式

- 发炎期间宜少量多餐、饮食清淡
- 多吃有益食物（可参考本书食谱）
- 依医师指示服用制酸剂以缓和不适

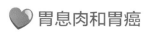 胃息肉和胃癌

### 不适症状

- 常感觉腹胃胀满、消化差
- 食欲不佳，伴随体重减轻
- 上腹部不适或疼痛
- 排黑色血便，或如柏油般排泄物
- 恶心、疲倦

### 饮食宜忌

- 忌吃腌制、烧烤、盐渍类食物
- 戒酒
- 放慢吃饭速度，吃东西不可太快
- 饮食要定时定量，不可空腹很久后再饱餐一顿

### 治疗方式

- 手术切除

## 💜 消化性溃疡
### （胃、十二指肠溃疡）

### 不适症状

- 腹痛（胃溃疡患者在饭后半小时，或凌晨2~3点，从上腹部左侧或肚脐上方，出现间断性刺痛、灼热疼痛；十二指肠溃疡患者，在出现空腹、胃酸过多时，痛点则较偏向胃下方的幽门部位）
- 打嗝、泛酸、恶心、呕吐
- 胀气
- 胃灼热
- 贫血
- 胃溃疡患者可能会吐血
- 体重减轻

### 饮食宜忌

- 多喝卷心菜汁，改善溃疡
- 戒吃刺激、油腻、高脂肪食物和甜食
- 戒酒
- 多补充富含铁的食物
- 注意食物是否新鲜，烹调要卫生，避免幽门螺杆菌感染

### 治疗方式

- 放松心情
- 注意不同季节的饮食宜忌
- 尽量少吃止痛剂、消炎药
- 禁烟

## 💜 神经性胃炎

### 不适症状

- 胃有灼热感、腹胀

- 胃抽痛
- 打嗝、胀气、吐酸水
- 恶心想呕吐，但不见得能吐出东西

### 饮食宜忌

- 不过度依赖提神饮料
- 避免摄食太油腻、刺激性强的食物
- 适时吃些微甜食物放松情绪

### 治疗方式

- 多吃纾压食物，放松心情
- 避免熬夜，饭后不要立即工作
- 睡眠充足
- 至少进行一种持续性运动以纾解压力
- 找到属于自己的减压方法

## 💜 胃切除

### 不适症状

- 腹泻、虚弱
- 贫血、晕眩
- 腹痛
- 心悸、盗汗

### 饮食宜忌

- 少量多餐，食量需减至1/2~2/3
- 由进食软质食物慢慢到固体食物
- 宜吃高蛋白、低糖、低油食物
- 进食中、进食后不宜喝汤
- 禁食酒精、含糖饮料、甜品、冰品

### 治疗方式

- 常补充维生素$B_6$、维生素$B_{12}$
- 吃含铁量高的食物或铁剂
- 定期回诊复检

# 门诊常见胃病Q&A

**Q1 我的肚子不舒服，是患上胃病了吗？**

了解各种胃病症状，才能在就诊时提给供医生准确的诊疗信息

常常听人说觉得肚子不舒服，但细问不舒服的感受如何，他又无法说清楚。

其实一些内脏疾病发作时，症状和胃病极类似，而胃病的症状复杂，并非只限于肚子痛，其他如胀气、恶心、呕吐等症状，都可能和胃病有关。

以下是常见胃病主要的特征和症状，掌握这些症状，可使医师更好地掌握患者病情。

## 常见胃病的主要症状

| 病名 | | 症状 |
|---|---|---|
| 急性胃炎 | | 发作快速而剧烈，会出现上腹痛、恶心、呕吐、打嗝、食欲减退等症状 |
| 慢性胃炎 | | 初期几乎没有症状，病程长，时好时坏，疼痛感也没有明显的规律性。其中表层性胃炎几乎没有症状<br>到萎缩性胃炎阶段，会出现上腹隐痛、腹胀情形，尤其在进食后症状会加重，常伴随食欲不振、消化不良、打嗝等症状 |
| 消化性溃疡 | 胃溃疡 | 疼痛发生在进食后0.5~2个小时，位置在上腹部。经常伴随胃烧灼感、泛酸、腹胀、打嗝等症状 |
| | 十二指肠溃疡 | 疼痛发生在进食后2~4个小时，位置在上腹部和背部。不舒服的感觉和胃溃疡相似 |
| 胃息肉 | | 早期症状类似一般胃炎 |
| 胃癌 | | 早期多半无症状，如有症状，大多是消化不良、上腹部胀痛 |
| 神经性胃炎 | | 发作时和情绪变化较密切。症状为食欲不振、灼热感、呕吐等，严重时会有吐血的症状；有时会伴随失眠、心悸、头痛等症状 |

## Q₂ 哪些人容易患胃病？

### 易紧张、作息紊乱者，是胃病好发人群

长期处于高压状态下的人，发生慢性胃炎的几率确实较高，因他们长期处于紧张的状态，容易导致自主神经和胃功能失调。

此外，从事生活作息有别于一般行业的工作者，其生理时钟长期紊乱，也易导致内分泌失调，患上胃病。

三餐不定时定量、饮食习惯不佳的人也易患胃病；用餐的时间、分量突然改变，容易导致胃肠功能紊乱。

而胃功能和胃液分泌一旦失衡，胃黏膜的保护功能逐渐下降，胃炎和胃溃疡发生的几率就会增加。

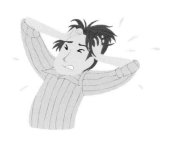

## Q₃ 胃不好的人，饮食要注意什么？

### 胃病的饮食原则，会因病症的种类而有差异

胃病患者在日常生活中，还是有应共同注意的事项：

#### 1 摄取足够营养

胃病患者宜多吃蔬菜，少吃淀粉含量高的食物，不吃刺激性强、生冷的食物。

#### 2 吃易消化食物、细嚼慢咽

胃病患者不宜吃过硬、难消化的食物。此外，人的唾液中含有酵素，可帮助食物消化、吸收，故胃病患者宜细嚼慢咽，才能充分吸收食物养分。

#### 3 用餐时间规律、气氛和谐

空腹时间过长，易引发胃溃疡；用餐时间间隔过短，体内累积食物过多，易导致消化不良；所以每餐间隔时间须一致，且宜控制在4~5个小时。

此外当精神紧绷时，胃液分泌会减少，长期在紧绷情绪下用餐，也会导致胃病。

#### 4 吃八分饱即可

胃病患者空腹时进食大量食物，会导致胃部负担加重，影响消化。

## Q4 常见的胃病有哪些？

### 胃病是和胃部有关疾病的统称

胃病指的是和胃部有关疾病的统称，大致可分为以下6种：

### 1 急性胃炎

指因暴饮暴食，食用过量刺激性或腐败食物，造成的胃黏膜急性发炎。

**常见症状：**上腹部疼痛、呕吐、食欲减退等；若是因食物中毒所导致的严重胃炎，会出现发高热、吐胆汁或吐血的症状。

### 2 慢性胃炎

指胃黏膜的慢性炎症。病程长，时好时坏，疼痛感不规律。可分为2种：

❶ **表层性胃炎：**限黏膜表层发炎，胃功能正常，但胃酸分泌会增加。

❷ **萎缩性胃炎：**因表层性胃炎反复发作，在胃不断发炎的情况下，导致胃黏膜组织萎缩，造成胃酸减少，成为无酸或低酸的状态。

### 3 消化性溃疡

指胃液腐蚀自身组织，使胃出现深达黏膜下层的伤口。当这种情况发生在胃部时，称为胃溃疡；发生在十二指肠时，称十二指肠溃疡，合称消化性溃疡。

**消化性溃疡发作症状：**上腹部疼痛、腹胀、吐酸水等，严重者甚至有消化道出血、阻塞、穿孔等症状。

### 4 胃息肉&胃癌

❶ **胃息肉：**胃黏膜异常增殖而形成，是良性肿瘤，可以通过钡剂X光摄影或上消化道内视镜检查诊断发现。

❷ **胃癌：**无特定的临床症状，常被延误诊断。任何人一旦出现食欲不振、体重减轻、上腹部不舒服、疲倦等胃癌早期症状，应尽快就医检查。

### 5 神经性胃炎

神经性胃炎是因神经持续紧张所导致的胃炎，在临床上除胃部不适外，还伴随失眠、多梦、心悸等症状。

### 6 肠上皮化生

肠上皮化生指的是慢性萎缩胃炎者，因胃酸分泌较少，胃黏膜细胞化生为小肠或大肠型黏膜上皮细胞。此问题多发生在老年患者身上。

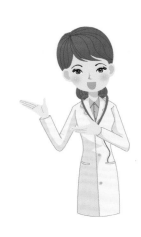

另外，有些人认为自己胃弱。胃弱是种症状的描述，常见的胃弱症状为胃下垂和胃弛缓。以下针对这2种症状做概略介绍。

## 1 胃下垂

胃下垂是指胃的位置下降。主因是胃的周围韧带、结缔组织或平滑肌松弛，使胃发生张力不足的状态。

**好发族群：** 产后妇女、需要久站的工作者。

**症状：** 食欲减退、腹胀、打嗝、腹痛等，有时还伴随一些精神失调的现象，例如头晕、容易疲劳、失眠、心悸等症状。

### 胃下垂如何治疗？

有胃下垂问题的人，应在生活方式和饮食习惯上进行调整，宜少量多餐，多做增强腹肌张力的运动。

## 2 胃弛缓

胃弛缓是指胃的肌肉无力、蠕动减缓、消化作用也变弱的症状，当食物停留在胃的时间变长，就会造成腹胀的感觉，而使食欲渐渐减退，进而在体内形成恶性循环。

有胃弛缓的症状时，易出现消化不良、胸闷、呕吐、便秘等状况。

### 胃弛缓如何治疗？

胃弛缓发生时，通常是以药物治疗；但若和胃下垂同时发生的话，一般以治疗胃下垂为主。

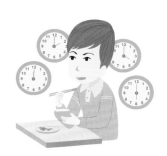

## 胃下垂患者改善体质法

| 方法 | 原因 |
| --- | --- |
| 勿一次摄取大量食物 | 不会加重胃部负担 |
| 避免摄取不容易消化的产气食物（如油炸、根茎类、豆类食物，汽水、啤酒等） | 如果体内有胀气无法排出，容易压迫胃部，加重胃下垂症状 |
| 餐后右侧卧或俯卧约20分钟 | 让食物能顺利进入十二指肠，缩短胃部排空时间，减轻胃部负担 |
| 用餐时细嚼慢咽 | 狼吞虎咽、暴饮暴食会增加胃部负担 |
| 避免长时间站立 | 站立时间过久，会造成腹肌张力不足，导致胃下垂 |
| 有便秘问题者须尽快改善 | 以免胃下垂病情加重 |

## 胃病会遗传吗？

### 只要设法除去外在因素，有无遗传体质都可避免患胃病

胃溃疡的确有所谓的遗传体质。一项研究指出，近亲中有患胃溃疡的人，其患胃溃疡的几率较高，是近亲中无胃溃疡者的3倍，这显示胃溃疡的确有可能遗传。

那么，患胃溃疡和外在环境的关联性如何？在美国，一项从外在环境探索胃溃疡因素的研究显示，压力繁重的航空管制员，其患胃溃疡的比例，其实跟从事其他行业者患胃溃疡的比例相差无几。

这项研究发现，并非所有同处于高压环境的人，都会患胃溃疡。也就是说，没有胃溃疡先天体质的人，即使处于高压的环境下，也不会患胃溃疡。

不过这项研究也指出，虽然不会患胃溃疡，但是航空管制员患神经性胃炎的比例，的确比一般人高。

也就是说，患胃溃疡跟先天体质较有关联，患神经性胃炎则跟生活环境较有关系。

### 胃癌也有遗传体质？

胃癌和胃溃疡一样，都是和遗传因素较有关联，但在此要特别强调的是，胃病的遗传机制非常复杂，我们不能以任何一种单一遗传机制来概括说明。

我们可以说，遗传是指诱发胃病的体质，有了这一类的遗传基因，再加上环境因素共同作用，才会导致胃溃疡或胃癌的发生。因此有遗传体质者也不必惊慌，只要在日常生活中多加注意，仍可以避免胃癌或胃溃疡的发生。

### 胃癌和家族遗传的关系

虽然胃癌和家族遗传有关，但是也有以下观念需要厘清：

❶ **遗传只是患胃癌的因素之一：**胃癌的发生，通常是多个基因突变所累积的结果。遗传的因素，决定遗传给后代的突变基因数量或程度，再加上后天致癌物继续累积基因的突变，才会导致胃癌的发生。

❷ **家族习性相似：**同一个家族的成员，往往因为居住地区、生活方式均比较接近，所以经常接触类似的致癌物质。

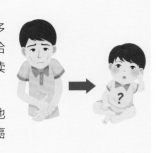

**Q6**

## 胃病患者应该少量多餐？

### 除了胃切除者和一些急性症状患者外，其余患者不适用

提出少量多餐观点者所抱持的想法，是认为进食较少量的食物，能减少胃病患者的负担，但是这种观念已逐渐被打破。

### 少量多餐，营养摄取容易不足

少量多餐的观念之所以逐渐不被接受，是因为一般胃病患者的饮食以八分饱为原则，食量已少于平常人，因此进食的营养品应特别注意，足够的营养才能促进患者早日康复。

一旦餐和餐之间的点心次数增加，而点心类又多半为淀粉类食物，势必会影响正餐摄取的营养和分量，将会衍生出营养摄取不足的情况，进而影响病情恢复的进度。

### 频繁进食容易导致胃溃疡

人在进食时，胃部会分泌胃液，频繁进食的结果，易造成胃部负担，并打乱胃液分泌的规律性，使胃病病情加重，导致胃溃疡的发生。

少量多餐的情形，是否应全面禁止？也不尽然。在一些症状发生时，餐和餐之间的点心确实有其必要性。

举例来说，急性胃炎、肝炎、胰脏炎、消化性溃疡活动期的患者，为了应对身体的大量消耗和能量需求，就可以根据情况适时进食少许点心。

### 需要少量多餐的特例

还有一种特殊情形，就是动过切除胃部手术的患者。这一类患者的胃比较小，甚至有些是全胃切除，所以必须采取少量多餐的方式。

---

### 胃切除者进食后可能发生的反应

❶ **食物进入小肠的时间过快：**没有胃或胃变小，使得食物进入小肠的时间过快，容易发生呕吐、恶心、心悸、头晕、腹泻等症状。

❷ **胃酸分泌量变少：**胃变小，胃酸分泌量也变少，加上小肠上端的蠕动加快，容易影响铁质消化、吸收，发生缺铁性贫血。

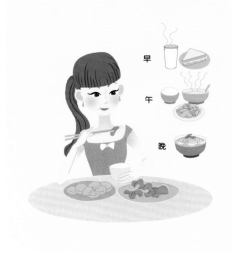

早

午

晚

## 不同类型的胃病，适合吃的食物一样吗？

### 适合各类胃病患者食用的食物，会依病情有所不同

**急性胃炎**

视情况宜断食一两餐，待1～2天后根据恢复状况，进食稀饭、清淡的饮食，7～10天即可恢复正常。

**慢性胃炎**

即使医生宣布已痊愈，慢性胃炎患者仍需维持2～3个月同样的饮食习惯。慢性胃炎分为胃酸过多和胃酸过少2种，注意事项如下：

**❶ 胃酸过多**

● 辛香料、口味重的食物，会刺激胃液分泌，宜避免食用。

● 乌贼、章鱼等软体动物不易消化，宜避免摄取。

● 肉类宜食用低脂、易消化的部位，蔬菜类因富含膳食纤维，症状严重时，宜煮软再吃。

● 水果类中，酸味水果会刺激胃酸分泌，宜避免食用。

● 宜避免摄取刺激性的饮料，戒除烟酒。

**❷ 胃酸过少**

胃酸过少者容易食欲不振，可从以下几个方面调整饮食结构：

● 运用辛香类蔬菜、醋或极少许的柠檬汁来提振食欲。

● 饮用少量酒精饮料，以增加胃液分泌，但如果伴随有消化性溃疡者，须禁喝含酒精的饮料。

**消化性溃疡**

注意事项则同胃酸过多的胃病患者。

**胃切除**

此类患者宜从流质饮食、半流质饮食，逐渐调整成正常饮食。动过手术的患者，饮食时宜注意下列事项：

● 少量多餐，空腹时不宜进食流质或喝饮料。

● 适时、适量摄取富含铁质、蛋白质的食物，少吃淀粉类、富含膳食纤维的食物。

● 用餐时宜采斜躺姿势进食，多咀嚼且放慢速度。

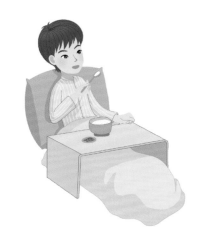

## **Q8 外食族如何保护胃肠健康？**

### 在外用餐应掌握清淡、易消化、不刺激3大重点

胃病患者如果不得已，必须在外用餐，至少要掌握以下原则：

#### 在速食店的用餐原则

❶ 汉堡肉脂肪含量高，胃病患者不宜食用，宜选择蛋堡、蔬菜三明治等主食。

❷ 饮料以新鲜的果汁、优酪乳为主，咖啡、红茶、碳酸饮料皆不宜；牛奶会促进胃酸分泌，应视状况酌量摄取，胃溃疡患者不宜饮用。

❸ 点餐时，可要求减少餐点中的酱料量。

#### 在餐厅用餐的注意事项

❶ 油炸食物不容易消化，不适合胃病患者食用。

❷ 吃便当时，只吃1/2～2/3分量，不吃油腻的油饭或炒饭。

❸ 太烫的食物会损伤食道上皮细胞和黏膜，所以吃滚烫的菜肴时，应放凉后再吃。

❹ 清汤可促进胃液分泌，对胃下垂和胃酸过少的人来说，具有促进食欲的效果；但对胃酸过多、胃溃疡患者来说不适宜。

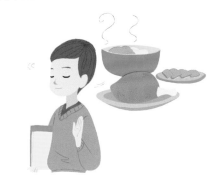

### 胃病患者的各种食物调理方式

| 食物种类 | 烹调原则 |
| --- | --- |
| **蔬菜、全谷杂粮** | 煮软后食用，尽量少食富含膳食纤维的食物 |
| **水果** | 宜入菜、榨成果汁或做成甜点，消化性溃疡患者不宜食用柑橘类 |
| **豆类** | 胃溃疡严重时不宜摄取 |
| **海鲜类** | ❶ 以脂肪较少的鱼类为主<br>❷ 除牡蛎外，其他甲壳类、软体动物类不宜食用 |
| **肉类** | 选取柔软部位的瘦肉烹调，调味宜清淡 |
| **乳品类** | ❶ 避免饮用冰牛奶，消化性溃疡患者不宜饮用牛奶<br>❷ 优酪乳可协助幽门螺杆菌感染者的疗程，并增加有益菌 |
| **其他饮料** | 避免饮用含咖啡因、酒精和碳酸饮料，不喝市售罐装饮料 |

23

## Q9 胃病患者要多喝牛奶？

### 对胃溃疡患者来说，喝牛奶会加重病情

牛奶对胃部的功效和其他食物一样，仅具有暂时中和胃酸的功用，之所以会和胃酸凝结成块状物，其实是蛋白质和酸性凝结，其并非是保护胃壁的特殊物质。

此外，以往认为牛奶可以抑制胃酸，其实是一个误区。牛奶中的乳蛋白和钙离子，会促进胃酸分泌，对胃溃疡患者来说反而会加重病情。

### 优酪乳可改善胃溃疡

一些研究证实，在治疗胃幽门螺杆菌感染时，除每天服用药物外，若能一天饮用200毫升优酪乳2次，可减轻抗生素的副作用。

但应注意服药和饮用优酪乳的时间，至少宜间隔2个小时，才能确保益生菌的吸收率。

## Q10 常吃过热的食物，容易伤胃？

### 过热食物不是伤胃主因，但会提高食管癌、口腔癌的罹患率

过热的食物会让口腔烫伤，但食管有调节食物温度的功能，当食物抵达胃部时，已被调整为人体能接受的温度。

食物的温度，不会对胃部造成直接损害。热食并不是导致胃溃疡发作的主要原因。

### 热食会对食管黏膜造成伤害

热食确实会对食管上皮组织、黏膜造成损伤。伊朗的一项研究指出，长期饮用40℃以上的热茶，会增加患食管癌、喉癌的风险。

这是因为食管和咽喉反复受损，细胞长期不正常分化，进而提高致癌率。

所以不食用过热的食物，才能保持身体健康。

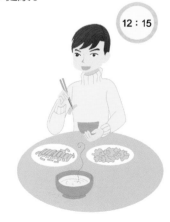

12：15

## Q11 胃镜检查会不会很痛？

### 配合医生指令，放松心情，就能降低痛苦程度

以胃病来说，最普遍的检查方式，就是上消化道内窥镜（胃镜）和钡剂X光摄影：

### 1 上消化道内窥镜

在进行上消化道内窥镜检查时，会麻醉患者咽喉，然后将镜身从患者的口腔，直接伸入胃内检查。

上消化道内窥镜可以检测出慢性胃炎、胃部肿瘤等病症，但因属侵入性检查，故不建议休克状态、严重心脏病、严重呼吸功能障碍、精神状态无法配合检查者做内视镜检查。

#### 上消化道内窥镜检查很痛苦？

在内窥镜检查的过程中，胃镜通过咽喉时较不舒服，大约只有数秒钟，若配合医生指令，放松心情，有节奏地吞咽，痛苦的时间非常短暂，当内窥镜抵达胃部时，是不会有强烈痛苦感觉的。

### 2 钡剂X光摄影

所谓钡剂X光摄影，是指患者口服钡剂后，再对其身体进行X光摄影，使得食管、胃部、小肠、大肠的内腔显影呈现。

钡剂X光摄影可诊断出胃溃疡、十二指肠溃疡、胃下垂、胃穿孔等病症。患者先经过胸腹部常规透视后，依照医师的指令吞下钡剂，就可以进行检查。

但有胃肠道急性出血、胃肠穿孔、幽门阻塞、肠阻塞、急性腹膜炎、重度腹水、白细胞减少等症状者，不宜做钡剂X光摄影。

这两种检查方式各有其着重点，患者宜配合医生进行检查，才能得到最精确的诊断。

### 上消化道内窥镜VS钡剂X光摄影

| 检查种类<br>项目 | 上消化道内窥镜 | 钡剂X光摄影 |
| --- | --- | --- |
| 是否为侵入性 | 侵入性 | 非侵入性 |
| 可诊断的病症 | 慢性胃炎、胃部肿瘤等 | 胃溃疡、十二指肠溃疡、胃下垂、胃穿孔等 |
| 处理步骤 | 较复杂 | 较简单 |
| 病患感受 | 较痛苦 | 较舒适 |

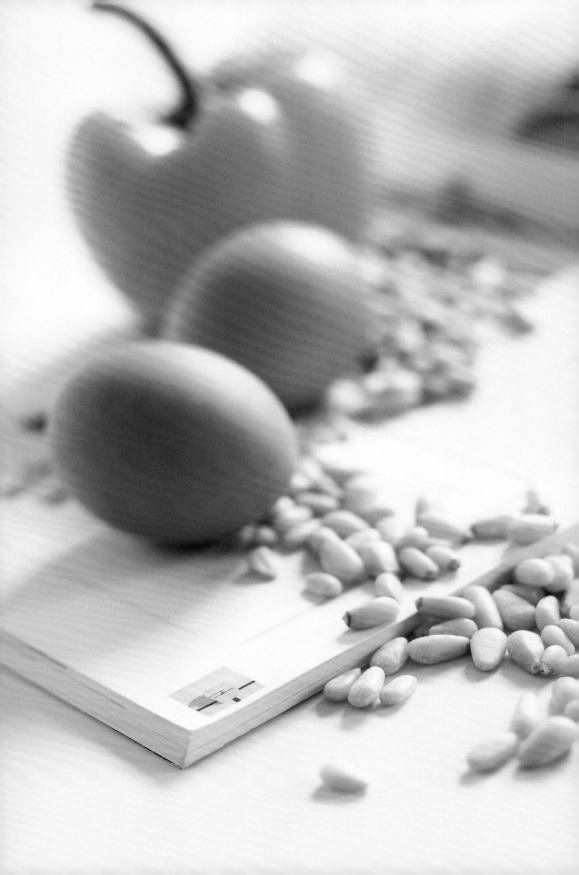

# Chapter 1
## 乐活养生 健康保"胃"战

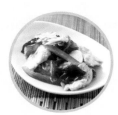

胃是新陈代谢的重要枢纽，

它最重要的工作，就是掌管食物的消化、吸收，

一旦胃部出问题，人体就无法充分吸收营养，

胃部调养就是健康的基础！

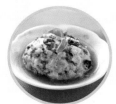

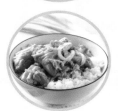

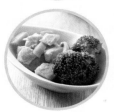

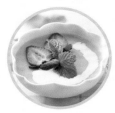

作者：萧千祐　医师

**现职：** 中国台湾长庚科技大学疾病营养学、美容营养学、养生保健饮食概论讲师

**专业背景：** 台北医学大学保健营养学博士进修

　　　　　　台北医学大学保健营养学硕士

**代表著作：**《蔬果保健功效速查图典》、《聪明健脑特效食谱》

# 保胃禁区——这些食物要少吃！

## 刺激性强、冰冷、腌渍食物都是胃部大敌

### ❤ 忌吃刺激、不易消化食物

对胃容易造成伤害的食物，可分成两种：第一种是食物本身的特性和烹调方式，对胃的消化功能不利，甚至会长期刺激胃部病灶，造成病情更严重，恶化或急性发作必须开刀切除，是胃病患者的头号大敌。此类型代表食物，就是又麻又辣的麻辣锅！

辛辣刺激，加上麻烫的灼热，对胃功能强健的人来说，已经是一种慢性伤害，不宜经常食用，更何况是胃壁黏膜已有病灶、溃疡的人。不要为了满足口腹之欲，而经常摄取重辣、过酸、过咸、酒精浓度高且滚烫的食物。

不容易消化的食物，也是胃病患者的禁忌，例如油腻的烤肉、炸猪排、盐酥小菜等，吃下这些食物，容易导致胃部鼓胀、积食难消化。

### ❤ 远离垃圾食物

另外一种不建议食用的伤胃食物，就是现代人最喜欢购买的垃圾食物，也是大卖场食品架上，商品最丰富、花样最琳琅满目的销售区的畅销食物。

这些垃圾食物包括甜食、蛋糕、口感酥脆的各种零食等，它们列入伤胃排行榜的理由：除了热量、人工化学添加剂之外，营养成分极少。

## 4大易伤胃食品

❶ 过辣、过酸、过咸的热食

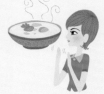

❷ 不易消化的肉类或油炸物

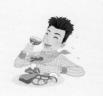

❸ 甜食、蛋糕、零食

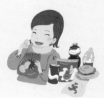

❹ 冰冷食品

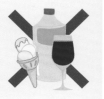

此外，患有胃溃疡、十二指肠溃疡、慢性胃炎的人，要忌吃冰冷食品，尤其是碳酸类冷饮。一是太冷的食物会影响消化能力，刺激胃壁血管黏膜收缩，引起痉挛、腹泻或胃痛。

二是碳酸饮料中含有碳酸氢钠，会在胃内和胃酸结合，产生二氧化碳，等于在胃里放置了一枚压力弹，胃壁已有病灶者，容易胃胀而诱发出血症状。

## 保胃忌食的食物

| 忌食食物类型 | 代表食物 | 忌吃原因 |
|---|---|---|
| 刺激性食物 | 辣椒、超辣咖喱、麻辣锅、泡菜锅、酸菜锅、椒麻或滚烫食物 | 口味太过刺激，会损伤胃壁黏膜，造成胃炎、出血、溃疡 |
| 碳酸类饮料 | 可乐、酸性调味饮料、汽水、维生素C饮料 | ●汽泡饮料虽含有小苏打成分，但中和胃酸的量少、效果轻微，弥补不了大量二氧化碳对胃壁的伤害，会造成溃疡、胃穿孔<br>●过多糖分和添加剂饮料，容易刺激胃酸分泌过多，影响消化功能 |
| 腌渍加工食物 | 腌肉、腊肉、香肠、咸鱼、酸菜、梅干菜、榨菜、豆腐乳、酱菜等腌渍食物 | 肉类腌渍品中添加的硝酸盐，以及过多的人工添加剂，易诱发致癌物，增加胃癌罹患率 |
| 烧烤油炸食物 | 烤肉、烤鱼等碳烤类的食物，炸鸡、炸鱼、盐酥食物、炸薯条、油条等油炸食物 | ●烧烤物容易产生有害人体的物质<br>●高油脂、高热量对胃是一种额外的负担，也不容易消化 |
| 冰品&冰冷食物 | 冰淇淋、冰棒、冰饮、从冰箱取出而未加热的食物，未经烹调的冰冷食物，沙拉 | 肠胃不好的人，吃冰品、冷食很容易拉肚子，尤其忌讳直接吃冰冷或冷掉的熟食，以免造成消化负担 |
| 糯米类食物 | 糯米制品、汤圆、麻糬、粽子、年糕 | 不易消化，造成胃部负担而胀气、打嗝、消化不良或引起胃痛 |
| 刺激性饮品 | 酒、浓茶、浓咖啡 | 易刺激胃部黏膜，让胃壁受损、发炎，尤其忌空腹、饥饿、胃酸过多时饮用 |
| 甜品 | 含高脂肪、高糖的糕点制品、巧克力、甜汤、甜味零食 | 过甜的食品会引起胀气，刺激胃酸分泌过量，加重胃炎症状 |

# 乐活养胃的烹饪秘诀

## 挑选时令食材，简单烹饪方式就能养胃

健胃、养胃的烹饪秘诀并不难，只要掌握以下原则，就能在不加重胃部负担下，吃得健康又营养。

### 💜 挑选时令新鲜食材

善待胃部的第一个烹饪步骤就是：不要把不新鲜的食物吃下肚！所谓的新鲜，指的是在当季收成、捕获的食物。

为让胃能吸收到食材丰富的天然能量和完整营养素，尽量不要选择冷冻或罐头食品。土地栽植的农产品，胜过温室栽培的作物，有机食材又比一般土栽作物更健康。

### 💜 采用地中海式烹饪法

地中海一带的欧洲国家，烹饪方式简单、天然。要养胃，不妨仿效地中海式烹饪的手法，去掉防腐剂、人工添加剂，自然有益肠胃吸收食物中的营养素。

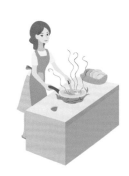

### 💜 均衡摄取多种营养素

胃不好的人，一天应至少摄取3～5种不同种类的蔬菜、2～4种水果、4份的豆鱼肉蛋类、1～2杯奶类、3～6碗根茎类主食，以及2～3匙的油脂。

不妨用红、黄、黑、白、绿不同颜色提醒自己：每天是否均衡摄取多种食物营养素？红色食物富含胡萝卜素、茄红素、铁；黄色食物可保护脾胃，富含黄酮素、蛋白质、维生素A、维生素C、维生素E。豆腐等白色食物，黑木耳、海带等黑色食物和绿色蔬菜也不可少。

### 五色食物代表

**红色食物：** 番茄、红色彩椒、苹果、草莓、樱桃

**黄色食物：** 南瓜、玉米、木瓜、芒果、凤梨、糙米、小米、燕麦

**黑色食物：** 香菇、黑木耳、海带、紫菜、葡萄、桑葚、紫米、黑芝麻、黑豆

**白色食物：** 梨、山药、白萝卜、冬瓜、金针菇、竹笋、银耳、大蒜、白米

**绿色食物：** 四季豆、菠菜、芹菜、空心菜、卷心菜、芦笋、猕猴桃

## ♥ 多用蒸、炖、烫、卤

海鲜适合用蒸的方式，青菜以氽烫比油炒容易消化，肉类改用卤、炖，比油炸后脂肪含量少。

即使是煸炒食物，也应该以少油、大火快炒为原则，煸出食物的原味即可。

食材只要新鲜，本身就具有天然鲜味，只要懂得借由不同香辛料来烹饪，就能吃得健康。过量的添加物，对胃都是负担，少用为宜。

## 养胃食材和烹饪方式

| 食材种类 | 养胃食材 | 烹饪方式 |
|---|---|---|
| 油脂类 | 植物油 | 以少量食用为主 |
| | 鱼油 | |
| 全谷根茎类 | 全谷类米饭、面食 | 以蒸、煮、炊为宜，勿油炸 |
| | 土豆 | |
| 肉蛋鱼类 | 肉类 | 去掉肥油、皮，选择肉嫩而无筋的瘦肉快炒，或采低盐方式酱卤 |
| | 蛋 | 清蒸或水煮 |
| | DHA、EPA含量丰富的深海鱼类，例如鲭鱼、鲑鱼、鲣鱼 | 以少许油、盐煎熟即可 |
| | 新鲜海鱼 | 清蒸 |
| 豆类乳制品类 | 各种易消化的豆类、坚果类 | 可和米饭同煮 |
| | 豆浆、豆干类制品 | 勿添加味精以及过多调味料 |
| | 优酪乳、酸奶、乳酪 | 优酪乳如果太冰，可置于室温下，稍微回温后再饮用 |
| | 牛奶 | 可温热后再食用，胃溃疡患者避免饮用 |
| 蔬菜类 | 膳食纤维柔软，或低纤的蔬菜瓜果 | 氽烫、少油快炒、做成沙拉皆适宜（沙拉宜置于室温下，回温后再食用） |
| 水果类 | 水分多、膳食纤维含量以及甜度皆适中的水果 | ●胃部虚弱的人，可以削去果皮后再食用<br>●可将新鲜水果搭配蔬菜，榨汁饮用 |

# 健康护胃的日常生活守则

## 良好饮食习惯+运动，是防治胃病的关键

健康的身体来自健康的肠胃，中国人讲究吃，但经常毫无节制，加重了胃的负担，加上作息日夜颠倒、用餐不定时，都是导致胃病发作的不定时炸弹！

要健康保胃，首先得从良好饮食习惯和生活作息做起，好好善待我们的胃，胃病自然可以不药而愈。

### ♥ 养胃基础——良好饮食习惯

要想改善胃部健康，首先要改善吃东西的习惯。下列表格可帮助您判断，自己的饮食习惯是否良好。

### ♥ 养胃关键——用餐规律+运动

要做到规律用餐，就得先建立固定的生活作息，肠胃才能配合人体的活动、休息、睡眠等不同阶段，发挥最大的运作效能。

**规律的定义：**可以依照自己工作方式的差异，做最适合的生理时钟调配。如果条件允许的话，遵循中医的气血运行经络时间表来调整作息，最符合天地运行的养生秘诀。

## 良好饮食习惯VS不良饮食习惯

| 良好饮食习惯 | 不良饮食习惯 |
| --- | --- |
| 定时用餐，细嚼慢咽 | 边走边吃，或躺在床上吃东西 |
| 坐下用餐，用餐时保持心情愉快，且在固定地方用餐 | 吃饭时谈论令人不愉快的事，或和人发生争执 |
| 早餐、中餐内容可以丰富一点；晚餐的分量较少，让胃有时间休息 | 每餐大吃大喝，或看电影、电视时猛吃零食 |
| 多喝水 | 嗜吃速食、由人工添加剂制成的食物，或吃饭时习惯大量添加盐、胡椒等调味料 |
| 睡前不过饱，至少让食物入胃消化3~4个小时 | 有吃宵夜的习惯 |
| 用餐时不看电视、书报杂志 | 节食数天后又大吃，或者因为情绪不好、心情低落，而以吃东西来纾缓压力 |

经常活动筋骨可以纾解压力，特别是患神经性胃炎的人，肠胃活动力和精神状态都较敏感、虚弱。

要疗愈胃病，唯有多释放压力、多伸展全身，奉行能走路就不要坐车，能站就不要坐着，能爬楼梯就不要坐电梯的原则，让全身血液跟着活动，顺畅全身，身体自然不容易僵硬、紧绷。

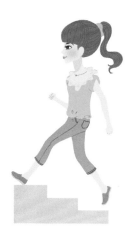

## 💟 戒烟拒酒，有效远离胃病

烟、酒，对胃壁都是一种不良的刺激和伤害，虽然尚未有实验可以证明吸烟会导致胃病，但有研究显示，不吸烟的人患胃病的几率是吸烟者的一半，而且复发率也比吸烟者明显低很多。

适量浅酌、品酒，有时也是一种生活的情趣，只要一天的饮用量不超过300毫升（葡萄酒、XO、威士忌），而且不是在空腹时饮用，对胃不至于造成严重的伤害，但也不要忽略酒精浓度会抑制胃酸分泌的后果，以不饮用高浓度酒精饮品为宜。

## 每日饮酒量建议表

| 酒类 | 酒精含量 | 每日饮用量 |
| --- | --- | --- |
| 啤酒 | 2.8%～3.5% | 不超过720毫升，分量大约是2瓶易拉罐 |
| 红、白葡萄酒 | 10%～13% | 不超过300毫升 |
| 米酒 | 16%～22% | 不超过180毫升 |

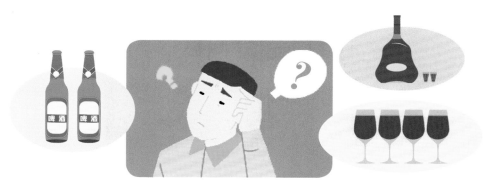

# 如何防治胃癌?

幽门螺杆菌感染、吸烟、酗酒,是患胃癌的主因

胃是人体容积量最大的器官,所有吃下肚的食物,都得先经过胃的初步分解,添加物等毒素,也是由胃来进行第一关的排除,才运送到下一个消化系统中。分秒没有休息的胃部肌肉蠕动,为的是让下肚的食物,能充分被搅拌、磨碎成如乳糜般的营养被吸收。

可惜人们在日常生活饮食中,常用错误的方法,来加重肠胃消化系统本来既已庞大、繁重的工作,影响食物滋养全身的作用,进而导致生病!

##  为何会患胃癌?

**胃癌形成的原因:**和饮食喜好、生活习惯、家族遗传有关,特别是腌渍、熏制的食物中含有大量的硝酸盐,会在胃内被转化成致癌物质——亚硝酸胺,这是目前已被医学证实会导致胃癌的杀手。

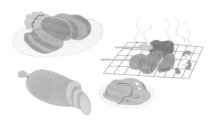

此外,患胃病的人若不留意,也很容易导致胃癌,尤其曾有溃疡、进行了胃切除手术的人。

慢性胃炎患者的胃壁容易变薄、胃酸变少,造成食物中的细菌藏在胃中,长期会成为病菌的温床。

##  如何发现已患胃癌?

胃癌在发病早期几乎很难被发现,因为胃癌的癌变,是通过胃壁不正常细胞的增生,造成胃壁病灶处表皮变厚。患者初期很难自觉有不舒服的地方,但最常有的共通点,就是消化不良、经常性胀气和腹部隐隐作痛。

### 胃癌形成的主要原因

1 过于偏爱食用熏制、烧烤、加工类食品、腌渍物
2 吸烟、酗酒
3 家族有胃癌病史
4 感染幽门螺杆菌
5 患恶性贫血
6 患萎缩性胃炎、胃溃疡、十二指肠溃疡、动过胃切除手术

已患消化性胃病的人，应经常到医院检查上皮细胞是否变形（小肠型上皮化生），因为胃黏膜病灶处，很容易恶化为胃癌的癌前病变。

也可以通过医院中的X光摄影、上消化道胃镜、胃体切片、上消化道钡剂摄影、腹部电脑断层等检查，协助判断是否出现了患胃癌的前兆。

## 如何预防胃癌？

最好的胃癌防治方法，就是从饮食、生活习惯着手，包括尽可能养成良好的进食习惯，以及善待胃肠的良好饮食方式。

平时应多食用蔬果，多补充维生素A、维生素C，尤其是深色蔬菜，能有效防治胃癌发生。

此外要避免太咸、油脂过多、太刺激的食物，少吃含防腐剂成分的食物，例如烟熏、腌渍的食物，特别是香肠和酱瓜。可以的话，戒烟、戒酒，能保障胃癌不轻易上身。

有胃溃疡或其他胃病病史，以及家族中有相关病史者，更应该特别预防胃癌的发生，如果能够早期发现，早期胃癌是可以治愈的。

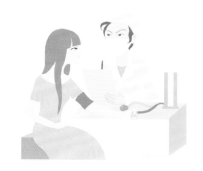

## 胃癌初期症状 & 饮食预防原则

| 胃癌初期症状 | 饮食预防原则 |
|---|---|
| ❶ 食物不容易消化<br>❷ 腹胀难以排气<br>❸ 不正常的频繁打嗝<br>❹ 食欲突然变差，即使很饿也没有胃口<br>❺ 反胃<br>❻ 吐酸水<br>❼ 上腹轻微疼痛<br>❽ 胃灼热感<br>❾ 非正常性腹泻，但有时却便秘严重<br>❿ 全身疲倦、体重减轻<br>⓫ 排黑便、出血 | ❶ 多吃新鲜的蔬果，以及维生素A、B族维生素、维生素C含量丰富的食物，尤其是西蓝花、西红柿、洋葱、南瓜、大蒜等抗癌食物<br>❷ 少吃熏制、腌渍加工食品<br>❸ 不吃发霉、快变质，或不新鲜的食物<br>❹ 少吃刺激性强烈的食物，如麻辣锅、强烈辛辣调味物<br>❺ 少吸烟、喝酒 |

# 10大优质的健胃食物

聪明选择健胃食物，有效防治胃病

吃是生活中的一种享受，既要能够吃出乐趣，也要兼顾肠胃的健康，才能让人吃出快乐和活力！

尤其胃功能后天失调的人，如果能够从平常的饮食中，多选择有益于肠胃健康的营养食物，慢性胃疾便不至于恶化到需要开刀切除，甚或严重到胃癌的地步。

## 💗 多吃富含维生素的食物

在维生素方面，可调整胃病的有效成分包括维生素A、B族维生素、维生素C、维生素E、维生素K、维生素U，以及类胡萝卜素家族中的β-胡萝卜素、类黄酮。

其中维生素A和β-胡萝卜素，对胃壁黏膜的保护、愈合和再生很有帮助。它普遍存在于红、黄颜色的蔬果中，患胃溃疡的人应多摄取，预防胃酸持续侵蚀胃壁病灶，导致胃穿孔。

B族维生素是维持细胞再生、神经系统运作的主要营养来源，它只存在于新鲜的食物中，并容易在烹调中流失。可均衡从肉、奶、蛋、动物肝脏、坚果中摄取，以提振食欲和精神。

维生素C是修复细胞组织的高手，也有消除压力的功效，对神经性胃炎患者来说，具有预防溃疡发生的功效，绿色蔬菜、水果之中，最能见到维生素C的踪影。

此外，具有抗氧化能力的维生素E和具凝固血液效果的维生素K，以及俗称卷心菜素的维生素U，都是健胃的好帮手。

## 💗 食物酵素是强胃高手

胃既然需要靠胃酸来消化食物，具有多种酵素特质的营养素，例如木瓜酵素、凤梨酵素、蛋白质分解酵素等，能帮助食物消化、吸收。

碱性和乳酸菌含量高的食物，也能够平衡肠胃之中的酸碱值，强化胃部的功能。

此外，铁、锰、镁、锌等矿物质，也都具有修复细胞和造血功能，对于出血性胃病患者而言，是适宜多摄取的健胃营养素。

适量的蛋白质能补充体力，水果中的水溶性膳食纤维，同样不可或缺。

# 10大优质健胃食物排行榜

| 食物名 | 健胃功效 | 主要营养成分 |
|---|---|---|
| **卷心菜** | 维生素U能保护胃部黏膜；异硫氰酸酯、类黄酮、萝卜硫素、吲哚等成分，可抑制幽门螺杆菌和肿瘤生长 | 维生素C、维生素K、维生素U、钙、铁、钾、类黄酮、吲哚、异硫氰酸酯、多酚、萝卜硫素 |
| **木瓜** | 木瓜酵素（木瓜蛋白酶）可帮助消化；$\beta$-胡萝卜素在体内可转换成维生素A，维护胃部黏膜细胞的健康 | 蛋白质、糖类、维生素A、B族维生素、维生素C、维生素E、$\beta$-胡萝卜素、木瓜酵素、木瓜碱 |
| **莲藕** | 黏蛋白有助于消化脂肪和蛋白质，减轻胃部负担；维生素K和鞣酸（单宁酸），能预防胃出血 | 维生素A、维生素B$_1$、维生素B$_2$、维生素C、维生素E、维生素K、鞣酸、$\beta$-胡萝卜素、铁、钾 |
| **土豆** | 天然的抑制胃酸分泌的食物，能帮助消化，缓解胃酸过多，适合胃溃疡患者食用 | 糖类、蛋白质、膳食纤维、B族维生素、维生素C、叶酸、多酚 |
| **优酪乳** | 富含乳酸菌，可以抑制幽门螺杆菌，舒缓胃溃疡症状 | 蛋白质、糖类、维生素A、维生素B$_2$、维生素B$_{12}$、烟碱酸、乳酸菌、钙 |
| **鲫鱼** | 含有维生素A、B族维生素，能够开胃；蛋白质中的色氨酸，能降低胃壁黏膜萎缩、发炎的几率 | 蛋白质、脂肪、维生素A、B族维生素、维生素E、钠、钾、钙、磷、镁 |
| **南瓜** | 富含维生素A、$\beta$-胡萝卜素，能有效保护胃部黏膜 | 膳食纤维、维生素A、B族维生素、维生素C、维生素E、维生素K、$\beta$-胡萝卜素、钙、锌 |
| **白萝卜** | 消化酵素含量高，能去油解腻；异硫氰酸酯具有杀菌、消炎功效 | 维生素A、维生素B$_1$、维生素B$_2$、维生素C、维生素E、钾、异硫氰酸酯、胆碱、消化酵素 |
| **猴头菇** | $\beta$-葡聚糖、甘露糖，以及多肽等多种糖类物质，能抑制、吞噬癌细胞，预防胃癌 | $\beta$-葡聚糖、甘露糖、B族维生素、烟碱酸、麦角固醇、钾 |
| **秋葵** | 水溶性果胶、多糖体的黏蛋白，以及大量的维生素A，可在胃部形成保护膜 | 维生素A、B族维生素、维生素K、黏蛋白、$\beta$-胡萝卜素、钙、磷、铁、钾 |

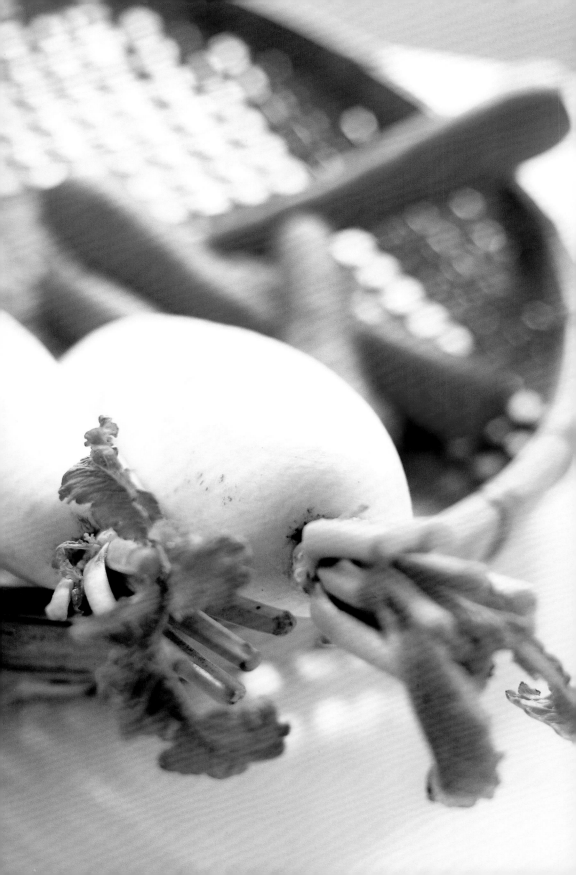

# Chapter 2
# 健胃养生 从饮食开始

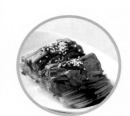

调理胃病,

最重要的是先改变饮食习惯。

本书精选83种固胃食材,

打造212道健康食谱,

让患有胃病的您,

不再为了该吃什么而烦恼!

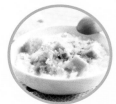

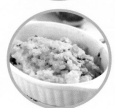

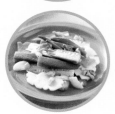

营养审订&分析:陈彦甫 营养师

**现职:** 联合营养咨询中心、老人长期照顾中心 营养师

威瑞生物科技股份有限公司 营养讲师

立功补习班营养师证照班 营养讲师

**专业背景:** 辅仁大学食品科学研究所

专技高考营养师、素食厨师执照

**经历:** 基督教医院营养师

美商盖曼群岛商然健环球股份有限公司 产品顾问

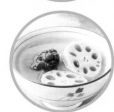

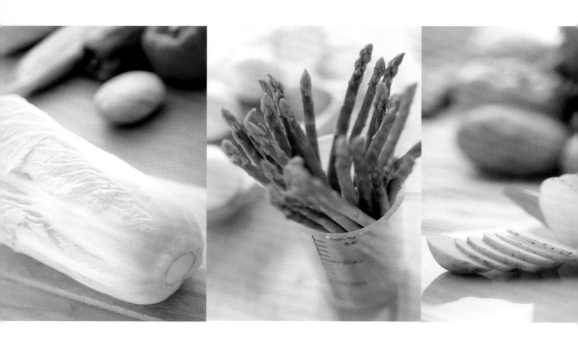

# 高纤蔬食类

　　蔬菜和根茎类蔬食，含丰富的膳食纤维，能刺激肠胃蠕动，清理体内废物和有害物质，加上丰富的维生素A、B族维生素、维生素C和矿物质，可以保护胃壁，预防胃肠道黏膜发炎。

　　尤其不少蔬菜含有维生素K、维生素U、异硫氰酸酯等营养素，能改善消化、降低溃疡发生率，并增强肠胃抵抗力。根茎类中的土豆，还含有可缓解痉挛功效的阿托品成分，能舒缓焦虑所导致的肠胃不适，抑制胃酸分泌过多。

**Point** 帮助消化溃疡伤口愈合，预防胃癌

# 卷心菜 *Cabbage*

**健胃有效成分**
异硫氰酸酯
维生素U、吲哚

**食疗功效**
健胃整肠
治疗溃疡

- 别名：包心菜、甘蓝、卷心菜

- 性味：性平，味甘

- 营养成分：
蛋白质、醣类、膳食纤维、维生素C、维生素K、维生素U、钙、磷、铁、钾、钠、类黄酮、吲哚、异硫氰酸酯、多酚、叶酸

○ **适用者**：胃溃疡、十二指肠溃疡患者　✗ **不适用者**：容易胀气、甲状腺功能失调者

## 🍎 卷心菜为什么能改善胃病？

1 卷心菜含有维生素U，能治疗胃溃疡，保护肠、胃壁黏膜，还含有丰富的膳食纤维，可软化体内废物，帮助排泄，预防便秘。

2 消化功能不好，或曾进行胃部手术的患者，建议将卷心菜榨汁后食用，可避免膳食纤维刺激胃壁，又能吸收到维生素U的营养成分。

3 卷心菜含异硫氰酸酯、$\beta$-胡萝卜素、类黄酮、萝卜硫素、多酚化合物，有抑制癌细胞生成、抗肿瘤的效果，可以有效预防胃癌、直肠癌、结肠癌和前列腺癌。

## 🌻 卷心菜主要营养成分

1 卷心菜的维生素C含量丰富，每100克卷心菜中，含有33毫克维生素C，是同量西红柿的1.6倍。

2 卷心菜还含有可改善胃溃疡、十二指肠溃疡的维生素U，以及吲哚、类黄酮、异硫氰酸酯等能抑制肿瘤细胞生成的营养成分。

## 🦷 卷心菜食疗效果

1 在古希腊、罗马时代，卷心菜就是一种日常的药用蔬菜，它含有可对抗病毒的维生素C，能提高身体免疫力，并富含维生素K，有止血、凝血的功效。

2 卷心菜的类黄酮中，含有槲皮素成分，能对抗细胞分泌的不正常组织胺，避免身体发炎、过敏。

3 中医认为卷心菜可强壮筋骨、补髓、益脾胃。《本草纲目》也记载，卷心菜有清热、止痛的功效。

## ☀ 卷心菜食用方法

1 卷心菜可清炒、煮火锅、做水饺馅料或腌渍成泡菜。

2 将卷心菜用手剥成小片烹调，口感脆甜，也不会在菜叶上留下氧化黑边。

## 🧢 卷心菜饮食宜忌

卷心菜的有机酸，会抑制人体对碘的吸收，甲状腺功能低下者不宜多吃。

# 卷心菜炒鸡肉

**预防溃疡＋改善胃部不适**

**材料：**
胡萝卜丝、洋葱丝各30克，
卷心菜丝、去骨鸡腿肉块各
100克

- 热量 496.3千卡
- 糖类 15.4克
- 蛋白质 25克
- 脂肪 37.2克
- 膳食纤维 3.1克

**调味料：**
橄榄油2大匙，米酒、面豉酱各1大匙，酱油、
甜酒酿、蒜泥、姜泥各1小匙

**做法：**

1. 将米酒、面豉酱、酱油、甜酒酿、蒜泥、姜泥调匀，拌入鸡肉块中，腌渍约30分钟。

2. 热锅放入橄榄油1大匙，将洋葱丝、胡萝卜丝、卷心菜丝炒香后盛起。

3. 倒入剩下的橄榄油，放入腌好的鸡肉块炒熟，再将炒好的蔬菜丝放入锅中拌匀即可。

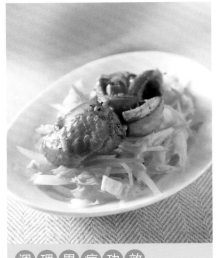

**调理胃病功效**

卷心菜中的维生素K、维生素U，含抗溃疡因子，可修补体内受损组织，保护胃肠黏膜，经常食用能改善胃部的不适感。

# 豆皮炒卷心菜

**固胃止呕＋增强体力**

**材料：**
豆皮、香菇各30克，姜20克，
卷心菜300克，枸杞子5克

- 热量 368.1千卡
- 糖类 23.7克
- 蛋白质 17.4克
- 脂肪 22.6克
- 膳食纤维 6.6克

**调味料：**
橄榄油2小匙，盐1/4小匙，料酒、香油各1小匙

**作法：**

1. 所有材料洗净、沥干。豆皮用水泡软后，切段；卷心菜、香菇切片；姜切碎。

2. 热油锅，爆香姜末，再加入卷心菜略炒。

3. 加入香菇片、豆皮段、枸杞子和其余调味料，拌炒至熟即可。

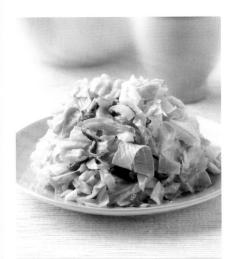

**调理胃病功效**

卷心菜可以修补胃壁；豆皮口感柔软、容易消化，其中所含的B族维生素，能够有效消除疲劳，增强体力。

# 香炒鲜蔬

## 抗溃疡＋预防胃部疾病

**2人份**

**材料：**
卷心菜300克，西红柿1个，
胡萝卜20克，鲜香菇2朵，
辣椒5克

- 热量 182千卡
- 糖类 25.1克
- 蛋白质 6克
- 脂肪 6.4克
- 膳食纤维 7克

**调味料：**
花椒粉、酱油、盐各适量，橄榄油1/2小匙

**作法：**

❶ 所有材料洗净。卷心菜、香菇、辣椒切片；
西红柿去皮切块；胡萝卜去皮切片。

❷ 锅中放入橄榄油烧热，炒香辣椒片，再放胡
萝卜片、卷心菜片、香菇片炒熟。

❸ 加入西红柿块炒匀，再以花椒粉、酱油和盐
调味即可。

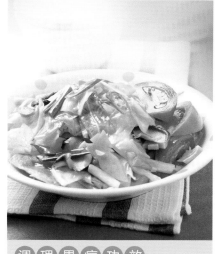

### 调理胃病功效

卷心菜含维生素U，可修复溃
疡，舒缓胃部溃疡问题；胡萝卜中
丰富的 $\beta$-胡萝卜素，搭配西红柿
的茄红素，可有效保护胃部黏膜。

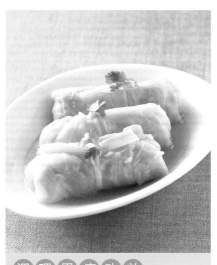

### 调理胃病功效

卷心菜中的维生素U，对胃溃
疡患者具极佳修补功效，但膳食纤
维较多，可能对胃造成负担。此料
理经蒸煮，适合胃溃疡患者食用。

# 豆腐卷心菜卷

## 保护黏膜＋修补胃壁

**2人份**

**材料：**
鸡绞肉150克，卷心菜4片，
豆腐1块，鸡蛋1个，葱2根

- 热量 395.9千卡
- 糖类 11.1克
- 蛋白质 44克
- 脂肪 19.5克
- 膳食纤维 2.2克

**调味料：**
盐1/4小匙，太白粉1小匙

**作法：**

❶ 所有材料洗净。豆腐压扁去水；卷心菜叶烫
熟；葱切末；鸡蛋打成蛋汁备用。

❷ 将豆腐、葱末、蛋汁、鸡绞肉，以及盐、太
白粉搅拌至黏稠状，作为内馅。

❸ 摊开卷心菜叶，包入内馅，卷起后用牙签固
定，放入蒸锅蒸15分钟至熟即可。

# 大白菜 *Chinese Cabbage*

**健胃有效成分**
膳食纤维、维生素A、B族维生素

**食疗功效**
治疗溃疡
抗氧化

- 别名：结球白菜、山东白菜、包心白菜、卷心白菜
- 性味：性寒，味甘
- 营养成分：
  膳食纤维、维生素A、维生素B1、维生素B2、维生素B6、维生素C、维生素K、叶酸、β-胡萝卜素、钙、磷、钾、钠、铜、镁、硒、锌、铁

○ **适用者：**口干舌燥、热性体质、便秘者　　✗ **不适用者：**体质虚寒者

## 大白菜为什么能改善胃病？

1 大白菜富含水分和维生素C、维生素K，可清胃、排除体内水分、助消化，对体内烦热产生的溃疡、出血有解毒、清热、降火的作用。

2 大白菜所含的膳食纤维比卷心菜细嫩，既能加速胃部排空食物、中和胃酸，又有润肠、排毒的效果。

3 煮熟后的大白菜膳食纤维柔软，不易刺激胃壁造成胀气，适合胃病患者食用。

## 大白菜主要营养成分

1 大白菜是热量很低的食材，每100克白菜，热量只有约15千卡，几乎是同量香菇热量的1/3。

2 每100克大白菜中，含有可稳定神经的维生素B6 0.06毫克，是同量菠菜的6倍。

3 大白菜也含有维生素K，每100克中约有59微克，能促进血液凝固，加速伤口复原。

4 大白菜含镁，有助于人体对钙质的吸收，具有保健心脏和血管的功效。

## 大白菜食疗效果

1 大白菜含有α-次亚麻油酸、维生素K，可对抗过敏性疾病，消炎止血。

2 大白菜丰富的膳食纤维，不仅可帮助肠道蠕动，产生饱足感，还可降低血液中的坏胆固醇含量，降低血压，也是减肥瘦身的优质蔬菜。

3 中医认为，大白菜有解酒止渴的功效，和生姜、葱同煮饮用，可治感冒、化痰、止热咳。

## 大白菜挑选和食用方法

1 大白菜的盛产期在秋、冬两季，挑选时，以叶片没黑点，并且包覆紧密、紧实者为佳。

2 大白菜口感鲜美，是当作火锅汤底的好食材，可增添汤汁鲜味。

3 体质寒凉的人若要食用大白菜，可搭配麻油和姜以大火快炒，以平衡大白菜的寒凉性质。

## 大白菜饮食宜忌

大白菜属性较寒，容易经痛、腹泻、过敏和体质寒凉者，一次勿食用太多。

# 柳松菇卤白菜

**缓和情绪＋预防胃病**

**材料：**
大白菜200克，蒜末10克，高汤400毫升，虾米、胡萝卜、柳松菇各30克

- 热量 463.6千卡
- 糖类 12克
- 蛋白质 32.9克
- 脂肪 31.6克
- 膳食纤维 4.5克

**调味料：**
橄榄油2小匙，盐、陈醋各1小匙，糖1/2小匙，白胡椒粉适量

**作法：**

❶ 大白菜洗净、切段；胡萝卜洗净、切片；虾米洗净、泡软；柳松菇洗净备用。

❷ 热锅放橄榄油，爆香蒜末，依序放入虾米、大白菜段、胡萝卜片、柳松菇炒匀后，加入高汤炖煮至白菜熟软，最后放入其余调味料拌匀即可。

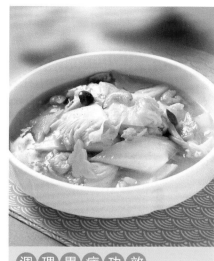

**调 理 胃 病 功 效**

大白菜富含维生素C，可缓和紧张情绪，降低胃溃疡发生几率；膳食纤维柔软易消化，可帮助排毒，降低胃病发生几率。

# 梅醋凉拌双白

**养胃止烦＋生津解渴**

**材料：**
白菜心60克，白萝卜50克，胡萝卜丝适量

- 热量 48.6千卡
- 糖类 10.3克
- 蛋白质 1.2克
- 脂肪 0.3克
- 膳食纤维 1.5克

**调味料：**
梅子醋、蜂蜜、姜泥各1小匙，酱油1大匙

**作法：**

❶ 白菜心、白萝卜洗净切丝、沥干，放入盘中备用。

❷ 将调味料和白菜心、白萝卜丝中的材料拌匀，放上胡萝卜丝装饰即可。

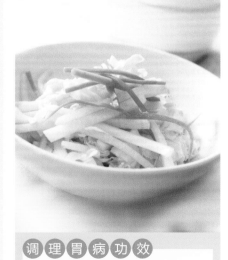

**调 理 胃 病 功 效**

中医认为：大白菜具有养胃生津的效果；其含有的柔软膳食纤维不易造成胀气，对胃病患者来说，是很好的整肠健胃蔬菜。

45

# 西蓝花 *Cauliflower*

**健胃有效成分**
维生素C
β-胡萝卜素

**食疗功效**
健脾养胃
抗菌防癌

- 别名：白花菜、青花菜

- 性味：性平，味甘

营养成分：
膳食纤维、维生素A、B族维生素、维生素C、维生素K、
β-胡萝卜素、类黄酮、异硫氰酸酯、钙、镁、锌、铁

○ **适用者**：便秘、肠胃病患者   ✗ **不适用者**：凝血和甲状腺功能异常者

## 西蓝花为什么能改善胃病？

1 西蓝花富含维生素C、膳食纤维，有预防便秘、溃疡的作用；绿西蓝花中独特的萝卜硫素成分，可杀死导致肠胃疾病的幽门螺杆菌。

2 西蓝花中的β-胡萝卜素、类黄酮，能刺激细胞产生抗癌活性酵素，保护细胞黏膜不受病毒入侵，降低胃癌、直肠癌的发病率。

3 西蓝花中含槲皮素，有抗菌、消炎、抗凝血的作用；维生素A能维持上皮组织细胞功能，保护胃黏膜；维生素C可提高人体免疫力。

## 西蓝花主要营养成分

1 西蓝花的热量低，膳食纤维充足，每100克西蓝花中，含有2.2～2.7克的膳食纤维。

2 西蓝花中的维生素C含量，依菜花、西蓝花的不同，在69～73毫克之间，是同量红薯叶的3.6倍，具有加热也不会流失营养素的优点。

## 西蓝花食疗效果

1 西蓝花中含有多种抗癌成分，异硫氰酸酯可提高体内细胞的活性酵素，排除肝脏毒素，增进代谢功能，预防癌细胞增生。

2 西蓝花中的β-胡萝卜素、玉米黄质、叶黄素、类黄酮，能抑制癌细胞生长，清除体内自由基，降低胃癌、直肠癌、结肠癌的患病率。

## 西蓝花挑选和食用方法

1 西蓝花属十字花科蔬菜，因为具抗癌效果，而被称作"穷人的良医"。购买时要挑选花苞密实、花蕾未被压伤、未发霉者为佳。

2 绿西蓝花的花苞一旦开尽即变黄，失去营养价值，买回来应尽快食用。汆烫、快炒皆适宜，但是不宜久煮，以免破坏其中的维生素C。

## 西蓝花饮食宜忌

服用抗凝血剂的患者，避免过量食用。

# 清炒双花菜

**舒缓情绪＋保护黏膜**

**材料：**
胡萝卜30克，姜丝20克，西蓝花、菜花各200克

- 热量 216.2千卡
- 糖类 17.6克
- 蛋白质 12.6克
- 脂肪 10.6克
- 膳食纤维 9.8克

**调味料：**
橄榄油2小匙，盐1小匙，香油适量

**作法：**
1. 西蓝花、菜花洗净、去粗茎，切成小朵备用；胡萝卜洗净、切片，一并汆烫约2分钟后取出。
2. 热锅放橄榄油，爆香姜丝，放入西蓝花、菜花、胡萝卜片拌炒，最后放入香油和盐拌匀即可。

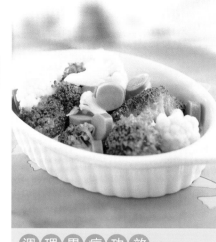

**调理胃病功效**
西蓝花、菜花均富含维生素C，在消除紧张、防止胃溃疡方面功效极佳。汆烫时可加少许醋或柠檬汁，以加强维生素C的功效。

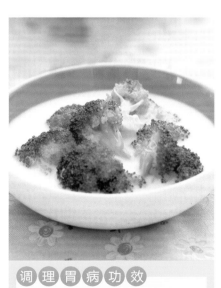

**调理胃病功效**
西蓝花的维生素C含量，高居蔬菜类之冠；此外其铁质含量亦排名第一，有安定神经的效果，还能降低胃溃疡的发生几率。

# 奶香西蓝花

**富含铁质＋预防胃溃疡**

**材料：**
鲜奶200毫升，洋葱30克，西蓝花300克，奶酪1片

- 热量 379.1千卡
- 糖类 26.7克
- 蛋白质 22.8克
- 脂肪 20.1克
- 膳食纤维 8.6克

**调味料：**
橄榄油1小匙，盐1/2小匙，蒜粉适量

**作法：**
1. 西蓝花洗净、去粗茎，切成小朵，汆烫约2分钟取出；洋葱洗净、切末；奶酪撕成碎片备用。
2. 热锅放橄榄油，爆香洋葱末，加入盐和蒜粉拌至入味。
3. 放入西蓝花和鲜奶煮沸，最后放奶酪片煮至融化，拌匀即可。

# 苋菜 *Ganges Amaranth*

**健胃有效成分**
铁质
膳食纤维

**食疗功效**
润肠通便
补充营养

● 别名：茵菜、荇菜、蓍菜

● 性味：性微寒，味甘

● 营养成分：
蛋白质、维生素A、维生素B₁、维生素B₂、维生素C、钙、磷、铁、钾、类胡萝卜素、烟碱酸

○ **适用者**：一般人、消化性溃疡患者　✗ **不适用者**：肾结石患者、易腹泻者

## 苋菜为什么能改善胃病？

1 苋菜含有丰富的膳食纤维，能增加食物在肠胃中的黏稠度，中和胃酸，还可退热、润肠、通便，预防便秘。

2 苋菜具有清热、解毒的功效，是很好的天然解毒剂，可滋阴、润燥，改善因胃火旺盛所造成的痔疮便血、溃疡、尿道发炎等。

## 苋菜主要营养成分

1 苋菜能帮助肠道蠕动，膳食纤维含量丰富，钾成分也很高，每100克苋菜中，含有530毫克钾，是同量茼蒿的1.4倍。

2 苋菜分红色和白色两种，两者皆富含铁质，每100克白苋菜中，含有4.9毫克铁，为同量菠菜的2倍，红苋菜更高达12毫克，对溃疡患者而言，是补血的有益食材。

## 苋菜食疗效果

1 《本草纲目》记载，苋菜有清血、凉血、利尿、解毒的效用，可改善因心火旺盛所引起的口干舌燥、热毒，及尿道红肿发炎症状。

2 苋菜有止血、止痛的功效；红苋菜的根茎汁液，对牙痛、筋骨损伤有疗效。

3 苋菜中的钙质含量，比菠菜高2~3倍；所含的蛋白质有离氨酸，对生长发育中的婴儿，或对牛奶过敏的青少年，苋菜可补充体内不足的离氨基，对生长发育有帮助。

## 苋菜食用和保存方法

1 苋菜性质寒凉，胃肠比较虚弱的人，可以搭配姜、麻油一同烹炒，调和属性。也可和小鱼煮成苋菜鱼羹，或打汁、热炒也不错。

2 有贫血症状的人，在烹调苋菜时，可加入肉类等富含蛋白质的食物，以帮助铁质吸收。

3 苋菜的叶片细腻，不耐保存，可用纸张包裹后放入冰箱，以防水分流失，食用时宜摘除根部，可减少农药污染。

## 苋菜饮食宜忌

苋菜中的草酸含量高，有肾结石的人不宜过量食用。

# 姜味苋菜鸡丝

**2人份**

## 提振食欲＋避免贫血

**材料：**
白苋菜300克，姜泥10克，鸡肉丝100克

- 热量 168.3千卡
- 糖类 9.1克
- 蛋白质 32克
- 脂肪 1.3克
- 膳食纤维 7.8克

**调味料：**
酱油1小匙，香油适量，胡椒少许

**作法：**
1. 苋菜洗净切段，放入沸水中汆烫至熟后捞出；续放鸡肉丝，汆烫至熟后捞出。
2. 将姜泥和调味料混合均匀，倒入汆烫好的苋菜和鸡肉丝中拌匀即可。

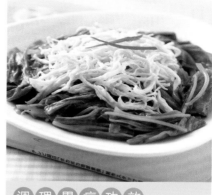

### 调理胃病功效

急性胃炎反复性出血患者，容易发生缺铁性贫血，应多摄取富含铁质的食物。苋菜富含铁质，正可预防此类问题的发生。

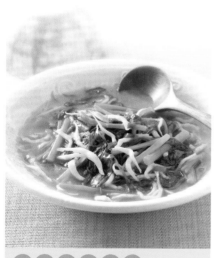

### 调理胃病功效

白苋菜、红苋菜都富含铁质和钙质，中医认为其具有清热利湿、缓解腹泻、消炎的效果，对胃病患者来说，是很好的钙质补充来源。

# 苋菜银鱼羹

**3人份**

## 缓解腹泻＋补钙消炎

**材料：**
苋菜150克，鲚仔鱼80克，大蒜1瓣，凉开水60毫升，水淀粉适量

- 热量 252.3千卡
- 糖类 5.3克
- 蛋白质 13.1克
- 脂肪 19.9克
- 膳食纤维 3.3克

**调味料：**
橄榄油2小匙，盐1/2小匙，香油适量

**作法：**
1. 苋菜洗净切段；鲚仔鱼冲洗后沥干；大蒜拍碎去皮备用。
2. 热锅放橄榄油，爆香蒜末，放入苋菜段拌炒，再放入凉开水煮沸后转小火。
3. 最后放入鲚仔鱼、盐、香油，以水淀粉勾芡，待再度沸沸后熄火即可食用。

# 红薯叶 *Sweet Potato Leaves*

**健胃有效成分**
维生素A
膳食纤维

**食疗功效**
健胃清肠
排毒抗癌

- 别名：地瓜叶、甘薯叶、过沟菜、猪菜
- 性味：性平，味甘
- 营养成分：
蛋白质、膳食纤维、维生素A、维生素B1、维生素C、钙、磷、铁、钾、锌、β-胡萝卜素、叶绿素、烟碱酸

○ **适用者：** 便秘、痔疮、肠癌患者　　✗ **不适用者：** 肾结石患者

## 红薯叶为什么能改善胃病？

1 红薯叶含大量的维生素A、维生素C，有助于强化消化器官的黏膜，防止病菌入侵。

2 红薯叶中的维生素A，同时有修补上皮组织细胞的功效，可保持肠胃器官黏膜表层的润滑、健康，对于紧张性胃溃疡患者，有舒缓压力的作用。

3 红薯叶中的β-胡萝卜素，可以转换为维生素A，防止亚硝胺化合物生成，多摄取有助防治胃癌。

4 红薯叶中的膳食纤维含量高，并容易消化，即使肠胃功能弱者也能食用。

## 红薯叶主要营养成分

1 红薯叶是低热量、高膳食纤维的蔬菜，维生素A含量丰富，每100克的红薯叶中，含1269.2微克的维生素A，是同量空心菜的3.3倍，芥蓝菜的1.7倍，有保护消化器官黏膜不萎缩的优点。

2 红薯叶的铁含量，是同量卷心菜的1.5倍，有助消除疲劳、放松心情。

## 红薯叶食疗效果

1 红薯叶中所含的β-胡萝卜素，会在体内经肝脏代谢后转变成维生素A，能保护细胞不受自由基的伤害，同时启动体内的免疫系统，维持呼吸道系统和黏膜健康。

2 色泽青翠深绿的红薯叶，含有微量叶绿素，能协助清除体内毒素，强化肠胃循环系统，也能保护、修复胃部黏膜，改善胀气、口臭的症状。

## 红薯叶食用方法

1 红薯叶不论汆烫后蘸蒜泥、以酱油膏调味或快炒都很美味，但不宜生吃，以免消化不良。

2 烹调红薯叶宜用油炒，避免其抗氧化多酚大量流失。即使水煮，时间也不宜过久，以免其中的营养成分被破坏。

## 红薯叶饮食宜忌

1 便秘、痔疮患者宜多吃。

2 结石患者不宜过量食用。

# 银芽拌时蔬

----

## 清理肠胃＋预防胃癌

**材料：**
红薯叶150克，豆芽50克，
红葱头末、蒜末各适量，红椒
1/2个（切丝），红薯泥1大匙

**调味料：**
酱油膏、水各1小匙

**作法：**

❶ 红薯叶、豆芽汆烫，冰镇后备用。

❷ 酱油膏加水，和蒜末、红葱头末、红薯泥拌匀备用。

❸ 将调好的酱料淋在红薯叶、豆芽、红椒丝上，搅拌均匀即可。

- 热量 105.3千卡
- 糖类 14.1克
- 蛋白质 9克
- 脂肪 1.5克
- 膳食纤维 7.4克

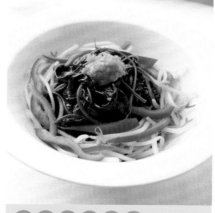

### 调 理 胃 病 功 效

　　豆芽的纤维有助排除宿便，预防肠胃癌；红薯则可安神、解毒、清肠胃；红薯叶富含维生素A，具有保护消化器官黏膜的功效。

# 蒜香红薯叶

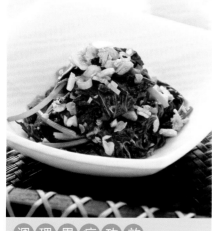

----

## 保护黏膜＋纾压抗癌

**材料：**
红薯叶300克，蒜末1大匙，
蒜酥、葱花各适量

**调味料：**
酱油1大匙，糖1/2小匙，蚝油、香油各1小匙

**作法：**

❶ 红薯叶洗净、切段，汆烫至熟捞出。

❷ 将汆好的红薯叶和蒜末、酱油、蚝油、香油、糖拌匀，撒上蒜酥和葱花装饰即可。

- 热量 174.4千卡
- 糖类 19.1克
- 蛋白质 11.4克
- 脂肪 5.8克
- 膳食纤维 9.3克

### 调 理 胃 病 功 效

　　红薯叶富含维生素A、维生素C、维生素E，具有保护消化器官黏膜、改善胃溃疡症状、减缓压力的功效；还含大量酚类化合物，能有效抗癌。

# 芥蓝菜 *Chinese Kale*

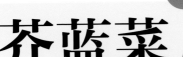

**健胃有效成分**
芸香素、维生素A、B族维生素、维生素C

**食疗功效**
健胃整肠
帮助消化

- 别名：芥蓝、格蓝菜、绿叶甘蓝、佛光菜
- 性味：性平，味甘
- 营养成分：
  蛋白质、糖类、膳食纤维、维生素A、维生素B₁、维生素B₂、维生素C、钙、磷、铁、钾、类胡萝卜素、芸香素、烟碱酸

○ **适用者**：一般人、消化性溃疡患者　✗ **不适用者**：甲状腺肿大、性功能障碍者

## 🍎 芥蓝菜为什么能改善胃病？

1 芥蓝菜中的膳食纤维、维生素A含量丰富，能保护肠胃细胞黏膜组织。

2 芥蓝菜清脆微甘的口感，可刺激唾液和胃酸分泌，协助食物的消化，缩短食物在胃中滞留的时间，促进肠道蠕动，快速排空体内废物。

3 芥蓝菜中的有机碱，常被用作金鸡纳霜（奎宁）的药材来源，有稳定神经、抑制消化性溃疡疼痛的作用。

## 芥蓝菜主要营养成分

1 芥蓝菜的膳食纤维丰富，每100克芥蓝菜中，含1.9克膳食纤维，连花薹的部分都能食用，是通肠利便、帮助消化的优质食材。

2 芥蓝菜的维生素A含量，高于一般绿色蔬菜，每100克芥蓝菜中，含有717.5微克的维生素A，可预防胃壁干燥萎缩。

## 芥蓝菜食疗效果

1 芥蓝菜有解毒、清喉、止喘、强化筋骨的作用。

2 芥蓝菜所含的维生素A、类胡萝卜素，可保护眼睛视力，也有抗氧化、抑制细胞癌变的作用，可预防大肠癌、食道癌的发生。

## ☀ 芥蓝菜食用方法

1 芥蓝菜开黄花或白花，还有粗梗、细梗芥蓝菜之区别，广东菜里的烫芥蓝，用的多是粗梗黄花芥蓝菜，虽然带点苦味，却清脆可口。

2 除了汆烫，芥蓝菜也可以和猪肉、牛肉片快炒，香而不腻。

3 因芥蓝菜含有机碱，故吃起来稍带苦味，怕苦的人在烹调时，加点糖或米酒即可改善。

## ✚ 芥蓝菜饮食宜忌

1 芥蓝菜有清热、通肠的好处，但一次食用太多或过于频繁，容易消耗元气；长期大量食用，可能有抑制性激素分泌的副作用。

2 芥蓝菜中，含有易干扰甲状腺素分泌的微量元素，有甲状腺功能失调的人，可适量食用。

# 芥蓝牛肉

## 调节黏膜代谢＋预防胃癌

**3 人份**

**材料：**
芥蓝菜200克，牛肉片100克，红色彩椒片20克，大蒜1瓣（切末）

- 热量 368.4千卡
- 糖类 34.6克
- 蛋白质 21.1克
- 脂肪 16.2克
- 膳食纤维 3.8克

**调味料：**
酱油、米酒各1大匙，橄榄油2小匙，盐1/2小匙

**作法：**
1. 芥蓝菜洗净、切段；牛肉片拌入酱油、米酒，腌渍约20分钟。
2. 起锅放1小匙橄榄油爆香蒜末，放入红色彩椒片、芥蓝菜段快速拌炒几下，盛出备用。
3. 用同一锅放1小匙橄榄油再加热，炒熟腌渍好的牛肉后，放入调好的汤汁和盐拌匀即可。

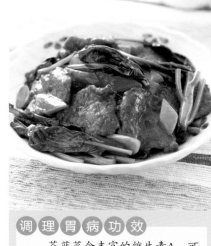

### 调理胃病功效

芥蓝菜含丰富的维生素A，可以调节器官黏膜的代谢，预防内脏黏膜干燥、萎缩，降低胃溃疡、胃癌发生的几率。

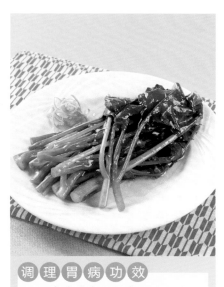

# 蒜香芥蓝

## 高纤排毒＋清洁肠胃

**2 人份**

**材料：**
芥蓝菜300克，大蒜2颗

- 热量 207.8千卡
- 糖类 39.4克
- 蛋白质 9.2克
- 脂肪 1.5克
- 膳食纤维 5.7克

**调味料：**
橄榄油、蚝油各2大匙，糖2小匙，米酒1小匙

**作法：**
1. 将芥蓝菜汆烫，捞起后以凉水冲凉。
2. 热油锅，将大蒜爆香，加入芥蓝菜热炒，再加入其余调味料炒匀即可。

### 调理胃病功效

芥蓝菜中的膳食纤维，能协助食物在人体内的消化、吸收，缩短食物在胃中滞留的时间，促进肠胃道蠕动，排出体内有毒废物。

# 菠菜 *Spinach*

**健胃有效成分**
膳食纤维、铁
类胡萝卜素

**食疗功效**
增强体力
健脾和胃

- 别名：菠菱、飞龙菜、赤根菜、波斯菜

- 性味：性寒，味甘

- 营养成分：
  蛋白质、糖类、膳食纤维、维生素A、维生素B$_1$、维生素B$_2$、维生素C、维生素K、钙、锌、铁、钾、类胡萝卜素、叶酸、烟碱酸

○ 适用者：一般人，便秘、口角溃烂发炎、贫血者　✗ 不适用者：肾结石患者

## 菠菜为什么能改善胃病？

1 菠菜中的膳食纤维能中和胃酸，加速食物排到大肠的速度，刺激肠道蠕动，改善便秘，预防大肠癌的发生。

2 有胃溃疡、十二指肠溃疡、痔疮出血的患者，可多食用菠菜，以吸收铁质，加强造血功能。

3 菠菜的属性虽然偏凉，但其营养成分能通过肺、肠、胃经到达人体，在润肠、开胃、解毒的同时，也能够养血、滋润五脏。

## 菠菜主要营养成分

1 每100克菠菜中，含有2.4克膳食纤维和0.05毫克维生素B$_1$，能排除体内有害物质，消除疲劳。

2 菠菜富含维生素C，能增强免疫力，降低患癌症的几率。

3 菠菜的钠、铁、钾、镁、锌等矿物质成分平均含量高，每100克菠菜中，含54毫克钠、2.1毫克铁、58毫克镁、0.6毫克锌，有助于预防贫血、排水利尿。

## 菠菜食疗效果

1 菠菜所含的维生素A、B族维生素，类胡萝卜素，可保护视网膜、皮肤黏膜，预防视力退化、夜盲症，同时也可延缓细胞老化，抑制肿瘤产生。

2 菠菜又被称作"大力水手菜"，其中含丰富的钙、铁、维生素K，和猪肝一同烹调，有很好的补血、明目效果。

## 菠菜食用方法

1 菠菜不耐热炒，不论凉拌或快炒，见变色微软即可捞起，以免其中的叶绿素和维生素C流失过多。

2 在烹煮菠菜时，可放入一些柠檬汁，以促进菠菜中的铁质被人体吸收。

3 动过胃部手术者和出血患者，宜将菠菜搅碎后食用，以免膳食纤维伤胃。

## 菠菜饮食宜忌

菠菜含有草酸钙，和豆腐、坚果类食物一同食用时，可先将菠菜用热水焯一下，以免影响人体对钙质的吸收。

# 翡翠牛肉羹

**增进食欲 + 防治神经性胃炎**

**材料：**
菠菜、牛绞肉各100克，鸡蛋
1个，凉开水500毫升

**腌料：**
酱油、米酒各1小匙，太白粉1/2小匙，白胡椒
粉1/4小匙

**调味料：**
盐1/2小匙，香油适量

- 热量 413.1千卡
- 糖类 4.1克
- 蛋白质 31.9克
- 脂肪 29.9克
- 膳食纤维 2.4克

**作法：**
1. 菠菜洗净、切碎；鸡蛋打散；牛绞肉用腌料拌匀，腌渍约20分钟。
2. 取锅加凉开水煮沸，加牛绞肉、菠菜末拌匀。
3. 再沸腾时打入蛋汁拌匀，加盐和香油即可。

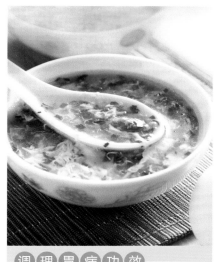

**调 理 胃 病 功 效**
菠菜含维生素C，可缓解精神压力，降低神经性胃炎的发生几率；锌则可增强对食物的味觉，进而达到增进食欲的效果。

# 蚝油菠菜

**增强免疫 + 排除有害物质**

**材料：**
菠菜200克，白芝麻10克

**调味料：**
蚝油1大匙

- 热量 126千卡
- 糖类 12.7克
- 蛋白质 6.9克
- 脂肪 6.3克
- 膳食纤维 5.7克

**作法：**
1. 菠菜洗净，氽烫后捞出，切成长段摆盘。
2. 淋上蚝油，最后撒上白芝麻即可。

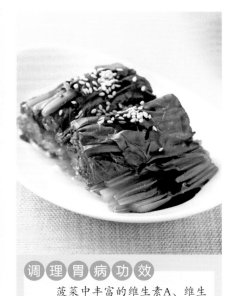

**调 理 胃 病 功 效**
菠菜中丰富的维生素A、维生素C，可增强免疫力；丰富的叶绿素和膳食纤维，则能排除肠胃内的有害物质，降低胃病发生的几率。

# 川七 *Notoginseng*

**健胃有效成分**
黏蛋白
维生素A

**食疗功效**
改善食欲
帮助消化

● 别名：田三七、参三七、藤子三七、洋落葵、山漆

● 性味：性温，味甘苦

● 营养成分：
蛋白质、膳食纤维、叶绿素、钙、钾、磷、镁、铜、钡、皂苷、维生素A、维生素B_1、维生素B_2、维生素C

○ **适用者：** 一般人，肠胃不佳、贫血者    ✗ **不适用者：** 孕妇

## 🍎 川七为什么能改善胃病？

1 川七中含丰富的维生素A、维生素B_1、维生素B_2，有保护消化器官、增加神经干细胞分化、舒缓精神压力的食疗效果。

2 川七的叶片煮熟后，会分泌一种黏稠的成分，对消化道有润滑和保护作用。

3 川七根茎部位含有三七皂苷成分，医学研究显示，该成分能修复肝脏受损细胞，减低酒精损害，并有对抗发炎和预防胃溃疡发生的功效。

## 川七主要营养成分

1 每100克川七中，含29毫克维生素C，为同量绿芦笋的2.6倍，对修复胃壁黏膜伤口有帮助。

2 川七是高含铁量的食材，每100克中含有3.1毫克铁，低于同量的苋菜，但高于同量的菠菜，有化血、止淤和补血的作用。

## 川七食疗效果

1 川七植株的头叫作三七，又名川七头，是名贵的中药材之一，有消肿、化淤、活血、止痛的作用。

2 民间最常用姜丝麻油炒川七，或用小鱼干和川七搭配料理，对手脚容易冰凉、气血不顺的女性，有活血、补血，预防骨质疏松症的效用。

3 川七有保肝、抗癌、消炎，预防胃病、糖尿病的食疗效果。

## 川七食用方法

1 川七非常容易栽种，只要在日照、水分均充足的环境下，用沙质土壤种植，在家里就可自行繁殖。食用时宜摘取叶片肥厚的川七，较为可口。

2 川七清洗后用姜丝爆香，以麻油快炒，是最常见的作法，和肉类一同烹调也不错。

## 川七饮食宜忌

1 川七有止血散淤、消肿止痛的功效，可改善子宫收缩不良、产后淤血等症状，适合产后妇女坐月子食用。

2 川七可通筋络、活气血，怀孕妇女不宜食用。

# 麻油川七

## 保护消化器官＋提振食欲

**材料：**
川七200克，姜10克

**调味料：**
黑麻油2小匙，米酒1小匙，盐
1/2小匙

- 热量 200.3千卡
- 糖类 24.2克
- 蛋白质 5.7克
- 脂肪 9克
- 膳食纤维 6.3克

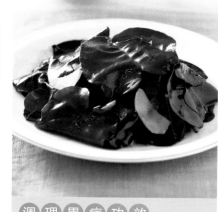

**作法：**
① 川七洗净；姜洗净，切薄片备用。
② 热锅放黑麻油，爆香姜片后，放入川七快炒，接着加入米酒和盐炒匀即可。

### 调理胃病功效

　　川七含丰富的维生素A、维生素B₁、维生素B₂，可保护消化器官，舒缓压力，改善食欲不振。中医认为，黑麻油和姜也有健胃祛寒的功效。

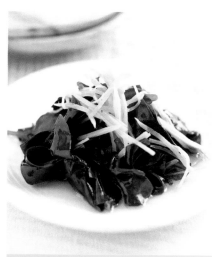

# 蚝油炒川七

## 预防溃疡＋对抗发炎

**材料：**
川七100克，姜10克

**调味料：**
麻油、蚝油各1小匙

- 热量 75千卡
- 糖类 6.4克
- 蛋白质 1.3克
- 脂肪 5.3克
- 膳食纤维 2.4克

**作法：**
① 川七洗净；姜洗净，切丝备用。
② 以麻油热锅后，加入姜丝爆香，再将川七放入锅中翻炒至熟。
③ 将炒好的川七盛盘，淋上蚝油即可。

### 调理胃病功效

　　川七含皂苷成分，能修复肝脏受损细胞，并能对抗发炎；其黏稠成分，对消化道有润滑和保护作用，可减少溃疡发生的几率。

# 茼蒿 *Garland Chrysanthemum*

**健胃有效成分**
蒎烯
B族维生素

**食疗功效**
提振食欲
帮助消化

- 别名：茭蒿菜、春菊、蓬蒿
- 性味：性平，味甘辛
- 营养成分：
膳食纤维、维生素A、B族维生素、维生素C、维生素E、维生素K、β-胡萝卜素、钙、钾、磷、铁、钠、镁、锌、硒、叶酸

○ **适用者：** 消化不良、食欲不振者　✗ **不适用者：** 容易腹泻、体质虚寒者

## 茼蒿为什么能改善胃病？

1 唐朝孙思邈所著《备急千金要方》中称茼蒿能"清心、养脾、利肠胃"。菊科的茼蒿，含挥发性精油蒎烯和胆碱，吃起来有股菊花般的清香，可清心醒脑、增加唾液分泌，提振食欲。

2 茼蒿含有多种氨基酸成分、β-胡萝卜素、B族维生素，有稳定情绪、减缓焦虑的效用，可让胃、肠黏膜功能维持正常，放松心情，有益食物消化吸收。

## 茼蒿主要营养成分

1 茼蒿中的维生素A，为同量苋菜的2.4倍，能保护细胞黏膜，预防溃疡；维生素K含量为同量韭菜的1.4倍，有抗凝血效果。

2 茼蒿的B族维生素含量丰富，每100克中含0.19毫克叶酸、0.5毫克烟碱酸，有安神醒脑、清心定神的功效。

3 茼蒿中的硒含量，是同量猕猴桃的2.1倍，能强化肠胃功能，提升抵抗力。

4 每100克茼蒿中，钙含量为38毫克，约为同量黄瓜、冬瓜的2倍，西红柿的3倍。

## 茼蒿食疗效果

1 茼蒿含丰富的膳食纤维，连根茎都能食用，有排毒、通肠利便的好处。

2 茼蒿能消积食、去肠胃油腻，促进体内新陈代谢。每100克茼蒿中，含有390毫克钾、53毫克钠，能调节体内水分，消除水肿。

## 茼蒿挑选和食用方法

1 茼蒿可凉拌、炒食或作为火锅食材，很适合肠胃功能不好的人食用。

2 茼蒿和蛋、肉片同炒，可以增加茼蒿中维生素A、维生素K的吸收率，均衡营养。

3 市售茼蒿有不同品种，以植株挺直、叶色青绿者为佳。

## 茼蒿饮食宜忌

1 体质虚寒的人，不宜生食或过量食用，以免腹泻。

2 高血压、高血脂患者，可以将茼蒿和水果搭配打汁生饮。

# 茼蒿蛋花汤

**预防溃疡＋保护胃黏膜**

**3人份**

**材料：**
茼蒿300克，鸡蛋1个，海带10克，凉开水500毫升

- 热量 169.9千卡
- 糖类 10.3克
- 蛋白质 14.9克
- 脂肪 8.5克
- 膳食纤维 7.6克

**调味料：**
低钠盐1/4小匙，胡椒粉1/6小匙

**作法：**

❶ 将凉开水放入锅中煮沸，再加入切好的海带段，以小火熬煮20分钟。

❷ 鸡蛋打散拌匀，加入汤汁中煮熟。

❸ 最后加入茼蒿、低钠盐和胡椒粉，略煮即可。

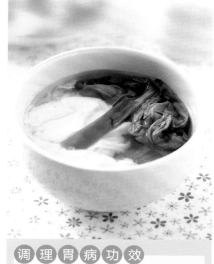

**调理胃病功效**

茼蒿含β－胡萝卜素、B族维生素，可让胃、肠黏膜功能维持正常；海带的黏性多糖体，可保护胃黏膜，减少溃疡的发生。

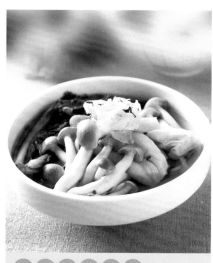

# 鸿喜菇拌茼蒿

**增强肠胃功能＋帮助消化**

**2人份**

**材料：**
茼蒿、鸿喜菇各100克，柴鱼片10克，高汤100毫升

- 热量 69.3千卡
- 糖类 4.1克
- 蛋白质 10.5克
- 脂肪 1.2克
- 膳食纤维 3.2克

**调味料：**
酱油1大匙，盐1/2小匙

**作法：**

❶ 茼蒿洗净，取菜叶切成段状；鸿喜菇洗净、剥散，沥干水分备用。

❷ 高汤倒入锅中煮沸，加入酱油和盐调匀。

❸ 加入茼蒿段和鸿喜菇，略煮后熄火，再拌入柴鱼片即可。

**调理胃病功效**

茼蒿含丰富的β－胡萝卜素，可以保护身体的黏膜，增强免疫力；其独特香味，是种挥发性精油，可促进胃肠功能，帮助消化。

# 韭菜 *Leek*

**健胃有效成分**
膳食纤维、蒜素
维生素A、B族维生素

**食疗功效**
增加食欲
预防便秘

● **别名：**起阳草、长生草、扁菜、洗肠草

● **性味：**性温，味甘

● **营养成分：**
膳食纤维、维生素A、B族维生素、维生素C、维生素E、维生素K、类胡萝卜素、钙、钾、镁、铁、锌、硒、泛酸、硫化丙烯、蒜素

○ **适用者：**便秘、痔疮、性功能障碍者　　✗ **不适用者：**年长者

## 🍎 韭菜为什么能改善胃病？

1 韭菜属性温、甘，能活络气血、降火气，且含丰富的维生素A，可调节人体器官黏膜的代谢和分泌，保护胃壁。

2 韭菜所含的B族维生素，有保护肠胃黏膜、抗细胞氧化的效果。

3 韭菜独特的辛香辣味，来自挥发性质的硫化丙烯、蒜素，能增强体内细胞的杀菌力，不仅对痢疾杆菌、大肠杆菌、葡萄球菌有抑制作用，还能阻断癌细胞的生成，胃癌、直肠癌、结肠癌患者可多吃韭菜，增强抵抗力。

## 🌀 韭菜主要营养成分

1 韭菜的膳食纤维丰富，含量是同量芦笋的1.9倍，能促进肠道蠕动。

2 韭菜的维生素B$_2$含量，是同量胡萝卜的2倍，能提振精神。

3 韭菜中特殊的硫化物、蒜素成分，具有杀菌效果。

## 🦷 韭菜食疗效果

1 中医认为韭菜有开胃、提神、壮阳、行气、解毒的功效，对于反胃呕吐、打嗝不止、尿血、痔疮和阳痿，有很好的食疗效果。

2 韭菜所含的B族维生素、泛酸、锌、硒等微量元素，能辅助体内荷尔蒙的生成，维持神经系统功能，让人不易疲倦、焦躁，对由神经紧张所引起的胃溃疡、十二指肠溃疡症状，有缓解作用。

## ☀ 韭菜食用方法

1 韭菜生吃，可保留其中更多的杀菌成分；熟食宜大火快炒，以免降低功效。

2 韭菜可和蛋、肉类一同烹调，以增加蛋白质的吸收利用率。

## 🧿 韭菜饮食宜忌

1 视力不好或常便秘的人，可多吃韭菜；银发族、消化力虚弱者不宜多吃。

2 韭菜的膳食纤维含量高，胃病患者不可大量食用。

# 糖醋韭菜煎蛋

## 保护肠胃黏膜 + 预防胃溃疡

**材料：**
韭菜100克（切段），鸡蛋3个，
凉开水30毫升

- 热量 570.3千卡
- 糖类 12.4克
- 蛋白质 39.5克
- 脂肪 40.3克
- 膳食纤维 2.4克

**调味料：**
黑麻油2小匙，酱油、醋各1大匙，糖1小匙，
太白粉水、香油各适量

**作法：**

1. 热锅放黑麻油，将韭菜段入锅炒香后，倒入蛋液煎熟后盛盘。
2. 另取锅，倒入凉开水煮沸后，放入糖、酱油、醋煮至再度沸腾后，加太白粉水勾芡，最后加入香油拌匀。
3. 将勾芡好的汤汁淋在韭菜上即可。

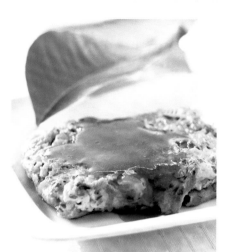

调理 胃病 功效

　　韭菜富含维生素A，可调节人体器官黏膜的代谢和分泌，避免器官发生干燥、萎缩的问题，降低胃溃疡和胃癌发生的几率。

# 韭菜炒三丝

## 舒缓神经 + 保护胃壁

**材料：**
韭菜段、豆干丝各100克，蒜苗1根，猪里脊肉丝、胡萝卜丝各30克

- 热量 374.9千卡
- 糖类 16.8克
- 蛋白质 29克
- 脂肪 21.3克
- 膳食纤维 5.4克

**调味料：**
橄榄油2小匙，酱油1大匙，米酒1小匙，香油适量

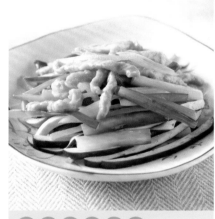

调理 胃病 功效

　　韭菜富含维生素B1、维生素C，可舒缓神经，对胃病患者来说，能降低胃溃疡发生的几率。韭菜搭配肉类，可提高维生素A的吸收率。

**作法：**

1. 猪里脊肉丝放入米酒中，加1/2大匙酱油拌匀，腌渍约10分钟；蒜苗洗净斜切成丝，将蒜白和蒜绿的部分分开。
2. 热油锅爆香蒜白、胡萝卜丝、韭菜段，放入猪肉丝、豆干丝、蒜绿丝快炒。
3. 加入剩余酱油、香油拌匀即可。

# 秋葵 *Okra*

**健胃有效成分**
β-胡萝卜素
黏蛋白、果胶纤维

**食疗功效**
健胃整肠
助消化

- 别名：黄秋葵、黄蜀葵、
  羊角豆、食香槿

- 性味：性平，味甘

- 营养成分：
  蛋白质、糖类、膳食纤维、维生素A、B族维生素、
  维生素K、黏蛋白、β-胡萝卜素、钙、磷、铁、钾、镁

**○ 适用者：** 一般人，消化系统疾病、便秘患者　**✗ 不适用者：** 体质寒凉者

## 秋葵为什么能改善胃病？

1 秋葵在食用时会有黏液流出，此黏液是
秋葵的多糖体蛋白混合物，含有水溶性
果胶和黏蛋白，可在消化道内形成保护
膜，保护肠、胃壁不受过多胃酸侵蚀。

2 秋葵所含的维生素A，有助黏膜愈合，
对溃疡患者有润滑胃壁、肠道，帮助食
物消化的益处。

3 秋葵中的维生素B1、维生素B2、叶酸，
可维持神经功能正常，预防黏膜发炎。

4 秋葵含有维生素K，可强化骨骼，帮助
伤口的血液凝固，有止血的功能。

## 秋葵主要营养成分

1 秋葵营养丰富，热量低，膳食纤维含量
为同量西蓝花的2倍。

2 秋葵维生素B2含量为同量南瓜的4倍，
可补充因精神压力所消耗的维生素。

3 每100克秋葵中，钙含量达104毫克，
是同量菠菜的1.4倍。

4 秋葵含烟碱酸和镁，有助稳定情绪；同
时还有丰富的磷、铁等矿物质。

## 秋葵食疗效果

1 秋葵含维生素A、B族维生素、维生素
K，其黏液含果胶、黏蛋白，可加速消
化肠胃中的脂肪，排除毒素。

2 秋葵喜暖不耐寒，其果实外形细长像
女人的手指，所含的β-胡萝卜素、B
族维生素，有抗衰老、维持神经功能
正常、预防嘴角破裂发炎、安定肠道
黏膜的作用。

## 秋葵挑选和食用方法

1 秋葵以娇小、饱满、颜色有光泽、细毛
的口感较为嫩脆。

2 秋葵可煮汤或凉拌，烹调前先切除前端
蒂柄，以盐搓除表面细毛，再放入加盐
的沸水中汆烫，蘸酱食用。

## 秋葵饮食宜忌

不宜用铁器或铜器煮食，否则会让秋葵
变黑，影响营养价值和外观。

# 核桃炒秋葵

**1人份**

## 清肠排毒＋保护消化道

**材料：**
秋葵150克，核桃8克，竹笋80克，大蒜1瓣

- 热量 185.3千卡
- 糖类 19.1克
- 蛋白质 6.5克
- 脂肪 9.2克
- 膳食纤维 8.4克

**调味料：**
橄榄油1小匙，盐、糖各1/2小匙

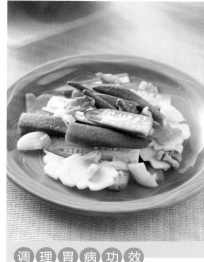

**作法：**
❶ 竹笋和秋葵洗干净，竹笋去皮切丝，秋葵去蒂切成厚片；大蒜去皮拍碎。

❷ 锅中放油烧热，放入竹笋丝和秋葵片一起拌炒，再加入蒜末、盐和糖一起炒熟。

❸ 放入核桃一起拌炒即可起锅。

**调理胃病功效**
秋葵黏液含水溶性果胶和黏蛋白，在消化道会形成保护膜，能避免溃疡发生；竹笋中的膳食纤维能排除毒素、净化肠道。

---

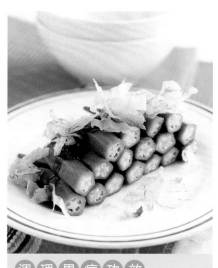

# 凉拌秋葵

**2人份**

## 保护胃壁＋提振食欲

**材料：**
秋葵200克，姜泥10克，柴鱼片适量

- 热量 157.6千卡
- 糖类 21.4克
- 蛋白质 5.8克
- 脂肪 5.4克
- 膳食纤维 8.2克

**调味料：**
蚝油1大匙，橄榄油1小匙，香油适量

**作法：**
❶ 秋葵洗净，放入沸水中烫熟，沥干备用。

❷ 将调味料和姜泥调匀后，放入秋葵中拌匀，再撒上柴鱼片即可。

**调理胃病功效**
秋葵富含维生素A、维生素C，黏液中含果胶和黏蛋白，能帮助消化、保护胃壁；亦含维生素$B_1$，可避免消化不良或食欲不振。

# 芦笋
## *Asparagus*

**健胃有效成分**
维生素A、B族维生素、谷胱甘肽

**食疗功效**
清热排毒
利尿安神

- 别名：笋尖、露笋、石刁柏、文山竹、野天门冬
- 性味：性寒，味甘
- 营养成分：膳食纤维、维生素A、B族维生素、维生素C、维生素K、β-胡萝卜素、天门冬氨酸、芸香素、皂苷、钾

○ **适用者：** 便秘、膀胱癌患者，肝功能不好者　　✗ **不适用者：** 痛风、结石患者

## 🍎 芦笋为什么能改善胃病？

1 芦笋中含有β-胡萝卜素，能保护细胞膜不受自由基攻击。

2 芦笋中高含量的维生素A，能维持上皮组织功能，防止消化器官黏膜被病菌感染、损伤，维持消化功能正常运作。

3 芦笋含有丰富的膳食纤维，能帮助肠道蠕动，让排便顺利。

4 芦笋所含的天门冬氨酸、钾和谷胱甘肽，能将肝脏中残存的农药、重金属毒物分解，随尿液排出体外，维护消化道器官健康。

## 芦笋主要营养成分

1 芦笋中的膳食纤维柔软，能帮助消化；叶酸含量是同量绿茶的7.8倍，有安定神经、舒缓压力的作用。

2 烟碱酸含量是同量卷心菜的2倍，可维持消化道功能。

3 芦笋中含有的β-胡萝卜素、皂苷、芸香素，能维护黏膜组织活力、抗氧化，提高消化器官抗癌的能力。

## 🐨 芦笋食疗效果

1 芦笋所含的叶酸，能促进细胞增生，预防神经失调、口腔黏膜溃烂，也有稳定精神和情绪健康的作用。

2 芦笋的氨基酸中，含有天门冬氨酸，可补充、加强神经传导物质的构成，提高体内代谢率。

3 芦笋富含钾元素，能促进体内水分和废物的代谢，将多余盐分排出体外，可清肠胃、利尿、消水肿。

## ☀ 芦笋挑选和食用方法

1 芦笋应挑鳞片紧密、挺直粗壮，未长腋芽者，其水分较多且甘甜。白芦笋适合炖汤、做成沙拉，绿芦笋的维生素A含量较丰富。

2 芦笋不适宜生吃，但也不宜久煮，以免叶酸被破坏，失去营养价值。

## 🏥 芦笋饮食宜忌

芦笋嘌呤含量高，患有痛风、泌尿道结石的人宜避免食用。

# 芦笋洋芋蛋沙拉

**③人份**

### 保护黏膜＋消除疲劳

**材料：**
芦笋200克，土豆1个，鸡蛋3个

**调味料：**
盐1小匙，无蛋沙拉酱3大匙

- 热量 846.8千卡
- 糖类 32.3克
- 蛋白质 44.5克
- 脂肪 60克
- 膳食纤维 5.3克

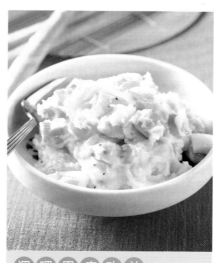

**作法：**

❶ 芦笋洗净去除根部，切段；土豆洗净去皮，切块；鸡蛋煮约7分钟至熟后，剥壳切丁备用。

❷ 取锅加水煮沸，将芦笋段烫熟后捞出，再将土豆块煮至熟软后捞出。

❸ 将土豆块捣成泥，拌入芦笋段、鸡蛋丁、盐和无蛋沙拉酱即可。

**调 理 胃 病 功 效**
　　芦笋富含维生素A，可保护消化器官黏膜；其所含的天门冬氨酸，对消除疲劳、食欲不振效果甚佳，还能保护中枢神经系统，消除焦虑。

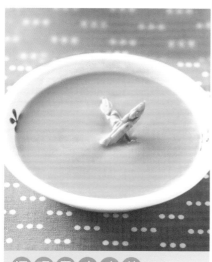

# 奶香芦笋浓汤

**①人份**

### 抗氧化＋有效抗癌

**材料：**
芦笋6根，牛奶200毫升，凉开水50毫升

**调味料：**
盐适量

- 热量 115.8千卡
- 糖类 18.7克
- 蛋白质 8.6克
- 脂肪 0.8克
- 膳食纤维 1.1克

**作法：**

❶ 芦笋洗净切段后，放入果汁机中打成泥状。

❷ 锅中放凉开水煮沸后，加牛奶一起煮沸。

❸ 将芦笋泥放入汤中，充分搅拌略煮，加盐调味后即可。

**调 理 胃 病 功 效**
　　芦笋含β-胡萝卜素、皂苷、芸香素，能维护黏膜组织活力，提高抗癌力；牛奶丰富的蛋白质，对胃黏膜有很好的修护作用。

# 西红柿 *Tomato*

**健胃有效成分**
有机酸
维生素A、维生素C

**食疗功效**
增进食欲
利尿解毒

● 别名：番茄、洋柿子、番李子、甘仔蜜

● 性味：性微寒，味甘酸

● 营养成分：
膳食纤维、维生素A、维生素B$_1$、维生素B$_2$、维生素B$_6$、维生素C、维生素P、茄红素、类胡萝卜素、叶酸、有机酸、钠、钾、钙、磷、镁

○ **适用者：** 食欲不振、口腔常生疮者，肝炎患者　　✗ **不适用者：** 胃寒、正值月经期的女性

## 西红柿为什么能改善胃病？

1 西红柿含有枸橼酸和苹果酸，可刺激胃酸分泌，提振食欲，适当食用西红柿菜肴，可改善肠胃疾病引起的胃口不佳、消化不良等症状。

2 西红柿含有丰富的维生素A，能维护上皮黏膜组织的健康，对肠胃消化道有保护作用。

3 西红柿中的维生素C，能提高抗压性，增强细胞修复伤口、抵抗病菌的能力，有助于胃溃疡、十二指肠溃疡，或慢性胃炎患者提升免疫力。

## 西红柿主要营养成分

1 西红柿是热量很低的水果，只有枣子一半的热量，和西瓜热量差不多，但含有丰富的维生素A、B族维生素、维生素C、维生素P，以及具有防癌、抗氧化效果的茄红素、类胡萝卜素、槲皮素。

2 西红柿中丰富的有机酸成分，能增进食欲、帮助肠道蠕动。

3 西红柿含黄酮类物质和芸香素，为抗氧化效果显著的植化素。

## 西红柿食疗效果

1 西红柿中的维生素B$_6$，有助消化脂肪和蛋白质，因吃太饱或过于油腻而反胃、积食时，吃西红柿可改善消化不良等症状。

2 西红柿含有丰富的茄红素，能消除体内自由基，避免细胞老化，有抑制前列腺肿大，预防前列腺癌的功能。

3 西红柿还含有抗氧化功效一流的类胡萝卜素，堪称美容圣品。

## 西红柿食用方法

1 西红柿可生吃，但用油炒过的西红柿，最能释放完整的茄红素。

2 避免食用未成熟的青西红柿，其所含的龙葵素会造成恶心、无力等中毒现象。

## 西红柿饮食宜忌

1 西红柿不宜和牛奶一起食用，否则遇到胃酸容易产生硬块，会造成腹痛。

2 经加工的西红柿酱、西红柿汁，其中的钠含量较高，肾功能不好的人不宜多吃。

# 茄汁烩洋芋

**帮助消化 + 保护黏膜**

**材料：**
西红柿120克，土豆80克，青豆30克，大蒜1大头

- 热量 282.6千卡
- 糖类 31.2克
- 蛋白质 4.4克
- 脂肪 15.6克
- 膳食纤维 3.7克

**调味料：**
橄榄油、西红柿酱各1大匙，糖1小匙，盐1/2小匙

**作法：**
1. 大蒜拍碎；西红柿、土豆切块；青豆放入沸水中氽烫备用。
2. 热锅放油，爆香蒜末，放入土豆块煎至外表微黄，续放入西红柿块、青豆和其余调味料，以中小火炖煮约15分钟即可。

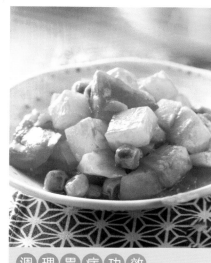

**调理胃病功效**

　　西红柿含丰富的维生素A；土豆富含维生素C，具有保护和修复黏膜的功效。此道菜肴对胃溃疡患者来说，是很好的调养食物。

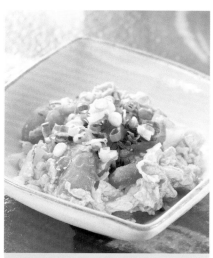

**调理胃病功效**

　　西红柿虽然能修复黏膜，但其性微寒，胃寒者不宜生食。加热后的西红柿性质转为中平，较适合胃病患者食用。

# 西红柿炒蛋

**促进食欲 + 提高免疫力**

**材料：**
西红柿100克（切块），葱末10克，鸡蛋3个，凉开水20毫升

- 热量 376.2千卡
- 糖类 7.3克
- 蛋白质 19.1克
- 脂肪 30.1克
- 膳食纤维 1.3克

**调味料：**
橄榄油1大匙，西红柿酱2小匙，盐1/2小匙

**作法：**
1. 热锅放油，把鸡蛋炒熟取出。
2. 用同一锅，放入西红柿块、其余调味料、凉开水，以中小火炖煮约3分钟。
3. 将炒好的鸡蛋放入锅中拌匀，起锅前拌入葱末即可。

# 南瓜 *Pumpkin*

**健胃有效成分**
B族维生素
β-胡萝卜素

**食疗功效**
排毒防癌
防治糖尿病

● 别名：金瓜、番瓜、倭瓜、窝瓜

● 性味：性温，味甘

● 营养成分：
糖类、膳食纤维、维生素A、B族维生素、维生素C、维生素E、维生素K、β-胡萝卜素、钙、锌、磷、铁、钾、镁、硒

○ **适用者：**一般人、抵抗力弱的中老年人　✗ **不适用者：**身体湿热者、黄疸症患者

## 🍎 南瓜为什么能改善胃病？

1 南瓜所含的B族维生素、β-胡萝卜素，能缓和紧绷的情绪，舒缓因紧张所引起的胃部痉挛、疼痛不适。

2 经常处于高压的工作环境，或生活节奏紧张的人，可常吃南瓜或南瓜籽，以改善情绪所引发的胃病。

3 南瓜含丰富的水溶性膳食纤维、糖类，在肠内可吸附有害物质，排除废物，同时提供肠道益菌养分，重整肠道酸碱值环境，延缓小肠对糖分的吸收，抑制饭后血糖值的上升速度，有预防消化道癌症、糖尿病的作用。

## ☀ 南瓜主要营养成分

1 南瓜富含维生素A、β-胡萝卜素，每100克含量中，分别含有874.2微克维生素A、3900微克β-胡萝卜素，是同量茼蒿的1.68倍，可保护消化器官黏膜，提高免疫力。

2 南瓜是含有维生素E的少数蔬菜之一，每100克含0.36毫克维生素E，有助稳定体内钾含量，安定神经。

## 🐨 南瓜食疗效果

1 南瓜是提升人体免疫力很有效的蔬菜，它含有丰富的类胡萝卜素家族成员，包括可有效对抗胃癌、食道癌、直肠癌的β-胡萝卜素，具抗氧化功效的玉米黄质和能保护视网膜功能的叶黄素。

2 南瓜含丰富的维生素A，能维持眼睛、器官黏膜的健康，对胃溃疡、十二指肠溃疡的人来说，是很好的食疗蔬菜。

3 南瓜富含水溶性膳食纤维，能刺激肠道蠕动，吸附肠道有害物质，促进排便，间接预防消化器官的癌变。

4 南瓜籽含锌、硒、镁等矿物质，搭配亚麻油酸，可强化男性精液品质，对泌尿系统疾病、前列腺增生有预防作用。

5 南瓜含有微量元素——铬，能促进胰岛素分泌，降低血糖值，延缓小肠对糖类的吸收速度，同时也有去除坏胆固醇、脂肪的作用。长期适量食用南瓜，对防治糖尿病有一定的作用。

6 《本草纲目》记载，南瓜性温味甘，具有消炎止痛、解毒杀虫、化痰排脓、益肝安胎等功效。

## ☀ 南瓜食用和保存方法

**1** 南瓜中糖类和淀粉质丰富，容易产生饱腹感，适合炖、煮、烤、炸，或磨成泥，做成甜食、糕点。

**2** 南瓜富含类胡萝卜素，其中又以瓜瓤部位含量最高，烹调南瓜时，最好连南瓜皮、南瓜籽一起煮食，这样能摄取最完整的营养成分。

**3** 烹调南瓜时，应加点油脂，或和肉类同煮，可促进脂溶性维生素A的吸收。

**4** 南瓜即使久放，营养素也不会流失。未切开的南瓜，放在通风良好的常温下，能保存1～2个月。

**5** 已剖开、吃不完的南瓜，最好去瓤后，用保鲜膜包覆后存放冰箱。

## 🍲 南瓜饮食宜忌

南瓜易引起腹胀，容易胃胀气的人，一次不要食用太多。

# 南瓜鸡肉米线

**修复黏膜 + 预防胃癌**

**3人份**

**材料：**
米线3小束，蒜末10克，罗勒20克，南瓜丁、鸡绞肉各100克，黄甜椒1颗（切丁）

- 热量 620.2千卡
- 糖类 87.6克
- 蛋白质 37.5克
- 脂肪 13.3克
- 膳食纤维 5.6克

**调味料：**
橄榄油2小匙，盐1小匙

**作法：**

❶ 米线放入沸水中煮熟，捞出放入冰水中浸泡备用。

❷ 热锅放油，爆香蒜末，依序放入鸡肉、南瓜、黄甜椒炒软，最后加入盐和罗勒拌匀。

❸ 将米线捞出，倒上酱油，拌匀即可。

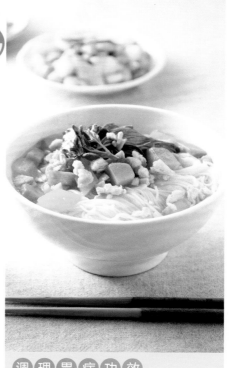

## 调理胃病功效

南瓜含果胶，能保护肠胃道黏膜，促进溃疡愈合，是胃溃疡患者很好的调养食物；但南瓜皮纤维较粗，胃溃疡患者不宜食用，以免伤胃。

# 奶香南瓜浓汤

**预防胃癌 + 提高免疫力**

**材料：**
南瓜300克，鲜奶300毫升，
烤杏仁30克，高汤200毫升

**调味料：**
盐1小匙

- 热量 579.9千卡
- 糖类 62.2克
- 蛋白质 23.2克
- 脂肪 26.5克
- 膳食纤维 15.8克

**作法：**

❶ 杏仁切碎；南瓜洗净去籽切成大块，放入蒸
   锅中，以大火蒸至熟软。

❷ 将蒸熟的南瓜肉，放入煮沸的高汤中拌匀，
   再加入鲜奶，以小火煮沸。

❸ 加入杏仁末、盐调味拌匀即可。

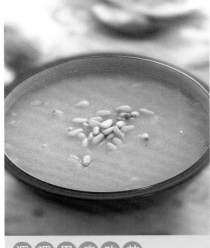

**调理胃病功效**

　　南瓜富含维生素A，能保护黏
膜和皮肤，适合胃溃疡患者食用；
亦含β-胡萝卜素，可以提高免疫
力，预防胃癌。

# 奶酪南瓜泥

**保护胃壁 + 修复溃疡**

**材料：**
南瓜150克，奶酪1片，鸡蛋1个

**调味料：**
盐、橄榄油各1小匙

- 热量 361千卡
- 糖类 21.6克
- 蛋白质 18.7克
- 脂肪 22.2克
- 膳食纤维 2.6克

**作法：**

❶ 南瓜放入锅中，大火蒸约20分钟；鸡蛋放入
   沸水中，煮约7分钟，剥壳切碎备用。

❷ 将盐、橄榄油、奶酪、南瓜、鸡蛋趁热拌匀
   即可。

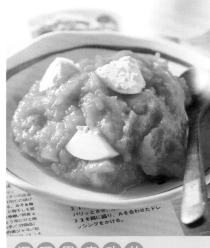

**调理胃病功效**

　　南瓜含维生素A和果胶，在保
护胃黏膜、修复溃疡等方面，具有
很好的效果，是胃溃疡患者调理胃
病不可多得的好食材。

# 红枣桂圆炖金瓜

**增强免疫力 + 吸附肠道毒素**

**材料：**
红枣、桂圆各20克，南瓜300克，凉开水200毫升

- 热量 313.7千卡
- 糖类 68.2克
- 蛋白质 8.2克
- 脂肪 0.9克
- 膳食纤维 7.1克

**调味料：**
盐1小匙

**作法：**
1. 红枣、桂圆洗净、沥干；南瓜洗净、切块。
2. 汤锅加凉开水、红枣和桂圆，以大火煮沸。
3. 加入南瓜块，煮沸后转小火煮2个小时。
4. 加盐调味即可。

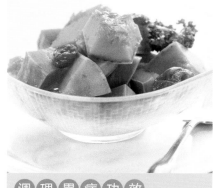

**调理胃病功效**

南瓜富含维生素A，能维持器官黏膜健康；水溶性膳食纤维可刺激肠道蠕动，吸附有害物质，促进排便，防治消化器官癌变。

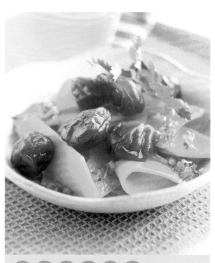

# 梅汁南瓜片

**补充营养 + 修复黏膜**

**材料：**
南瓜200克，紫苏梅2颗，香菜1根

- 热量 151.2千卡
- 糖类 32克
- 蛋白质 4.9克
- 脂肪 0.4克
- 膳食纤维 3.6克

**调味料：**
梅汁2小匙，玫瑰醋1小匙

**作法：**
1. 南瓜去皮洗净，切薄片；紫苏梅去籽；香菜洗净切末。
2. 南瓜片放入沸水中烫熟，取出后淋上梅汁和玫瑰醋拌匀。
3. 撒上紫苏梅和香菜末即可。

**调理胃病功效**

南瓜含有维生素A、B族维生素、维生素C，能修复黏膜、帮助消化、保护胃壁。以紫苏梅、玫瑰醋调味，能有效提振胃病患者的食欲。

# 土豆 *Potato*

**健胃有效成分**
类胡萝卜素
阿托品、烟碱酸

**食疗功效**
抑制自由基
调理脾胃吸收力

- **别名**：洋芋、马铃薯、山药蛋、洋山芋
- **性味**：性平，味甘
- **营养成分**：
  糖类、蛋白质、膳食纤维、B族维生素、维生素C、胡萝卜素类、钙、磷、铁、钾、镁、锌、硒、铬

○ **适用者**：胃病、消化不良、便秘患者　　✗ **不适用者**：肾脏病患者

## 土豆为什么能改善胃病？

1 土豆含有可以镇定神经的阿托品（Atropine），是很好的制酸剂，能帮助消化，缓解因精神紧张所引起的胃痉挛、反胃、呕吐，有抑制胃酸分泌过多的效果。

2 土豆富含维生素C，能提高免疫力，加速伤口愈合，亦可消炎、修复黏膜。受淀粉包覆、保护的关系，土豆中的维生素C，即使经过较长时间的烹调，也不会过度流失养分，适合肠胃溃疡、消化功能不好的人食用。

3 中医书中记载，土豆入脾、胃经，能调和胃气，帮助脾脏正常运化、吸收，还有消炎、消肿的功效，对由慢性胃病、溃疡、消化不良、疲劳所引起的精神倦怠，有很好的食疗作用。

## 土豆主要营养成分

土豆含有多种可安定神经传导物质的营养成分：每100克土豆中，含21微克叶酸、0.07毫克维生素$B_1$，以及维生素$B_6$、多酚物质。

## 土豆食疗效果

1 土豆含丰富的烟碱酸，能增进肝脏代谢脂肪、蛋白质和糖类，维持神经系统健康，对慢性胃病、胃溃疡疼痛患者，有保健的作用。

2 土豆中的$\beta$-胡萝卜素，可抑制癌症恶化；土豆皮中所含的多酚植化素，可清除体内自由基，防止细胞突变，为极佳的防癌食物。

## 土豆食用方法

1 土豆蒸、煮、炒、炖汤皆宜，也能榨汁饮用。去皮后可放在盐水中浸泡，以避免氧化。

2 土豆虽有抗癌功效，但应尽量避免高温油炸，以免变质的聚合物诱使体内产生致癌物。

## 土豆饮食宜忌

已发芽或表皮发青的土豆不要吃，烹煮之前宜先削皮，避免吃下茄碱毒素。

# 土豆炖牛肉

**修复黏膜 + 中和胃酸**

**材料：**
土豆200克，胡萝卜50克，牛绞肉150克，洋葱1/2个，高汤100毫升

- 热量 788.6千卡
- 糖类 58.3克
- 蛋白质 36.3克
- 脂肪 45.6克
- 膳食纤维 8.2克

**调味料：**
橄榄油、酱油各1大匙，糖1小匙，盐1/2小匙

**作法：**
❶ 土豆、胡萝卜去皮洗净切块；洋葱洗净，切末。
❷ 热锅放油，炒香洋葱末，依序放入牛绞肉、胡萝卜块和土豆块炒香。
❸ 放入高汤和其余调味料煮沸，转小火炖煮至熟软即可。

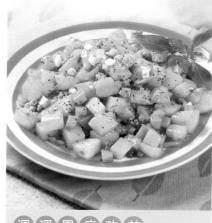

调理 胃 病 功 效

土豆中富含维生素C，不怕高温，加热后流失量也不大；维生素C具有修复黏膜的功效，对胃溃疡患者是很好的调养食物。

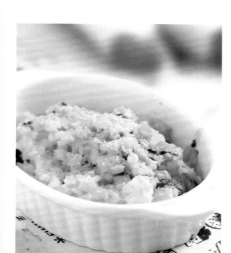

# 黄金玉米薯泥

**缓解胃痉挛 + 促进消化**

**材料：**
土豆200克，桂圆30克，玉米粒100克

- 热量 403.2千卡
- 糖类 88.3克
- 蛋白质 8.9克
- 脂肪 1.6克
- 膳食纤维 5.5克

**调味料：**
黑糖1大匙

**作法：**
❶ 所有材料洗净、沥干；土豆去皮，用刀轻划十字；桂圆切碎备用。
❷ 土豆烫熟，剥去外皮，捣碎。趁热加入桂圆肉和黑糖拌匀。
❸ 最后拌入玉米粒即可。

调理 胃 病 功 效

土豆含阿托品（Atropine）成分，能缓解痉挛和镇定神经，舒缓因紧张焦虑所造成的胃肠不适，可用来辅助治疗消化不良。

# 山药 *Yam*

**健胃有效成分**
维生素A、多巴胺
黏蛋白酵素

**食疗功效**
健胃整肠
稳定情绪

● 别名：淮山、山芋、山薯、
　　薯药、薯蓣

● 性味：性平，味甘

● 营养成分：
　糖类、膳食纤维、多糖体、
　维生素A、B族维生素、β-胡萝卜素、薯芋皂苷、黏蛋白、钠、钾

○ **适用者：** 一般人，大肠激躁症、肠胃手术后患者　　✗ **不适用者：** 体质燥热者

## 🍎 山药为什么能改善胃病？

1 山药含多巴胺成分，能改善情绪紧张所引起的腹泻、溃疡毛病。

2 患有大肠激躁症的人，常会在压力大时，出现频频跑厕所腹泻的情况，山药可补充体内多巴胺物质，增强抗压性，维持好心情；也可预防溃疡，改善肠道因情绪激动、蠕动过快引起的腹泻。

3 山药中含有黏蛋白酵素、维生素A、多酚化合物，能促进肠胃消化，促进新陈代谢，同时还有润滑结缔组织、保护器官黏膜、清除沉积在血管壁中脂肪的作用。

4 《本草纲目》记载，山药是一种能暖脾胃、益肾气、止泻、去湿气的食物；对慢性肠胃炎、长期腹泻，有缓和、治疗的作用，能缓和由精神紧张所引起的消化不良，预防器官溃疡、痉挛。

## 🌼 山药主要营养成分

1 山药滋补壮阳，在古代即被称作"神仙吃的食物"，含有多种消化酵素，例如淀粉酶、葡萄糖苷酶等，是同量萝卜含量的3倍。

2 山药含有具黏性的黏蛋白、甘露多糖体，有保护肠胃器官黏膜组织的作用。

3 山药富含维生素B₁，对神经组织和精神状态有明显的影响，能消除紧张、安定神经。

4 山药中的碳水化合物含量，只有同量芋头的一半，脂肪含量近乎零。

## 🌼 山药食疗效果

1 山药中含有丰富的消化酵素，包括淀粉分解酵素、过氧化氢酵素，能帮助淀粉分解为人体易吸收的葡萄糖，调整代谢，帮助小肠消化和吸收。

2 山药中含有卵磷脂成分，有促进人体新陈代谢、增强细胞正常功能的作用，也能抑制自律神经失调、稳定情绪。

## ☀ 山药食用和保存方法

1 山药最佳的食用法是生吃，能增强免疫力。除此之外还可以快炒、炖汤、烩羹。

2 煮食山药时避免烹调太久，才可吸收到较多的酵素和营养。

3 挑选长条形山药时，以外皮光滑、坚硬，没有长根须、伤痕者比较好；挑选块状形山药，则以无碰伤和腐烂者为佳。

4 新鲜山药削皮、切开后容易褐化变色，建议吃多少、切多少，吃不完的新鲜山药，可用保鲜膜密封切口，再用纸张包卷，放冰箱保存。

5 如果是整条尚未切片的新鲜山药，可放在阴凉的室内存放。

## 🩺 山药饮食宜忌

1 山药生食时，消化酶无法产生作用，淀粉比较不容易被消化，宜细嚼慢咽。

2 山药含有荷尔蒙的前驱物质——薯芋皂苷，会刺激体内雌激素分泌，不论男女都不适宜过于频繁、大量地食用山药，以免造成男性出现乳房性征，女性子宫内膜过度增生。

# 梅香山药

**修复黏膜 + 帮助消化**

材料：
山药300克，红枣10颗，枸杞子15克，凉开水750毫升

- 热量 513.8千卡
- 糖类 71.2克
- 蛋白质 8.2克
- 脂肪 21.8克
- 膳食纤维 6.7克

调味料：
橄榄油、梅子酱各1大匙，冰糖1/2大匙

作法：

❶ 山药切块汆烫，捞起；红枣加水，蒸5分钟后连同汤汁取出。

❷ 热油锅，加入红枣和汤汁、枸杞子、梅子酱和冰糖，煮至冰糖融化呈黏稠状，再加入山药块拌匀即可。

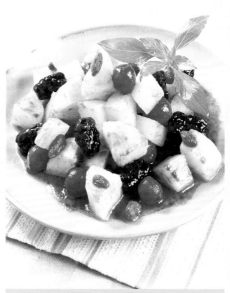

## 调理胃病功效

　　山药含黏蛋白、甘露多糖体，可保护肠胃黏膜组织；消化酵素能帮助分解淀粉，促进小肠消化和吸收；红枣可改善肠胃消化不良的情形。

# 糖醋烩山药

**4人份**

安定神经＋预防胃溃疡

**材料：**
山药300克，姜20克，胡萝卜、甜豌豆各50克，高汤100毫升

**调味料：**
橄榄油、糖、醋、西红柿酱各1大匙，盐1/2小匙

- 热量 555.6千卡
- 糖类 46.6克
- 蛋白质 12.5克
- 脂肪 22.1克
- 膳食纤维 8.8克

**作法：**
1. 山药、胡萝卜去皮洗净，切块；甜豌豆去蒂头和硬茎，洗净；姜切片备用。
2. 热锅放油，爆香姜片沸后，再放入山药、胡萝卜、高汤拌炒，至汤沸后转小火炖煮至料熟。
3. 放入甜豌豆和其余调味料拌匀，煮沸即可。

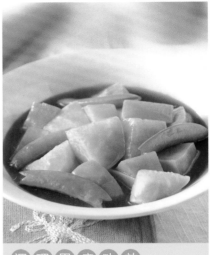

调理 胃病 功效
　　山药含丰富的维生素B₁，对神经组织和精神状态有明显影响。食用山药对消除紧张、安定神经、预防胃溃疡的功效极佳。

# 蒜味沙拉山药

**2人份**

健胃补脾＋滋润肌肤

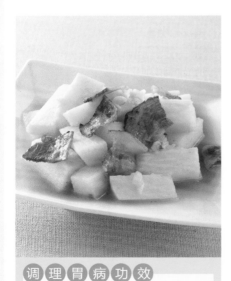

**材料：**
山药200克，培根4片，大蒜2瓣

**调味料：**
沙拉酱、酱油各2大匙，橄榄油1大匙

- 热量 640.9千卡
- 糖类 30.1克
- 蛋白质 11.8克
- 脂肪 52.6克
- 膳食纤维 2克

**作法：**
1. 所有材料洗净；山药去皮切块；培根切成小块；大蒜拍碎。
2. 热锅放油，放入蒜末爆香后，加入培根块煎至变脆。
3. 放入山药块、沙拉酱、酱油，将山药炒到熟透即可。

调理 胃病 功效
　　山药有"白人参"的美称，富含营养素，对慢性肠胃炎有缓和、治疗的作用，能舒缓因紧张所引起的消化不良，预防胃溃疡。

# 养生五蔬饭

**提振食欲＋健脾暖胃**

材料：
糯米、白米各100克，胡萝卜丁、毛豆、香菇丁、山药丁、卷心菜丁各30克，凉开水240毫升

- 热量 791.5千卡
- 糖类 167.9克
- 蛋白质 21.6克
- 脂肪 3.8克
- 膳食纤维 5.3克

调味料：
酱油1大匙，米酒、甜酒酿各1小匙

作法：
❶ 糯米洗净，提前用清水浸泡6个小时；白米洗净，沥干后备用。
❷ 将所有蔬菜丁、毛豆、糯米、白米、凉开水和调味料拌匀，放入电饭锅中煮熟即可。

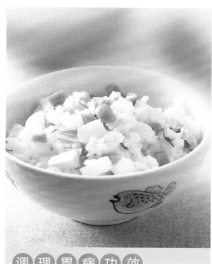

调理胃病功效
　　糯米性温味甘，能健脾暖胃，适合脾胃虚寒者食欲不振时食用；但因其不易消化，易刺激胃酸分泌，胃溃疡患者不宜多食。

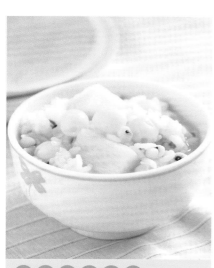

# 山药莲子粥

**帮助消化＋改善疲倦**

材料：
莲子、山药各40克，白米100克，凉开水900毫升

- 热量 510.2千卡
- 糖类 105.2克
- 蛋白质 17.5克
- 脂肪 2.2克
- 膳食纤维 4.6克

作法：
❶ 莲子洗净，提前用清水浸泡6个小时；山药去皮切块；白米洗净，沥干备用。
❷ 锅置火上，加入凉开水煮沸，再放入所有材料，以小火炖煮至烂熟即可。

调理胃病功效
　　山药含多种人体必需氨基酸、蛋白质和淀粉，能强健脾胃；莲子可加强胃的消化、吸收功能，适合脾胃虚寒、容易疲倦者食用。

**Point** 利尿通便，缓解消化不良

# 白萝卜 *White Turnip*

**健胃有效成分**
维生素C
异硫氰酸酯

**食疗功效**
改善胀气
开胃助消化

- 别名：菜头、菜菔、萝卜

- 性味：性平，味甘辛

- 营养成分：
糖类、蛋白质、膳食纤维、维生素A、维生素B₁、维生素B₂、维生素C、维生素E、钠、钙、磷、铁、钾、镁、锌、异硫氰酸酯、胆碱

○ **适用者：** 便秘、水肿、小便不顺者　✗ **不适用者：** 腹泻者

## 白萝卜为什么能改善胃病？

1 白萝卜含有淀粉分解酵素、乳糖酵素，能将淀粉、乳糖分解为人体易吸收的单糖，帮助消化，也能减轻腹胀、腹痛，舒缓由积食所引起的胃胀气。

2 白萝卜富含维生素C，有帮助伤口愈合、强化免疫力的作用。

3 白萝卜中含有莱菔子素，抗菌力强，能消灭胃肠道中的有害成分，具有保护肠胃的功效。

4 多吃白萝卜，可调整肠胃酸碱值，维持胃部酸性环境，有助消化，也能促进肠道对钙、铁的吸收。

## 白萝卜主要营养成分

1 白萝卜是脂肪含量极少的低热量蔬菜，维生素C的含量是同量茼蒿的2.4倍。

2 白萝卜含具杀菌、消炎功效的异硫氰酸酯、消化酵素，能生吃、助消化。

3 每100克白萝卜中，含有0.92毫克维生素E，有抗氧化效果。

## 白萝卜食疗效果

1 白萝卜含有一种硫化物——异硫氰酸酯，使白萝卜吃起来有微微辛辣的呛味。异硫氰酸酯有杀菌、消灭肠道寄生虫和解毒的功效，常被用来和芥末、生鱼片同食。

2 俗谚"十月萝卜小人参"，赞誉白萝卜的营养和食疗功效。中医也认为，白萝卜对因吃太多、太油腻所造成的腹胀、积食，有缓和的作用。

3 白萝卜煮汤服用，可治口干、小便不顺畅；生食、打汁或捣成碎泥食用，有利尿、通便的效果，还可缓解打嗝不止的困扰。

## 白萝卜挑选和食用方法

1 白萝卜宜选择饱满沉重、没有黑点、轻弹时声音清脆者，较为汁多甘甜。

2 白萝卜可凉拌生食、煮汤、炒、炖、烧，或腌渍做成泡菜都适宜。

## 白萝卜饮食宜忌

1 白萝卜属性偏寒，不要和人参同吃。

2 体质虚寒的人不要生食，以免腹泻。

# 萝卜丝炒猪肉

**舒缓压力＋促进消化**

**材料：**
白萝卜100克，木耳30克，猪里脊肉丝50克，蒜苗1根

- 热量 219.3千卡
- 糖类 7.6克
- 蛋白质 12.6克
- 脂肪 15.4克
- 膳食纤维 3.3克

**调味料：**
橄榄油2小匙，盐1/2小匙，酱油、米酒各1小匙

**作法：**
1. 白萝卜洗净、去皮切丝；木耳、蒜苗洗净切丝，将蒜白和蒜绿部分分开；猪里脊肉丝用酱油、米酒拌匀，腌渍约20分钟备用。
2. 热锅放油，爆香蒜白，再放入白萝卜丝、木耳丝、蒜绿炒软，最后放入猪肉丝和盐，拌炒至肉熟即可。

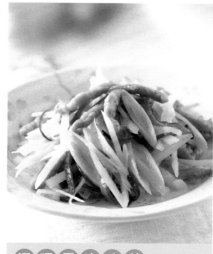

**调理胃病功效**
白萝卜含大量的淀粉酵素，能够修复胃部黏膜、促进消化功能；丰富的维生素C可以缓解精神压力，降低神经性胃炎的患病率。

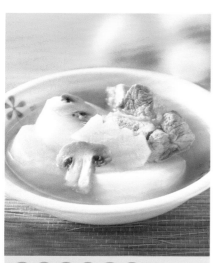

**调理胃病功效**
白萝卜含抗菌力强的莱菔子素，能消灭肠胃道中的有害成分；丰富的维生素C具抗氧化效果，能抑制细胞老化，预防癌症发生。

# 鲜菇萝卜汤

**抑制细胞老化＋预防胃癌**

**材料：**
白萝卜100克，姜30克，洋菇、小排骨各50克，凉开水500毫升

- 热量 166.9千卡
- 糖类 8.1克
- 蛋白质 11.5克
- 脂肪 9.9克
- 膳食纤维 2.8克

**调味料：**
盐1/2小匙，香油适量

**作法：**
1. 白萝卜洗净、去皮切块；洋菇洗净切片；姜洗净、切片；小排骨放入沸水中氽烫，取出备用。
2. 取锅放入小排骨、凉开水煮至沸腾，转小火煮30分钟后，将白萝卜块、洋菇片、姜片放入，继续炖煮至萝卜软烂后，加入盐和香油拌匀即可。

# 莲藕 *Lotus Root*

**健胃有效成分**
维生素A、维生素K
鞣酸、铁

**食疗功效**
稳定情绪
缓解肠胃不适

- 别名：荷花藕、七孔菜、莲菜

- 性味：（生）性寒，味甘
    （熟）性温，味甘

- 营养成分：
糖类、蛋白质、膳食纤维、维生素A、维生素B₁、维生素B₂、维生素C、维生素E、维生素K、鞣酸、β-胡萝卜素、钠、钙、铁、钾

○ **适用者**：肠胃溃疡、便秘、痔疮患者　✗ **不适用者**：体质虚寒者、产妇

## 莲藕为什么能改善胃病？

1 莲藕中含维生素K，有促进凝血、止血和防治非正常出血的作用，对胃溃疡出血、痔疮便血、胃火旺盛而便秘、尿血者，有清热、消血淤的食疗效果。

2 莲藕铁含量高，对胃出血、十二指肠溃疡出血，以及便秘、痔疮出血者，有调养身体、补充铁质、预防缺铁性贫血的功效。

## 莲藕主要营养成分

1 莲藕中的含铁量高，和同量红薯叶含量接近，是同量南瓜的3.5倍，是病后补血的优质食材。

2 每100克莲藕中，含有497毫克钾，并有健脾止泻的鞣酸成分和高于绿芦笋4倍的维生素C含量，有助肠道代谢，预防便秘。

## 莲藕食疗效果

1 莲藕中含矿物质镁、维生素B₁，有放松心情、稳定不安情绪的功效，可有效减缓因情绪紧张所引起的胃痛、胃溃疡或十二指肠溃疡、便秘出血等症状。

2 中医认为，莲藕入肝、胃、肺经，能调和脾胃、养血补虚，消除体内肝火燥热，凉血止血。

3 因莲藕含鞣酸，具有收敛止血的作用，在出血时饮用生莲藕汁，可以降低血流量。民间习惯用生莲藕治疗因宿醉引起的偶发性吐血等症状。

## 莲藕挑选和食用方法

1 选购莲藕时，以粗壮、没有锈斑、没有变色的莲藕为佳。颜色过白的莲藕，可能经过化学漂白，不宜食用。

2 莲藕凉拌生食、炖汤或做甜点都适宜。切片后可泡在盐水中，避免氧化变色。

3 莲藕的藕节因为纤维多较难咀嚼，许多人在调理时会将藕节丢弃，但藕节有清热凉血的功效，最适合在炎夏食用。

## 莲藕饮食宜忌

莲藕的属性较生凉，经痛或腹泻时不宜食用。

# 蒜苗酱烧藕片

调和脾胃 + 预防贫血

**材料：**
莲藕120克，蒜苗3根，红辣椒1个，凉开水500毫升

- 热量 206.2千卡
- 糖类 35.1克
- 蛋白质 6.4克
- 脂肪 6克
- 膳食纤维 8.5克

**调味料：**
糖、白醋、麻油、蒜泥各1小匙，酱油2小匙

**作法：**

① 莲藕洗净，去皮切片，入沸水汆烫，捞出备用；蒜苗、红辣椒洗净、切圆片。

② 锅中放麻油烧热，放入莲藕片，再加入其余调味料，加水以大火烧煮。

③ 煮到汤汁剩下一半时，加入蒜苗片、红辣椒片，以小火翻炒约3分钟即可。

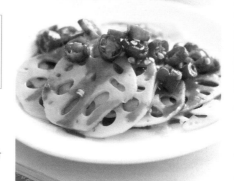

**调 理 胃 病 功 效**

　　莲藕能调和脾胃，因铁含量高，故能补充铁质，对胃出血、十二指肠溃疡出血和便秘、痔疮出血的人，具有调养的功能。

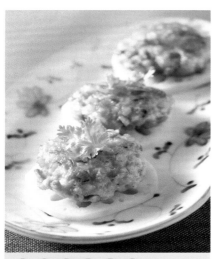

# 藕香肉饼

安定神经 + 修复黏膜

**材料：**
莲藕300克，猪绞肉150克，鸡蛋1个，香菇丁50克，葱花20克

- 热量 914.6千卡
- 糖类 61.7克
- 蛋白质 40.3克
- 脂肪 56.3克
- 膳食纤维 10.1克

**调味料：**
橄榄油2大匙，太白粉1大匙，盐1/2小匙，米酒2小匙，酱油、香油各1小匙

**作法：**

① 莲藕洗净，去皮刨成丝，加入其余材料拌匀。

② 将橄榄油以外的调味料拌匀，分3次拌入材料中，再用手揉成约10个肉饼。

③ 热油锅，以中小火将肉饼煎熟即可。

**调 理 胃 病 功 效**

　　莲藕含有丰富的维生素C，具有修复黏膜的效果，还可以缓解紧张的情绪，促使精神稳定，降低胃溃疡发生的几率。

# 川七炖莲藕

**预防胃溃疡 + 清热祛淤**

**材料：**
莲藕200克，川七10克，凉开水2000毫升

**调味料：**
盐1小匙，香油1/4小匙

- 热量 176.3千卡
- 糖类 34.1克
- 蛋白质 1.8克
- 脂肪 3.6克
- 膳食纤维 5.6克

**作法：**
1. 莲藕、川七洗净、沥干；莲藕切片。
2. 汤锅加水，放入川七后以大火煮沸。
3. 加入莲藕片，煮沸后转小火煮2个小时。
4. 放入盐、香油调味即可。

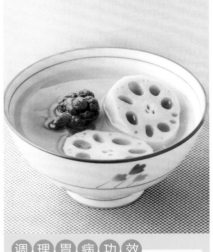

### 调理胃病功效

莲藕富含铁质、维生素C、维生素B$_1$、维生素B$_2$，维生素C和铁质的加乘作用，可促进维生素C吸收，进而安定神经，降低胃溃疡发生的几率。

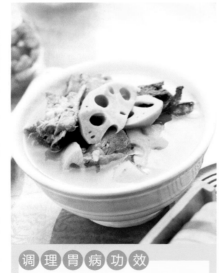

### 调理胃病功效

熟莲藕性温味甘，有益胃健脾、养血补虚等功效；且含有丰富的铁质，对于胃病患者病后调养，也是很好的食物。

# 莲藕排骨汤

**益胃健脾 + 养血补虚**

**材料：**
莲藕200克，姜20克，排骨300克（切块），凉开水800毫升

- 热量 705.9千卡
- 糖类 40克
- 蛋白质 41.4克
- 脂肪 42.4克
- 膳食纤维 5.4克

**调味料：**
盐2小匙，米酒1大匙

**作法：**
1. 莲藕、姜洗净，去皮切片；排骨块放入沸水中汆烫，去血水备用。
2. 取锅加水煮沸，放入莲藕片、排骨块、姜片、米酒炖煮约40分钟。
3. 熄火前加盐调味即可。

# 蔓越莓拌莲藕

**安定神经＋修复胃壁**

**材料：**
莲藕175克，蔓越莓果汁1杯，
蔓越莓果干75克

- 热量 356.3千卡
- 糖类 83.5克
- 蛋白质 3.4克
- 脂肪 1克
- 膳食纤维 5.2克

**作法：**

❶ 莲藕洗净，切薄片，汆烫后冲凉开水，再盛
　入盘中。

❷ 蔓越莓果汁和果干倒入锅中，以小火煮10分
　钟，做成蔓越莓酱汁。

❸ 将作法②均匀淋在作法①上，即可食用。

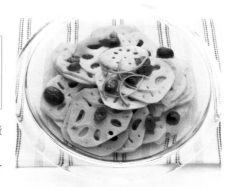

### 调 理 胃 病 功 效

　　莲藕含维生素K，有收敛止血
的作用，在出血状态时，多吃莲藕
可降低血流量，达到止血效果。此
道菜很适合胃出血患者食用。

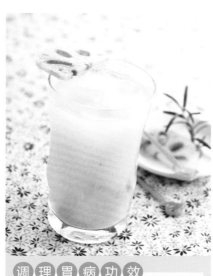

# 梨香莲藕汁

**促进凝血＋缓解溃疡**

**材料：**
梨、莲藕各400克

**调味料：**
蜂蜜1大匙

- 热量 503.3千卡
- 糖类 120.6克
- 蛋白质 8.8克
- 脂肪 2.4克
- 膳食纤维 17.2克

**作法：**

❶ 将梨洗净，去皮和核，切成小块。

❷ 将莲藕洗净，去皮切碎，和梨块一起放入果
　汁机中打成果汁。

❸ 加入蜂蜜调匀即可饮用。

### 调 理 胃 病 功 效

　　莲藕含维生素K，能促进凝血
功能，防治非正常出血、止血，并
缓解胃溃疡出血的情形；蜂蜜则能
润燥滑肠、健脾益胃。

*Point* 淀粉颗粒细小，适合肠胃吸收

# 芋头 *Taro*

**健胃有效成分**
维生素A、维生素C
膳食纤维

**食疗功效**
帮助消化
预防便秘

- 别名：芋仔、芋艿、毛芋
- 性味：性平，味甘
- 营养成分：
  糖类、蛋白质、膳食纤维、维生素A、维生素B₆、
  维生素C、黏蛋白、薯芋皂苷、多酚化合物、钙、钾、镁、氟

○ **适用者：** 肠胃消化力弱者　✗ **不适用者：** 过敏体质、容易胀气者

## 🍎 芋头为什么能改善胃病？

1 芋头所含的营养相当均衡：淀粉颗粒细小，容易被人体吸收；蛋白质和膳食纤维含量丰富，容易产生饱足感。

2 芋头中的维生素A、维生素C，有保护消化器官黏膜再生的作用。胃肠功能不好的人，适量食用芋头，能增进食欲、帮助消化。

3 煮熟后的芋头口感松软，容易咀嚼、易消化，对于胃肠虚弱、胃病初愈的人，或者牙齿不好的人，可选择芋头取代米饭当作主食。

## 🔅 芋头主要营养成分

1 芋头所含的维生素B₆，比同量马铃薯高，是同量红薯的2倍，有助体内消化代谢。

2 每100克芋头中，所含的膳食纤维有2.3克，是同量马铃薯的1.5倍，能帮助消化、预防便秘。

3 芋头还含有其他根茎类食物所没有的氟，能预防蛀牙；其所含黏蛋白酶有助排除体内废物。

## 🐨 芋头食疗效果

1 芋头在切开时，会分泌一种黏稠的物质，称作黏蛋白酶，具有润滑、保护消化器官、促进体内脂肪和蛋白质消化的作用。

2 芋头含有水溶性膳食纤维，能促进肠道蠕动、延缓血糖分泌速度，又能吸附肠壁有害物质，加速排出体内废物，对预防便秘、肠道疾病很有帮助。

3 芋头所含的维生素B₆，能维持末梢神经系统传导正常。

## ☀ 芋头食用方法

1 芋头可煮咸粥、炖排骨、做火锅配料，或煮成甜品，磨泥做点心。将芋头块蘸蒜泥酱来吃，可减少打嗝、胀气。

2 芋头不宜生食，否则容易因其中的草酸钙而过敏，尤其在削皮时，最好戴手套隔离汁液，以免皮肤红肿、发痒。

## 🧑‍⚕️ 芋头饮食宜忌

体质过敏或容易胀气的人，不要一次食用太多芋头。

*Point* 淀粉颗粒细小，适合肠胃吸收

# 芋头 *Taro*

**健胃有效成分**
维生素A、维生素C
膳食纤维

**食疗功效**
帮助消化
预防便秘

- 别名：芋仔、芋艿、毛芋
- 性味：性平，味甘
- 营养成分：
  糖类、蛋白质、膳食纤维、维生素A、维生素B$_6$、维生素C、黏蛋白、薯芋皂苷、多酚化合物、钙、钾、镁、氟

○ **适用者：** 肠胃消化力弱者　✗ **不适用者：** 过敏体质、容易胀气者

## 🍎 芋头为什么能改善胃病？

1 芋头所含的营养相当均衡：淀粉颗粒细小，容易被人体吸收；蛋白质和膳食纤维含量丰富，容易产生饱足感。

2 芋头中的维生素A、维生素C，有保护消化器官黏膜再生的作用。胃肠功能不好的人，适量食用芋头，能增进食欲、帮助消化。

3 煮熟后的芋头口感松软，容易咀嚼、易消化，对于胃肠虚弱、胃病初愈的人，或者牙齿不好的人，可选择芋头取代米饭当作主食。

## 🔅 芋头主要营养成分

1 芋头所含的维生素B$_6$，比同量马铃薯高，是同量红薯的2倍，有助体内消化代谢。

2 每100克芋头中，所含的膳食纤维有2.3克，是同量马铃薯的1.5倍，能帮助消化、预防便秘。

3 芋头还含有其他根茎类食物所没有的氟，能预防蛀牙；其所含黏蛋白酶有助排除体内废物。

## 🐨 芋头食疗效果

1 芋头在切开时，会分泌一种黏稠的物质，称作黏蛋白酶，具有润滑、保护消化器官、促进体内脂肪和蛋白质消化的作用。

2 芋头含有水溶性膳食纤维，能促进肠道蠕动、延缓血糖分泌速度，又能吸附肠壁有害物质，加速排出体内废物，对预防便秘、肠道疾病很有帮助。

3 芋头所含的维生素B$_6$，能维持末梢神经系统传导正常。

## ☀ 芋头食用方法

1 芋头可煮咸粥、炖排骨、做火锅配料，或煮成甜品，磨泥做点心。将芋头块蘸蒜泥酱来吃，可减少打嗝、胀气。

2 芋头不宜生食，否则容易因其中的草酸钙而过敏，尤其在削皮时，最好戴手套隔离汁液，以免皮肤红肿、发痒。

## 🧑‍⚕️ 芋头饮食宜忌

体质过敏或容易胀气的人，不要一次食用太多芋头。

84

# 芋香烧鸡

**预防溃疡 + 促进细胞再生**

**⑤ 人份**

**材料：**
蒜末10克，芋头、去骨鸡腿肉块各250克，凉开水100毫升

- 热量 823.5千卡
- 糖类 73.5克
- 蛋白质 52.5克
- 脂肪 35.5克
- 膳食纤维 5.8克

**调味料：**
橄榄油2大匙，酱油、米酒各1大匙，糖1/2大匙，盐1/2小匙

**作法：**
❶ 芋头洗净、去皮切块，放入热油锅中，煎至外表微黄后取出；鸡腿肉块放入沸水中汆烫，去血水备用。

❷ 用炒锅爆香蒜末，再放入芋头、鸡腿肉拌炒。

❸ 放入其余调味料和水煮沸，转小火炖至芋头松软即可。

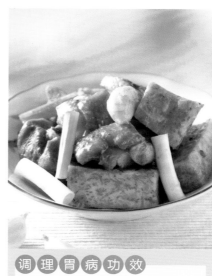

**调 理 胃 病 功 效**
芋头含维生素B$_1$、维生素B$_2$，具有维持神经系统正常运作和促进细胞再生的功能，可以预防消化不良或食欲不振的情况发生。

# 香芋排骨粥

**帮助消化 + 促进食欲**

**④ 人份**

**材料：**
米饭、排骨各300克，芋头200克，高汤800毫升，香菇5朵（切丝），油葱酥、芹菜末各10克

- 热量 1288.8千卡
- 糖类 178.2克
- 蛋白质 51.4克
- 脂肪 41.2克
- 膳食纤维 7.4克

**调味料：**
橄榄油1大匙，盐2小匙，白胡椒适量

**作法：**
❶ 芋头去皮切块，放入热油锅中煎至外表微黄取出；排骨汆烫去血水，备用。

❷ 高汤煮沸后，放入芋头、排骨、香菇丝，炖煮约20分钟，续放入米饭煮约3分钟。

❸ 放入调味料、油葱酥、芹菜末拌匀即可。

**调 理 胃 病 功 效**
芋头的淀粉颗粒小，容易为人体消化、吸收，很适合肠胃虚弱者食用，但须注意一次不可食用太多，以免造成腹胀不适。

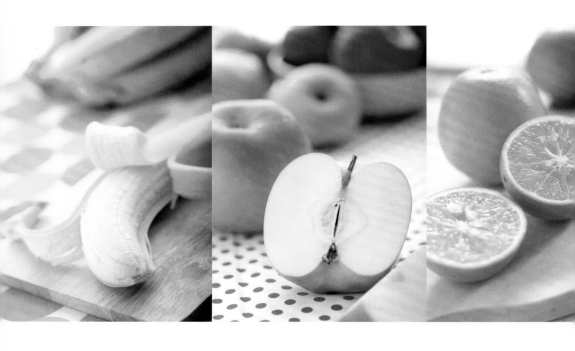

# 可口水果类

水果富含维生素A、B族维生素、维生素C，以及容易消化、吸收的水溶性果胶纤维，对保护肠胃黏膜、修复细胞组织功效甚佳。维生素C同时也能抗氧化，加上B族维生素、类胡萝卜素，更能强化肠胃的免疫力，降低癌症的患病几率。

不同的水果，各有其独特的营养素和口感，像木瓜的木瓜酵素，香蕉的磷酸胆碱，蔓越莓的前花青素，以及芒果中的芒果苷、多酚化合物，有预防肠胃感染的功效。需注意的是，水果性质偏寒，不宜凉藏或凉冻后食用，也不宜一次吃得太多。

*Point* 保护肠胃黏膜细胞，改善消化不良

# 木瓜 *Papaya*

**健胃有效成分**
木瓜酵素
类胡萝卜素

**食疗功效**
预防癌症
美白、抗癌

● 别名：乳瓜、番木瓜、长寿果、
万寿瓜、番瓜

● 性味：性平，味甘

● 营养成分：
膳食纤维、类胡萝卜素、木瓜酵素、维生素A、
B族维生素、维生素C、维生素E、叶酸、钙、铁、钾、番木瓜碱

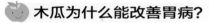
○ 适用者：胃病、便秘、消化不良患者　✗ 不适用者：孕妇，体质过敏、小便不畅者

## 木瓜为什么能改善胃病？

1 木瓜含有独特的营养成分——木瓜酵素，可以将食物中的脂肪分解为脂肪酸，并促进体内蛋白质的消化和吸收。

2 木瓜中的木瓜酵素，同时也有分解、抑制坏细胞扩散，将体内多余的毒素排出体外，以及缓和消化道发炎、疼痛的作用。适量食用木瓜对肠胃炎有帮助，也有预防癌症的效果。

3 红色水果大都含有丰富的类胡萝卜素，木瓜除了含有$\beta$-胡萝卜素，还有隐黄素，在体内可转换成维生素A，保护肠胃道黏膜细胞不受细菌感染，能降低肠胃癌的患病率。

## 木瓜主要营养成分

1 木瓜中含有木瓜酵素，可帮助消化、保健肠胃；特殊的番木瓜碱成分，有抗癌的功效。

2 木瓜的维生素A含量，是同量苹果的9.6倍；维生素C含量是同量西红柿的3.5倍。

## 木瓜食疗效果

1 木瓜中所含的维生素A、类胡萝卜素，具有抗氧化的功效，能预防老化。

2 木瓜含有丰富的维生素C，可以促进伤口愈合，提供消化道良好的酸性环境，也有抗氧化、美白的功能。

3 木瓜可以解热利尿、通便润肠，独特的番木瓜碱，有抗菌消炎的功效。

## 木瓜挑选、保存和食用方法

1 挑选木瓜时，宜选瓜蒂新鲜、外表光滑、青中带黄、手感沉重、微带果香者，会比较甜。

2 未削皮的木瓜宜放于室温下，以纸包覆，不宜放入冰箱凉藏。

3 木瓜可生食，或和牛奶打成果汁饮用。青木瓜可和肉类同煮，以增加细嫩的口感，并有益于蛋白质的吸收。

## 木瓜饮食宜忌

1 木瓜一次食用半个为宜，过量食用易造成腹泻，并导致类胡萝卜素沉积，使皮肤变黄。

2 孕妇不宜吃青木瓜，以免流产。

# 木瓜鸡肉沙拉

**防治胃下垂＋美化肌肤**

**材料：**
木瓜1/2个，鸡肉60克，核桃8克

**调味料：**
沙拉酱2大匙，柠檬汁2小匙

**作法：**
1. 木瓜去皮、去籽切小块，放入盘中备用。
2. 鸡肉切块，汆烫后取出，放置凉水中冰镇后沥干，和木瓜混合，淋上柠檬汁。
3. 核桃捣碎，和沙拉酱拌匀后，撒在作法②上即可。

- 热量 369.3千卡
- 糖类 39.6克
- 蛋白质 18.2克
- 脂肪 17.2克
- 膳食纤维 5.2克

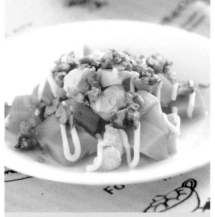

**调 理 胃 病 功 效**

　　木瓜含有可分解蛋白质的酵素，具有帮助消化、预防胃下垂的功能，可使肠胃正常运作；亦富含维生素C，能抗衰老和防癌。

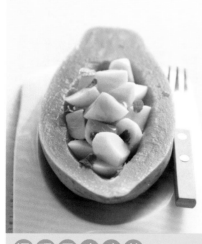

**调 理 胃 病 功 效**

　　这道木瓜搭配奶酪的创意甜点，能舒缓情绪，缓和消化道发炎、疼痛，保护肠胃道黏膜细胞，具有降低胃癌患病几率的作用。

# 蜂蜜奶酪木瓜

**健胃抗癌＋帮助排便**

**材料：**
木瓜1/2个，奶酪25克，薄荷叶2片

**调味料：**
蜂蜜适量

- 热量 292.3千卡
- 糖类 59克
- 蛋白质 7.1克
- 脂肪 3.1克
- 膳食纤维 5.1克

**作法：**
1. 将木瓜凉藏1个小时。
2. 取出木瓜，对半切开，去籽，填进奶酪。
3. 淋上蜂蜜，再用薄荷叶点缀即可食用。

# 木瓜杏仁银耳汤

**改善消化功能 + 保护黏膜**

**材料：**
木瓜350克，银耳20克，杏仁粉5大匙，凉开水600毫升

- 热量 511.5千卡
- 糖类 112.8克
- 蛋白质 5.4克
- 脂肪 4.3克
- 膳食纤维 6.8克

**作法：**
❶ 木瓜去籽、取肉切块；银耳洗净去蒂、撕成小朵。
❷ 取锅加水煮沸，放入木瓜块、银耳，以小火炖煮约50分钟。
❸ 加入杏仁粉调匀即可。

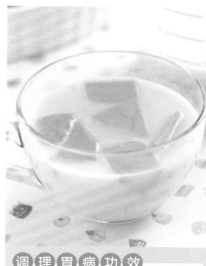

**调理胃病功效**

　　木瓜含丰富的维生素C和类胡萝卜素，可保护胃壁黏膜；所含的木瓜酵素能帮助消化，对胃病患者来说，是很好的健胃食物。

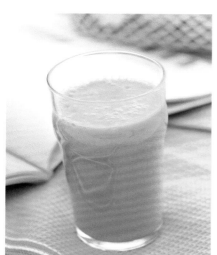

# 木瓜牛奶

**促进消化 + 强化黏膜**

**材料：**
木瓜150克，鲜奶200毫升

- 热量 207.8千卡
- 糖类 29.3克
- 蛋白质 7克
- 脂肪 7克
- 膳食纤维 2.6克

**作法：**
❶ 木瓜去籽、取肉切块备用。
❷ 将木瓜块和鲜奶放入果汁机中，搅打均匀即可饮用。

**调理胃病功效**

　　木瓜含木瓜酵素，和牛奶同食，可加速蛋白质吸收。木瓜酵素虽能健胃，但胃病患者不宜多吃，以免肠胃蠕动过快造成反效果。

89

# 芒果 *Mango*

**健胃有效成分**
芒果苷、维生素A
多酚化合物

**食疗功效**
改善视力
增强免疫力

● **别名**：蜜望子、檬果、杧果

● **性味**：性热，味甘

● **营养成分**：
膳食纤维、类胡萝卜素、多酚、维生素A、B族维生素、维生素C、
维生素E、铁、镁、锌、类黄酮、芒果苷、槲皮素

○ **适用者**：一般人，肠癌、便秘患者　　✗ **不适用者**：皮肤过敏、肾脏病、糖尿病患者

## 芒果为什么能改善胃病？

1 芒果含有丰富的维生素A，能有效保护胃壁黏膜，降低溃疡几率，对细胞黏膜的修复、愈合有很好的功效。

2 芒果味道香甜、膳食纤维丰富，能增进食欲、帮助消化、促进肠胃蠕动。

3 芒果所含独特的芒果苷、多酚化合物、硒，具有抗癌的作用，可预防结肠癌的发生。

4 《本草纲目拾遗》记载，芒果甘酸益胃，可改善晕船症状。在晕车或怀孕害喜时，吃些芒果可缓解反胃、呕吐症状。

## 芒果主要营养成分

1 芒果口味虽甜，但热量和柑橘差不多。

2 芒果中对消化器官有益的维生素A，含量是同量哈密瓜的3倍，维生素C含量是同量西瓜的2.6倍。

3 芒果还含有维生素B1、维生素B2、维生素B3、维生素B6等营养成分和类胡萝卜素、类黄酮、多酚化合物、芒果苷等。

## 芒果食疗效果

1 芒果被称为热带果王，营养成分十分丰富，其中的维生素A、维生素B2和类胡萝卜素，具有改善视力、缓和眼睛疲劳的功效。

2 芒果中的维生素C含量丰富，其中的芒果苷、槲皮素，可提高细胞酵素活力，辅助细胞抗氧化，增强免疫功能。

3 芒果中的维生素B1，能维持神经功能正常、缓解紧张和焦虑、提振食欲。

## 芒果挑选和食用方法

1 挑选芒果时，注意外皮不要有黑斑、伤痕，饱满、手感沉重、闻起来香味浓郁者最好。

2 市售芒果品种很多，直接食用可吸收其中完整的植化素和酵素。

## 芒果饮食宜忌

1 一次不要吃太多，一天以1个（大约100克）为宜，以免造成肾脏负担。

2 皮肤病、肿瘤、糖尿病患者，或体质过敏的人不宜食用芒果。

# 香芒牛肉卷

**修复细胞黏膜 + 保护胃壁**

**材料：**
芒果100克，牛肉75克，红色彩椒50克，葱1根

- 热量 469.5千卡
- 糖类 13.9克
- 蛋白质 12.7克
- 脂肪 40.3克
- 膳食纤维 2.4克

**调味料：**
橄榄油、水果醋各1大匙，白芝麻1小匙

**作法：**

1. 牛肉切成薄片；芒果和红色彩椒切条；葱切丝备用。
2. 将牛肉片摊平，包入芒果条和红色彩椒条，再放入油锅煎至熟。
3. 撒上葱丝、淋上水果醋，再撒白芝麻，即可食用。

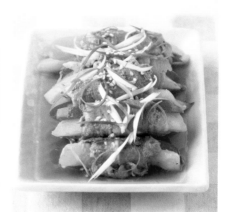

**调理胃病功效**

芒果和红色彩椒中富含β-胡萝卜素，能有效保护胃壁黏膜，降低溃疡发生的几率，并对细胞黏膜的修复和愈合有很好的功效。

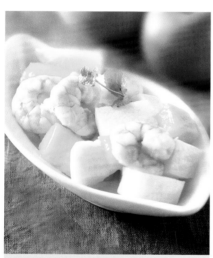

# 果香海鲜

**平稳情绪 + 帮助消化**

**材料：**
芒果1个，苹果1/2个，虾仁100克，日本山药50克

- 热量 364.8千卡
- 糖类 39.1克
- 蛋白质 13.6克
- 脂肪 17.1克
- 膳食纤维 2.8克

**调味料：**
橄榄油1大匙，盐1/2小匙，柠檬汁、糖各1小匙

**作法：**

1. 虾仁放入沸水中烫熟；芒果、苹果、山药洗净，去皮切块备用。
2. 将所有调味料和虾仁、水果块拌匀即可。

**调理胃病功效**

芒果含维生素A、B族维生素、维生素C、维生素E，能有效修复黏膜、安定神经、帮助消化；但芒果中的膳食纤维会加重肠胃的负担，建议胃病患者少量食用。

# 香蕉 *Banana*

**健胃有效成分**
膳食纤维、钾
生物碱、色氨酸

**食疗功效**
放松心情
润肠通便

● **别名**：甘蔗、芭蕉、北蕉、
美人蕉、皇后蕉

● **性味**：性寒，味甘

● **营养成分**：
糖类、蛋白质、脂肪、膳食纤维、维生素A、
B族维生素、维生素C、类胡萝卜素、磷酸胆碱、钾、镁

○ **适用者：** 一般人，胃癌、便秘、痔疮患者　　✗ **不适用者：** 胃酸过多者，腹泻、痛风患者

## 香蕉为什么能改善胃病？

1 香蕉含矿物质钾，可以保护胃壁，缓解胃部灼热症状，也可抑制血压上升，适合心血管疾病患者食用。

2 便秘、痔疮、宿疾患者，适量食用自然成熟（不加乙烯催熟）的香蕉，可刺激胃酸分泌，促进肠道蠕动，帮助消化。

3 青香蕉含有磷酸胆碱，能舒缓因紧张而分泌过多的胃酸，促进胃肠黏膜再生。对紧张性胃溃疡、胃病患者而言，香蕉是很好的食疗水果。

4 中医认为香蕉属寒性食物，有清体热、润肠通便的功效。

## 香蕉主要营养成分

1 香蕉的热量是同量哈密瓜的3倍，每100克香蕉中，含有23毫克镁，是同量草莓、凤梨的1.7倍；另含290毫克钾，是同量芒果的3.2倍。

2 香蕉中所含的色氨酸、维生素$B_6$，具有减压、放松心情的效果。

## 香蕉食疗效果

1 香蕉果肉甜软、气味芳香，其所含的色氨酸和矿物质镁元素，有平抚神经、令人心情愉快的作用，因此欧洲人称香蕉为"快乐果"。

2 香蕉含果胶纤维，可调整肠道生态，抑制坏菌生长，让肠道功能正常运作。

## 香蕉食用方法

1 香蕉可做成沙拉，或搭配优酪乳食用，可改善失眠症状。

2 香蕉性寒，胃寒的人可将香蕉和面粉混匀，做成煎饼，或制成水果干食用，以中和香蕉的寒性。

## 香蕉饮食宜忌

1 香蕉不宜空腹食用，一次以1~2根为宜。

2 香蕉钾含量较高，肾功能不好的人少吃为宜。

# 鲜果玉米片

**舒缓压力 + 促进黏膜再生**

**材料：**
青香蕉1根，苹果1/2个，玉米片50克，葡萄干1大匙，全脂鲜奶200毫升

- 热量 375.5千卡
- 糖类 68.5克
- 蛋白质 8.9克
- 脂肪 7.3克
- 膳食纤维 4.1克

**作法：**

❶ 青香蕉去皮、切小块；苹果洗净，去皮、切丁。

❷ 将玉米片、鲜奶、葡萄干，和香蕉、苹果倒入碗中混匀，即可食用。

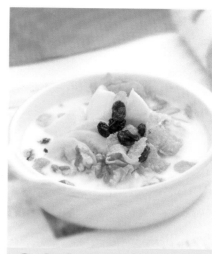

**调理胃病功效**

青香蕉含磷酸胆碱，可舒缓胃酸对胃黏膜的刺激。而成熟的香蕉会刺激胃酸分泌，不建议胃溃疡和胃酸过多者食用。

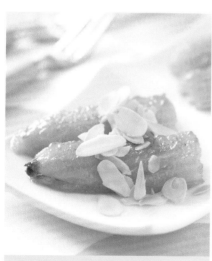

# 红糖煎香蕉

**促进肠胃蠕动 + 改善食欲**

**材料：**
香蕉1根，杏仁片10克

- 热量 200.6千卡
- 糖类 42.1克
- 蛋白质 2克
- 脂肪 2.7克
- 膳食纤维 2.4克

**调味料：**
奶油10克，红糖1小匙

**作法：**

❶ 香蕉去皮、切小块备用。

❷ 热锅放奶油，至融化后转小火；再将香蕉块放入锅中，以小火煎约30秒，至外表稍变色后熄火。然后再均匀撒上红糖、杏仁片即可。

**调理胃病功效**

对长期服用制酸剂的胃病患者来说，香蕉是可以生食的水果。但香蕉性寒，胃寒者宜将香蕉加热后再适量食用，以免症状加剧。

# 蔓越莓 *Cranberry*

**健胃有效成分**
前花青素
多酚化合物

**食疗功效**
消炎抗菌
净化排毒

- 别名：小红莓、蔓越橘

- 性味：性平，味酸

- 营养成分：
  糖类、膳食纤维、维生素A、维生素C、
  多酚化合物、前花青素、花青素、果酸、儿茶素、疫苗素

○ **适用者：**泌尿器官疾病、前列腺癌患者　　✗ **不适用者：**胃酸过多者

## 🍎 蔓越莓为什么能改善胃病？

1 蔓越莓中含有一般蔬果少有的前花青素（浓缩鞣酸），它是一种天然抗生素，有预防泌尿道感染的功能，也能抑制幽门螺杆菌附着在肠胃消化道，具有杀菌、缓解发炎的功效。

2 蔓越莓中的多酚化合物，也具有增强消化道蠕动的功能，能有效预防消化器官疾病的发生，亦可以薄膜状附着于胃伤口上，对溃疡有保护作用。

## 蔓越莓主要营养成分

1 蔓越莓含有丰富的维生素C、花青素，并含有抗癌先驱物质——儿茶素，以及独特的前花青素、疫苗素。

2 蔓越莓种子中的有机酸、不饱和脂肪酸，对心血管健康有益。

## 蔓越莓食疗效果

1 蔓越莓含丰富的维生素C、果酸和多酚化合物，能促进伤口愈合，协助钙、铁在小肠的吸收率，还有预防心血管疾病、抗氧化的功能。

2 美国官方药典记载，蔓越莓具有预防泌尿道结石，治疗阴道、尿道感染、发炎和清除血中毒素的效果。

3 蔓越莓口感酸涩，只产在北美高纬度地区，当地印地安原住民，长久以来即把蔓越莓当成天然药材使用。

4 蔓越莓鲜果压碎后，连渣外敷，可用来涂抹伤口，去毒并防治发炎；内服食用则可清除血中残余毒素，预防肠胃和泌尿器官发炎、感染。

## 蔓越莓食用方法

1 蔓越莓可做成果干、果酱、饮料、甜点，或制成胶囊、锭片，当作日常保健食品食用。

2 莲藕可和蔓越莓做成沙拉食用，除可预防泌尿道感染外，还具有改善皮肤状况的功效。

## 蔓越莓饮食宜忌

不宜空腹食用蔓越莓，以免刺激胃酸分泌过多，造成胃不舒服。

# 蔓越莓苹果汁

**（2 人份）**

消除幽门杆菌＋改善溃疡

**材料：**
蔓越莓100克，苹果1个，凉开水200毫升

**调味料：**
蜂蜜1小匙

- 热量 121.7千卡
- 糖类 27.9克
- 蛋白质 1.4克
- 脂肪 0.5克
- 膳食纤维 3.4克

**作法：**

❶ 苹果洗净、切块；蔓越莓洗净备用。

❷ 将苹果、蔓越莓和蜂蜜、凉开水一起放入果汁机中，打匀即可饮用。

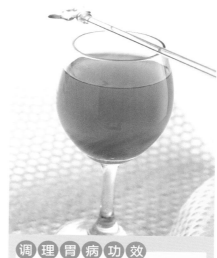

调 理 胃 病 功 效

　　蔓越莓除能预防幽门螺杆菌附着胃壁细胞外，还可搭配抗生素，根除幽门螺杆菌，对胃溃疡患者来说，是很好的饮品。

# 蔓越莓蜜桃汁

**（2 人份）**

抗氧化＋预防肠胃发炎

**材料：**
蔓越莓100克，水蜜桃2个，凉开水200毫升

**调味料：**
蜂蜜1小匙

- 热量 230.3千卡
- 糖类 51.7克
- 蛋白质 3.9克
- 脂肪 0.9克
- 膳食纤维 7.1克

**作法：**

❶ 蔓越莓洗净；水蜜桃去皮、核，切块备用。

❷ 将蔓越莓、水蜜桃和蜂蜜、凉开水一起放入果汁机中，打匀即可饮用。

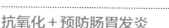

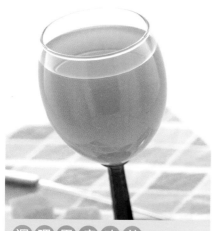

调 理 胃 病 功 效

　　研究指出，感染幽门螺杆菌的胃溃疡患者，每天饮用500毫升蔓越莓汁，可有效阻治幽门螺杆菌附着于胃，是天然抗菌剂。

# 苹果 *Apple*

**健胃有效成分**
花青素
膳食纤维

**食疗功效**
增强免疫力
预防便秘

- 别名：沙果、海棠、花红、林檎
- 性味：性凉，味甘
- 营养成分：
  糖类、蛋白质、膳食纤维、类胡萝卜素、维生素A、维生素B$_1$、维生素B$_2$、维生素B$_6$、维生素C、生物素、有机酸、叶酸、泛酸、钾

○ **适用者：** 便秘、肠胃疾病、腹泻患者　✗ **不适用者：** 肾脏功能不好、胃寒胀气者

##  苹果为什么能改善胃病？

1 苹果味道酸甜，所含的膳食纤维，可抑制胃酸分泌过多，保护肠胃，促进肠道蠕动，让排便顺畅。

2 苹果中所含的儿茶素、花青素等抗氧化物质，能保护黏膜组织，还有抑制细菌生长，预防胃溃疡、十二指肠溃疡和抑制胃癌、结肠癌的作用。

## 苹果主要营养成分

1 每100克苹果中，含有130毫克钾，是同量海梨的1.85倍。

2 苹果中的膳食纤维含量是同量柚子的1.5倍，对胃炎、便秘有明显的缓解效果。

## 苹果食疗效果

1 苹果的水溶性果胶，可吸附肠道内的有害物质，排出宿便，减少毒素滞留在肠道的时间，还可预防习惯性便秘和大肠憩室炎。

2 苹果含有丰富的苹果酸、柠檬酸，能平衡血液、肠道中的酸碱值，消除酸性毒素，改善体内益菌生存环境，避免肠道过早老化。

3 苹果属于碱性食品，可以平衡体内的酸碱值，增强体力和免疫力。

4 苹果含有大量的有机酸和维生素，是抗氧化性高的水果，可使细胞不易癌化，避免癌症发生。

5 中医认为，苹果具有润肺化痰、养神、生津止渴、醒酒等疗效。

## 苹果食用方法

1 苹果适宜饭后食用，可直接生食，或做成沙拉或甜点。

2 苹果皮虽然也有营养成分，但考虑到进口水果上蜡保鲜和农药残留的问题，建议削皮后食用较安全。

3 苹果搭配富含维生素E、钾、钠的坚果类食用，可维护心血管健康、预防动脉硬化。

## 苹果饮食宜忌

1 水肿、血压过高者，或想减肥的人，一天吃1个苹果，可减轻肠胃负担，改善体质。

2 害喜呕吐严重的孕妇，可借由苹果维持体内钾、钠的平衡和营养。

# 苹果杏仁煲汤

**增强胃功能 + 帮助消化**

**材料：**
苹果1个，猪瘦肉100克，山药50克，胡萝卜20克，南杏、北杏各5克，凉开水800毫升

**调味料：**
盐1/4小匙

- 热量 334.2千卡
- 糖类 37克
- 蛋白质 24.9克
- 脂肪 9.6克
- 膳食纤维 7克

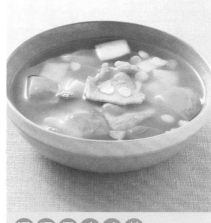

**作法：**
1. 所有材料洗净；苹果去皮去蒂、切块；山药、胡萝卜去皮切块；猪瘦肉氽烫去血水。
2. 锅内加水煮沸，放入南杏、北杏、猪瘦肉烹煮，待水再次沸腾后，续煮10分钟。
3. 将苹果块、山药块、胡萝卜块放入作法②汤中，转小火续煮1个小时，加盐调味即可。

**调 理 胃 病 功 效**

杏仁可舒缓情绪、放松紧绷的肌肉；苹果则能促进肠道蠕动。此汤品对于情绪性溃疡和压力所引起的慢性胃炎，具有食疗效果。

---

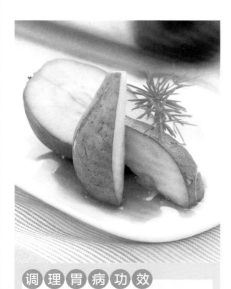

# 焦糖苹果

**健胃和脾 + 调整肠胃**

**材料：**
苹果1个

**调味料：**
糖3大匙

- 热量 282.8千卡
- 糖类 69.2克
- 蛋白质 2.4克
- 脂肪 0.4克
- 膳食纤维 2.4克

**作法：**
1. 苹果洗净，对半切开后，去蒂和果核，再切片备用。
2. 糖放入锅中，转小火，煮至糖融化成浓稠状时，放入苹果片翻炒，续煮8分钟即可。

**调 理 胃 病 功 效**

苹果能调整肠胃，适合消化不良、慢性胃炎患者食用。胃病患者可挑选不太酸的红苹果，这样对肠胃的刺激较小。

# 哈密瓜 *Hami Melon*

**健胃有效成分**
维生素A、维生素C
类胡萝卜素

**食疗功效**
修复黏膜
调节血压

● **别名：** 洋香瓜、美浓瓜、甘瓜、网仔瓜、甜瓜

● **性味：** 性寒，味甘

● **营养成分：**
糖类、膳食纤维、类胡萝卜素、维生素A、维生素B$_1$、维生素B$_2$、维生素B$_6$、维生素C、维生素E、叶酸、泛酸、钾、钠、磷、镁

○ **适用者：** 便秘、口舌生疮、贫血者　✗ **不适用者：** 肾功能不佳、腹泻、体质虚寒者

## 🍎 哈密瓜为什么能改善胃病？

1 哈密瓜汁多，是止渴、利尿的水果，它含有丰富的水溶性膳食纤维、维生素C，可利尿、整肠、通便。常喝哈密瓜汁，有化积食、舒缓肠胃不适的功效。

2 金黄色果肉的哈密瓜，含有丰富的类胡萝卜素，具有分解食物中有害致癌物质的功能。

3 哈密瓜中的维生素A，可强化、修复黏膜，保护胃壁，提高免疫力，对预防结肠癌亦有帮助。

## 哈密瓜主要营养成分

1 哈密瓜含大量水分，具有清热解渴的作用；其中维生素C含量为同量葡萄的5倍、西瓜的2.5倍，可防治细胞氧化。

2 哈密瓜还含有丰富的钾、钠，有利尿、调节血压的效果。

3 哈密瓜中的维生素A含量，虽然比不上芒果，但却是同量木瓜的2.8倍，也比同量柑橘多1.7倍，可有效保护消化器官黏膜。

4 哈密瓜的铁含量，是等量鸡肉的3倍、鱼肉的4倍、牛奶的18倍。

## 🦷 哈密瓜食疗效果

1 哈密瓜的果肉细软，其水溶性果胶容易被肠胃消化、吸收，具有预防便秘的作用。

2 《本草纲目》记载，哈密瓜是消除烦热、治疗口鼻生疮的水果。

3 哈密瓜中的铁、$\beta$-胡萝卜素，都具有改善贫血的效果。

4 原产于新疆一带的哈密瓜，是当地盛夏时最好的消暑水果，不论青皮或黄、白品种，都含有大量糖分和水分。

## ☀ 哈密瓜挑选和食用方法

1 瓜身沉重、表皮纹路粗且密，微软带香味者，水分会较多、较香甜。

2 哈密瓜去籽后，可直接生食，或打成果汁饮用；也可用来煲汤，让汤更加清爽、香甜。

## 🧑‍⚕️ 哈密瓜饮食宜忌

哈密瓜性质偏寒，钾含量高，体质虚弱或慢性肾衰竭患者，不宜多吃。

# 哈密瓜布丁

**修复黏膜 + 帮助消化**

**材料：**
鲜奶、沸水各200毫升，哈密瓜果肉、布丁粉各200克

- ● 热量 605.3千卡
- ● 糖类 111.5克
- ● 蛋白质 9.9克
- ● 脂肪 13.3克
- ● 膳食纤维 1.6克

**作法：**
❶ 将哈密瓜果肉切块后，和鲜奶同时放入果汁机中打匀。

❷ 布丁粉放入沸水中调匀。

❸ 将哈密瓜汁和布丁溶液混匀，待凉却定型后即可食用。

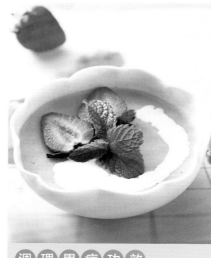

**调 理 胃 病 功 效**

　　哈密瓜含维生素C和胡萝卜素，有助于修复黏膜。但其性寒凉，胃病患者不宜多吃，将其制成点心食用，是较不伤胃的做法。

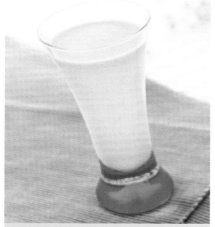

# 哈密瓜优酪乳

**促进肠胃蠕动 + 抗幽门螺杆菌**

**材料：**
哈密瓜600克，无糖优酪乳400毫升

- ● 热量 308千卡
- ● 糖类 45.6克
- ● 蛋白质 24.2克
- ● 脂肪 3.2克
- ● 膳食纤维 4.8克

**作法：**
　　哈密瓜取果肉切块，和优酪乳一起放入果汁机中打匀即可。

**调 理 胃 病 功 效**

　　优酪乳所含的益生菌，能够帮助消化、刺激肠胃蠕动。胃酸过多者宜在饭后2个小时再饮用，这样能摄取较多的有益菌。

# 柳橙 *Orange*

**健胃有效成分**
维生素A、维生素C
糖类、类胡卜素

**食疗功效**
保护细胞黏膜
促进新陈代谢

- **别名**：柳丁、黄橙、香橙、金球
- **性味**：性温，味甘酸
- **营养成分**：
  糖类、膳食纤维、维生素A、B族维生素、维生素C、类胡萝卜素、类黄酮素、柠檬油精、叶酸、泛酸、钙、镁、锌

○ **适用者**：有便秘困扰、容易紧张忧郁者　✗ **不适用者**：长期溃疡、贫血者

## 🍎 柳橙为什么能改善胃病？

1. 柳橙果肉酸甜多汁，膳食纤维丰富，可帮助消化，提振食欲，改善腹胀、便秘困扰。

2. 柳橙中所含的维生素A，有保护上皮组织、黏膜健康的功效，可预防胃炎、肠胃溃疡。

3. 柳橙中含有大量的类黄酮素、类胡萝卜素和维生素C，是对抗自由基的天然抗氧化物，可预防细胞老化、病变，降低胃癌发生几率。

4. 属柑橘类的柳橙，含有植化素——柠檬油精，特殊香味可舒缓紧绷情绪，放松肌肉，缓和因压力所产生的肠胃疼痛。

## 🌀 柳橙主要营养成分

1. 柳橙富含膳食纤维，是同量西红柿的2倍。

2. 每100克柳橙，含38毫克维生素C，是同量苹果的2倍以上，有促进细胞黏膜组织愈合的作用。

3. 柳橙中含微量的类黄酮素、类胡萝卜素，有一定的抗癌功效。

4. 柳橙所含的多种有机酸，可促进新陈代谢，矿物质钙、镁、锌和糖类可调整情绪、舒缓压力、放松心情。

## 🦷 柳橙食疗效果

1. 柳橙富含维生素C、维生素P，可增强血管弹性，增加抵抗力，加速伤口愈合。

2. 橙皮有止呕、止咳的效果，将晒干后的橙皮冲入热水，加微量黑糖饮用，具有治疗因恶心、呕吐、郁闷导致胃口不佳的功效。

## ☀ 柳橙食用方法

1. 柳橙不宜久放，宜趁新鲜时尽快食用，才能吸收其中完整的维生素C。

2. 绿皮柳橙的口感较为酸苦，可加入优酪乳打成汁，每天饮用2杯，能够消除小腹赘肉。

## 🧑‍⚕️ 柳橙饮食宜忌

1. 肠胃虚弱、长期出血溃疡的人，应避免空腹吃柳橙。

2. 柳橙不宜和牛奶、优酪乳同时食用，避免有机酸和蛋白质结合，阻碍营养的吸收。

# 香橙烩鸡肉

**促进消化＋缓和胃痛**

**材料：**
柳橙果肉50克，鸡肉140克，青椒30克，洋葱20克，凉开水15毫升

- 热量 304.2千卡
- 糖类 26.3克
- 蛋白质 32.3克
- 脂肪 7克
- 膳食纤维 2.5克

**调味料：**
橄榄油、代糖、糯米醋各2小匙，太白粉水2小匙（太白粉和水各1小匙），柳橙汁100毫升

**作法：**
1. 鸡肉、青椒、洋葱分别洗净，均切条备用。
2. 热油锅爆香洋葱条，加鸡肉条炒熟。
3. 加入其余调味料、太白粉水拌匀勾芡，再加柳橙果肉和青椒条炒匀即可。

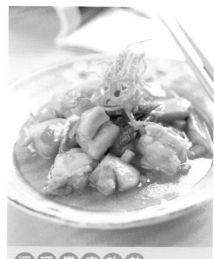

**调理胃病功效**

柳橙含柠檬油精，可舒缓紧绷情绪，缓和因压力所产生的肠胃疼痛；洋葱气味辛辣，能刺激胃肠和消化腺分泌，促进消化。

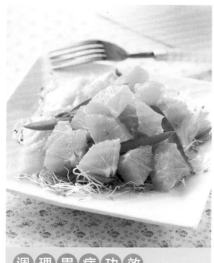

**调理胃病功效**

柳橙富含膳食纤维，可助消化，提振食欲，改善腹胀、便秘困扰；苜蓿芽、莴苣、红色彩椒富含维生素C，可协助溃疡愈合。

# 柳橙黄金沙拉

**提振食欲＋愈合溃疡伤口**

**材料：**
柳橙、苜蓿芽各100克，莴苣50克，红色彩椒20克

- 热量 194.5千卡
- 糖类 41.3克
- 蛋白质 5.5克
- 脂肪 1.9克
- 膳食纤维 6.2克

**调味料：**
新鲜柳橙汁100毫升，芥末子酱2小匙，糖1大匙

**作法：**
1. 所有材料洗净沥干。柳橙去皮、取肉切丁；红色彩椒切丝；莴苣剥片。
2. 将调味料拌匀备用。
3. 依序将苜蓿芽、莴苣片、柳橙丁、红色彩椒丝装盘。
4. 将调料洒在食材上即可。

# 香橙拌红鲋

健胃润肠 + 促进消化

**材料：**
柳橙1个，红鲋鱼肉厚片25克

**调味料：**
沙拉酱1大匙

- 热量 169.1千卡
- 糖类 17.4克
- 蛋白质 24.1克
- 脂肪 0.3克
- 膳食纤维 2.3克

**作法：**

1. 将柳橙洗净、去皮去籽，取果肉部分，切成块状。
2. 红鲋鱼肉切块，放入沸水中氽烫备用。
3. 将柳橙块放入碗中，拌入红鲋鱼肉块，加入沙拉酱拌匀即可食用。

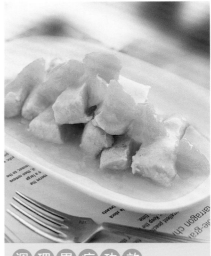

**调理胃病功效**

柳橙可助消化；红鲋鱼为良好的蛋白质来源，并含有丰富的钾、铁。这道酸甜风味的沙拉，有健胃润肠、促进发育的功效。

# 胡萝卜香橙汁

预防胃癌 + 保护黏膜

**材料：**
柳橙1个，胡萝卜100克，芦笋80克，冰块适量

**调味料：**
蜂蜜1/2大匙

- 热量 136.4千卡
- 糖类 29.3克
- 蛋白质 3.7克
- 脂肪 0.5克
- 膳食纤维 6.4克

**作法：**

1. 将柳橙洗净去皮、去籽；胡萝卜、芦笋洗净，切成小块。
2. 将柳橙块、胡萝卜块、芦笋块、冰块、蜂蜜放入果汁机中，打匀即可饮用。

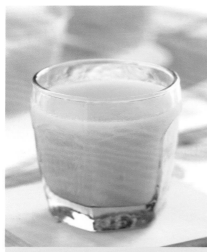

**调理胃病功效**

柳橙含类黄酮素、类胡萝卜素和维生素C，可降低胃癌发生几率；胡萝卜含有的维生素A，能保护黏膜，预防胃炎。

**Point** 促进食欲，调理肠胃

# 枣子 *Jujube*

**健胃有效成分**
膳食纤维
烟碱酸、山梨糖醇

**食疗功效**
抗老养颜
缓解便秘

- 别名：蜜枣、印度枣、翠枣、大枣
- 性味：性平，味甘涩
- 营养成分：
  蛋白质、糖类、膳食纤维、维生素A、
  B族维生素、维生素C、类胡萝卜素、山梨糖醇、烟碱酸

○ **适用者**：一般人、便秘患者    ✗ **不适用者**：肾功能不佳、腹泻者

## 🍎 枣子为什么能改善胃病?

1 枣子含丰富的维生素C、水分和铁质，对胃溃疡、十二指肠溃疡出血的患者来说，饭后细嚼慢咽枣子，可生津止渴、利尿通便，又有预防贫血、养颜美容的效果。

2 民间常以"一日三枣，一生不老"的俗谚形容枣子的功效。中医认为，枣子性平、味甘涩，有调理脾胃消化系统的功效，可改善疲劳、安神助眠。

## 😊 枣子主要营养成分

1 枣子中的糖类成分，主要为果糖、寡糖和葡萄糖，容易被肠胃所消化、吸收。

2 枣子连皮都能吃，膳食纤维含量丰富，能帮助排便。

3 每100克枣子中，含有3.3毫克烟碱酸，高于一般水果，为同量苹果的16.5倍，有维持消化道功能的作用。

4 每100克枣子中，含有190毫克钾，可降低胆固醇、预防高血压，并能强化肌肉和肌耐力。

## 🐨 枣子食疗效果

1 枣子含有独特的山梨糖醇成分，它在小肠内聚积到一定量时，会刺激肠道产生渗透性的腹泻，排空肠内废物，形成轻微的腹泻现象；民间习惯以吃枣子来帮助消化、治疗便秘。

2 枣子中含有维生素A、类胡萝卜素，有助提高细胞抗氧化、抗衰老的功能。

3 枣子富含膳食纤维，有助刺激肠道的蠕动，预防便秘。

## ☀ 枣子挑选和食用方法

1 宜挑选果色淡绿，有新鲜光泽，果形椭圆饱满者，其脆度佳。枣子果蒂部位凹陷、开阔者，甜度较高。

2 枣子盛产于冬天，可生食，以蜜枣的品质最好，果肉脆甜，也可以做成枣干、枣泥。

## ⚓ 枣子饮食宜忌

1 枣子不宜空腹食用，而且要细嚼慢咽，才不易腹泻。

2 枣子含丰富的钾，肾脏病或先透析患者不宜多吃，以免病情加重。

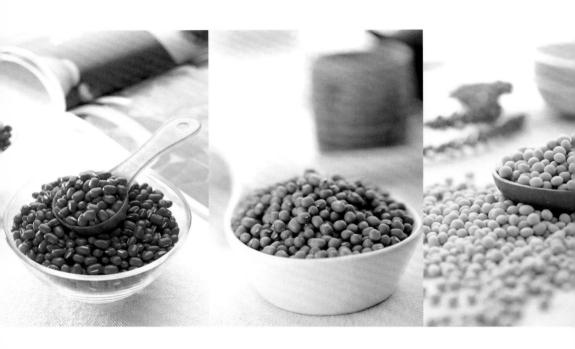

# 营养豆类&豆制品

　　豆类、豆制品含多种可让人精神愉悦、放松心情的营养素，如可维护神经系统功能正常、提高抗压性的B族维生素，以及可化解焦虑、紧绷情绪，预防忧郁、沮丧的钙、镁、锌等矿物质，是胃病患者除主食外，宜多摄取的快乐食物。

　　豆类制品还含有卵磷脂、类黄酮、胆碱、色氨酸等成分，可活化脑神经，刺激大脑，让人有活力、更年轻。此外，它还具有帮助消化、吸收，提振食欲，避免胃病发生的食疗效果。

*Point* 稳定情绪，纾压解忧，维持好心情

# 红豆 *Red Bean*

**健胃有效成分**
B族维生素
铁、镁、锌、钙

**食疗功效**
排毒防癌
补血利尿

● **别名：** 赤豆、红小豆、赤小豆

● **性味：** 性温，味甘

● **营养成分：**
蛋白质、糖类、膳食纤维、维生素A、B族维生素、维生素C、维生素E、维生素K、类胡萝卜素、皂苷、钾、钠、锌、钙、铁、镁、磷、硒

○ **适用者：** 水肿、便秘、排尿不顺者 ✗ **不适用者：** 频尿、容易胀气者

## 🍎 红豆为什么能改善胃病？

1 红豆中含多种抗忧郁的营养素，具有保护、维持人体神经系统功能正常运作的功效；其中的维生素B₁能保护自主神经系统，增加食欲，稳定心情，避免因压力造成肠胃功能失调。

2 红豆中的维生素B₆，能够促进脑内神经的代谢反应，提高抗压性，也具有利尿的作用。

3 红豆含镁、锌、钙等矿物质，能舒缓压力，降低紧张和兴奋的情绪，帮助胃中消化液的分泌，促进肠胃活动力。

4 红豆的铁含量高，是同量菠菜的4.6倍，可以预防胃出血所导致的贫血。

## ⚙ 红豆主要营养成分

1 红豆含丰富的叶酸，为同量柳橙的3.8倍，能协调自主神经系统运作正常，帮助纾压、放松心情。

2 红豆所含的皂苷，能刺激肠道消化；丰富的膳食纤维，是同量番石榴的4倍，有助排除体内毒素。

## 🥄 红豆食疗效果

1 红豆富含膳食纤维，能刺激肠胃蠕动，促进排便，预防大肠癌、憩室炎。

2 红豆含有钾和皂苷，能促进细胞排出多余水分，有利尿、消肿、醒酒、解酒的效果。

3 红豆中的铁含量丰富，有预防贫血、补血的功效，孕妇食用还有催乳效果。

4 对平常少运动、循环代谢差的人，饮用不加糖的红豆汤，可祛除体内滞留的水分，达到减肥瘦身的功效。

## ☀ 红豆食用方法

1 红豆和薏仁煮成红豆薏仁汤，或将红豆泥做成甜品，都很适宜。

2 红豆不宜和米饭同煮，否则会破坏其去湿利水的特性。煮红豆前可先泡水，再不断重复用炖煮、焖熟的方式，将红豆煮到烂熟就可以。

## ☎ 红豆饮食宜忌

脚气病患者宜多吃红豆。

# 三色豆饭

**促进肠胃蠕动＋提振食欲**

**材料：**
黄豆、红豆、绿豆各30克，糙米100克，凉开水250毫升

- 热量 687.7千卡
- 糖类 122.5克
- 蛋白质 32.4克
- 脂肪 7.6克
- 膳食纤维 15.2克

**作法：**
1. 黄豆、红豆、绿豆洗净，浸泡8个小时；糙米浸泡4个小时备用。
2. 将所有材料放入电饭煲中，煮熟即可。

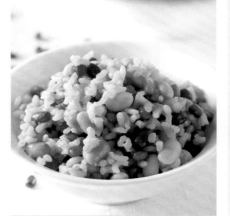

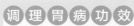

**调理胃病功效**

　　黄豆、红豆、绿豆富含维生素B_1，能维持神经系统功能正常运作，保护自律神经，增加食欲，避免因压力造成的肠胃功能失调。

# 红豆蒸乌鸡

**补血养颜＋强身健体**

**材料：**
乌骨鸡300克，红豆120克，豆荚少量

- 热量 748.8千卡
- 糖类 83.3克
- 蛋白质 84.8克
- 脂肪 8.5克
- 膳食纤维 14.8克

**调味料：**
米酒1/3小匙，盐1/4小匙

**作法：**
1. 红豆洗净，加水浸泡3个小时，沥干备用。
2. 乌骨鸡洗净切块，加盐略腌。
3. 用红豆铺于碗底，再放上乌鸡块，淋上米酒、铺上豆荚。
4. 用大火蒸3个小时即可。

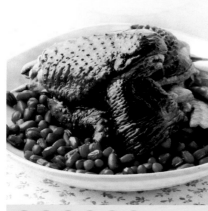

**调理胃病功效**

　　红豆含皂苷，能提升消化功能；也富含铁质，可预防胃出血导致的贫血；乌骨鸡含优质蛋白质，能提供胃部调理所需的营养素。

# 山药红豆汤

**促进食欲 + 帮助消化**

**材料:**
山药200克,红豆30克,凉开水500毫升

**调味料:**
砂糖20克

- 热量 341千卡
- 糖类 68.4克
- 蛋白质 10.7克
- 脂肪 4.5克
- 膳食纤维 5.8克

**作法:**

❶ 山药洗净、切小块;红豆洗净、浸泡8个小时备用。

❷ 取锅加水煮沸,放入红豆,以小火炖煮约20分钟。

❸ 放入山药块,转大火煮沸后,加糖调味,再转小火煮10分钟即可。

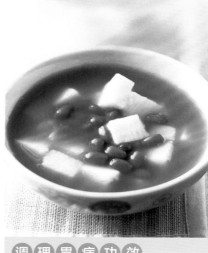

**调理胃病功效**

红豆含有B族维生素,具有维持神经系统正常运作、促进细胞再生的功效,可避免消化不良或食欲不振的情况发生。

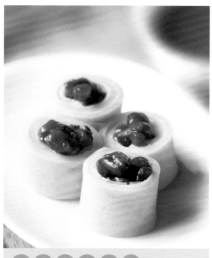

**调理胃病功效**

红豆富含膳食纤维,可以促进排便,预防大肠癌的发生;还含有镁、锌、钙等矿物质,能舒缓压力,帮助胃中消化液分泌。

# 甜心豆沙卷饼

**舒缓压力 + 预防大肠癌**

**材料:**
面饼皮4张,红豆100克,凉开水150毫升

**调味料:**
砂糖2小匙

- 热量 1001千卡
- 糖类 194.6克
- 蛋白质 52.8克
- 脂肪 1.2克
- 膳食纤维 4克

**作法:**

❶ 红豆洗净,浸泡8个小时;面饼皮放入锅中,以小火干煎,至双面呈金黄色,即可起锅。

❷ 将泡软的红豆和凉开水放入锅中,以大火煮开后,转小火续煮半小时,再加入砂糖,煮至红豆变成泥状。

❸ 将红豆泥涂在饼皮上,卷成圆柱状后,切成段状即可。

# 绿豆 *Mung Bean*

**健胃有效成分**
B族维生素
鞣酸、植物甾醇

**食疗功效**
抑菌解毒
止渴润肤

- **别名：** 青小豆、文豆、官绿

- **性味：** 性寒，味甘

- **营养成分：**
  蛋白质、糖类、膳食纤维、植物甾醇、皂苷、维生素A、B族维生素、维生素C、维生素E、维生素K、锌、钙、钾、铁、镁、磷

○ **适用者：** 肝火旺、胃燥热、水肿者    ✗ **不适用者：** 腹泻、体质虚寒者

## 绿豆为什么能改善胃病？

1 绿豆中的B族维生素，能支援细胞内的抗氧化系统，维护细胞的正常分裂、增生，促进组织修复，也有稳定神经、舒缓紧张情绪的作用。

2 对于慢性胃炎、消化性溃疡患者来说，适量食用绿豆有强化体质、保护肠胃、消除疲劳的效果。

3 中医认为绿豆性寒，具有清肝降火的作用，特别有利尿、止渴、缓解肠胃炎、肾炎，或解毒、润肤的食疗功效。

## 绿豆主要营养成分

1 绿豆中维生素C含量较高，每100克绿豆，有14毫克维生素C，是同量红豆的5.8倍，西瓜的1.7倍。

2 绿豆含有皂苷、烟碱酸和植物甾醇，能稳定神经、舒缓紧张情绪、抗菌解毒。

3 绿豆皮中的鞣酸，有助清除肠道残留的毒物。

4 每100克绿豆中，膳食纤维含量高达11.5克，是同量菠菜等常见蔬菜的3~5倍。此外，维生素B$_1$、维生素B$_2$、维生素E、烟碱酸、钾、铁、锌含量也很丰富。

## 绿豆食疗效果

1 绿豆壳有止泻的作用，习惯性腹泻或情绪引起的大肠激躁症患者，可将绿豆蒸烂，连同绿豆壳一起食用。

2 绿豆皮中含有鞣酸成分，具有抗菌作用，能抑制葡萄球菌等病菌的活性，结合肠道中残留的重金属物质，将废物排出体外，阻止肠道吸收对人体有害的物质。

3 绿豆中含有的植物甾醇、膳食纤维，能减少肠道对胆固醇的吸收，还有抑菌、抗菌、消毒的功效，对痔疮、便秘患者有清肠、促进肠道蠕动的功效。

## 绿豆食用方法

绿豆煮汤食用效果最佳，饮用不加糖的绿豆汤，有消水肿、防治脚气病的作用。

## 绿豆饮食宜忌

1 经常在有毒环境下工作的人，应常食用绿豆帮助排毒。

2 服中药时，宜间隔2个小时后再吃绿豆。

# 豆香杂粮粥

改善消化功能＋温补脾胃

**材料：**

黄豆、红豆、绿豆、糯米、小米、小麦、高粱各30克，凉开水1000毫升

- 热量 759.2千卡
- 糖类 133.6克
- 蛋白质 38.1克
- 脂肪 8克
- 膳食纤维 17.7克

**作法：**

❶ 所有材料在水中浸泡8个小时，备用。

❷ 取锅加水煮沸，放入所有材料，以小火炖煮至颗粒熟软即可。

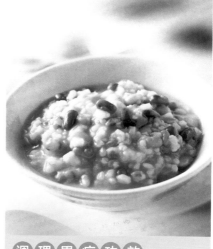

**调理胃病功效**

　　绿豆、小米和小麦均含有B族维生素；高粱则含有维生素$B_1$、维生素$B_2$，混合煮成粥品，对胃病患者具有温补脾胃的效果。

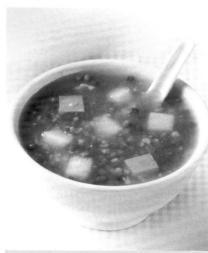

**调理胃病功效**

　　中医认为绿豆具有清热解毒、消暑利尿的功效；莲藕能清热凉血、固涩止血、健脾开胃、生津止渴，故此道甜品能养胃补身。

# 藕香绿豆汤

2
人份

健脾开胃＋清热解毒

**材料：**

莲藕粉35克，冬瓜皮150克，绿豆75克，凉开水1000毫升

- 热量 288千卡
- 糖类 62.02克
- 蛋白质 9.1克
- 脂肪 0.5克
- 膳食纤维 5克

**调味料：**

糖1/2小匙

**作法：**

❶ 绿豆洗净、浸泡5个小时；冬瓜皮洗净、切块备用。

❷ 将凉开水、绿豆、冬瓜皮放入锅中，以大火煮沸后，转小火续煮半小时，再加糖调匀。

❸ 将莲藕粉以少许凉开水调匀后，倒入锅中，快速拌匀即可。

# 毛豆 *Green Soybean*

**健胃有效成分**
蛋白质、维生素A
B族维生素、维生素K

**食疗功效**
纾压止痛
增强抵抗力

- **别名：**枝豆、青毛豆、菜用大豆

- **性味：**性平，味甘

- **营养成分：**
蛋白质、糖类、脂肪、卵磷脂、膳食纤维、维生素A、B族维生素、维生素C、维生素K、锌、锰、钙、钾、铁、磷、镁

**○ 适用者：食欲不振、肠胃功能不佳者**　　**✗ 不适用者：肾脏功能不佳者**

## 毛豆为什么能改善胃病？

1 毛豆容易消化，有"植物肉"的美称，所含的蛋白质在消化过程中，会产生具有止痛、抑制神经兴奋作用的胜肽物质。

2 毛豆中所含的维生素A，对胃壁黏膜有保护、修补的作用。

3 毛豆中的B族维生素，能增强细胞的氧化还原作用，帮助胃病患者安定心神、消除紧张情绪；其中的维生素$B_1$，有助肝脏对酒精的分解、代谢，降低胃溃疡发生的几率。

4 毛豆中含维生素K，有止血、促进血液凝固的作用，胃溃疡、急性胃出血、十二指肠溃疡、胃痛患者，吃毛豆可止吐，缓解反胃引起的不适。

## 毛豆主要营养成分

1 毛豆的维生素A含量，为同量黄豆的4.6倍，可以维持视力和皮肤健康。

2 毛豆的B族维生素含量，有消除疲劳、提升消化功能的食疗功效。

## 毛豆食疗效果

1 毛豆含有人体必需的数种蛋白质，可提供人体生长和各种功能发育所需，更是细胞组织修补时的主要来源。它比肉类蛋白质更容易消化，是肠胃病患者补充蛋白质的优质选择。

2 毛豆所含的脂肪，为有益人体吸收、运用的亚麻油酸，能强化胰岛素的分泌，加快食物在胃、小肠中的消化速度，让毒素加速排出肠道，降低肠道致癌的几率。

3 毛豆中的卵磷脂，能活化细胞功能，促进新陈代谢，降低体内脂肪和坏胆固醇的堆积。

4 毛豆的维生素C含量，和同量柑橘差不多，能促成胶原蛋白生成，加速伤口愈合，增加抵抗力。

5 毛豆营养成分均衡且丰富，不但能避免肥胖，还能预防、治疗动脉粥状硬化、冠心病、高脂血症等疾病。

6 夏天人们常因出汗过多，导致体内钾流失，毛豆含丰富的钾，能改善因为钾流失导致的无力疲倦感，并促进食欲。

## ☀ 毛豆挑选和食用方法

**1** 新鲜毛豆宜挑选豆荚饱满、外表颜色青翠、豆仁结实者为佳。食用前宜用水清洗豆荚绒毛上的尘垢再煮。

**2** 非当季生产的毛豆仁，多半为急速凉冻品，购买时宜注意有效日期，凉藏期限为半个月左右。

**3** 毛豆是大豆豆荚尚未完全成熟前，采摘下来的鲜豆荚，一般最常连同豆荚用盐水煮过，放凉后再拌入花椒、八角、茴香、大蒜、香油，做成凉拌小菜食用。

**4** 新鲜豆荚内的毛豆仁，可和豆干丁、胡萝卜丁、肉丁一同炒菜、炒饭，或做成羹汤。

### 🩺 毛豆饮食宜忌

毛豆为嘌呤值含量高的食材，痛风患者不宜多吃。

# 茄汁毛豆焖香菇

**3 人份**

保护黏膜 + 温暖脾胃

**材料：**
毛豆仁、番茄、香菇各100克，大蒜1瓣，凉开水少许

- 热量 143.2千卡
- 糖类 26.5克
- 蛋白质 7.5克
- 脂肪 0.8克
- 膳食纤维 9.9克

**调味料：**
橄榄油、酱油各1大匙，盐1/2匙，糖1小匙，香油适量

**作法：**

**1** 毛豆仁洗净、去薄膜；番茄、香菇洗净切块；大蒜洗净，拍碎备用。

**2** 热锅放油，爆香蒜末，依序放入香菇块、番茄块、毛豆仁一同翻炒，再加入盐、糖、酱油、水拌匀后，盖上锅盖焖煮一下。

**3** 起锅前淋上香油，拌匀即可。

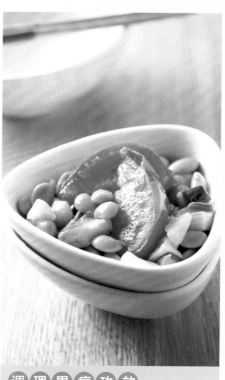

## 调理胃病功效

　　毛豆仁富含维生素A、B族维生素，具有保护黏膜、促进新陈代谢的功效；香菇能帮助消化、提振食欲，对胃溃疡患者而言，是极佳的食材。

# 面鼓酱烧毛豆鸡柳

**促进食欲＋提升免疫力**

**材料：**
鸡柳2条，毛豆仁100克，蒜末10克

- 热量 504.5千卡
- 糖类 25.9克
- 蛋白质 64.7克
- 脂肪 15.8克
- 膳食纤维 6.2克

**调味料：**
橄榄油2小匙，面鼓酱40克，米酒、酱油各1小匙

**作法：**
1. 鸡柳用米酒、酱油拌匀，腌渍约20分钟；毛豆仁汆烫去薄膜，切碎备用。
2. 热油锅，将鸡柳煎至两面微黄后取出。
3. 用同一锅爆香蒜末，接着放入毛豆末、味噌拌匀。
4. 将其淋在鸡柳上即可。

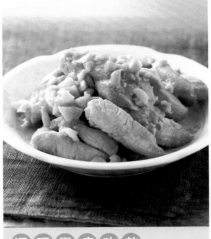

**调 理 胃 病 功 效**

　　毛豆含丰富的B族维生素，可促进新陈代谢，并增强细胞氧化还原的作用，是胃病患者促进食欲和消化的好食物。

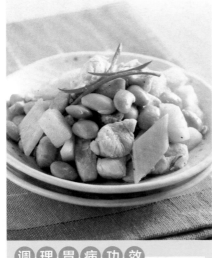

**调 理 胃 病 功 效**

　　毛豆含维生素C，搭配苹果丁烹煮，更能增添维生素C含量。维生素C能修补黏膜、消除压力，适合紧张型胃溃疡患者食用。

# 果香毛豆鸡丁

**消除压力＋保护胃壁**

**材料：**
毛豆仁、鸡丁各100克，苹果丁50克，姜片10克

- 热量 418.2千卡
- 糖类 25.6克
- 蛋白质 37.2克
- 脂肪 18.6克
- 膳食纤维 5.5克

**调味料：**
橄榄油1大匙，香油适量，盐、米酒、酱油各1小匙

**作法：**
1. 将米酒、酱油倒入鸡丁中拌匀，腌渍约20分钟备用。
2. 热油锅，爆香姜片，加入鸡丁、毛豆仁、苹果丁拌炒。
3. 放入盐、香油拌炒均匀即可。

# 水煮毛豆

**强化黏膜＋改善胃溃疡**

4
人份

**材料：**

毛豆荚300克，八角2个，蒜末10克，凉开水少许

- 热量 536.7千卡
- 糖类 37.5克
- 蛋白质 42克
- 脂肪 24.3克
- 膳食纤维 14.7克

**调味料：**

盐、橄榄油各1大匙，黑胡椒、香油各适量

**作法：**

1. 毛豆荚洗净备用。

2. 取锅加水煮沸，放入毛豆荚、八角、盐、橄榄油，续煮2分钟后盛盘。

3. 加入黑胡椒、蒜末、香油拌匀即可。

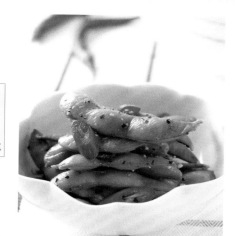

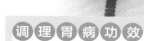
**调理胃病功效**

毛豆富含维生素A，可以保护胃部黏膜，对胃溃疡患者颇具疗效；亦含胡萝卜素，具有抗氧化功能，可提高人体免疫力，预防胃癌。

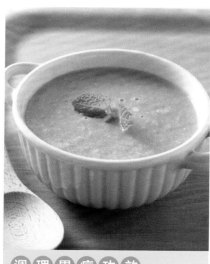

# 毛豆山药泥

**补中益气＋健脾暖胃**

2
人份

**材料：**

毛豆仁100克，山药300克，凉开水150毫升

- 热量 396.7千卡
- 糖类 50.9克
- 蛋白质 19.7克
- 脂肪 12.7克
- 膳食纤维 7.9克

**调味料：**

盐1/4小匙，香油1/2小匙

**作法：**

1. 毛豆仁洗净、沥干，加50毫升凉开水，用果汁机打成汁。

2. 山药洗净去皮，磨成泥。

3. 汤锅加入毛豆汁、凉开水100毫升、所有调味料，以大火煮沸。

4. 将其淋在山药泥上，拌匀即可。

**调理胃病功效**

毛豆中的维生素A，能保护、修补胃壁黏膜；维生素B$_1$则可降低胃溃疡发生几率；山药含多巴胺和淀粉酶，可帮助消化。

# 黑豆 *Black Soybean*

**健胃有效成分**
B族维生素、维生素E
膳食纤维、钼

**食疗功效**
抗老化
改善便秘

- **别名：**黑大豆、乌豆
- **性味：**性平，味甘
- **营养成分：**
蛋白质、糖类、脂肪、卵磷脂、花青素、
B族维生素、维生素E、钠、钙、钾、铁、磷、钼、硒、锌

○ **适用者：**一般人、便秘者　✗ **不适用者：**痛风、结石患者

## 黑豆为什么能改善胃病？

1 黑豆含有大量优质蛋白、B族维生素，能调节肠胃器官，使其正常运作；其所含的膳食纤维，能刺激肠道蠕动，改善便秘宿疾。

2 黑豆发酵、盐渍后晒干，即成为豆豉，是烹调中常用的调味品，有提振食欲、治疗消化不良的效果。

3 黑豆中所含的维生素E、硒、钼，有强化细胞功能、防治细胞氧化的作用，对于因压力大、缺乏食欲，或因饮食不正常所引起的胃病患者，有提高细胞抵抗力的作用。

## 黑豆主要营养成分

1 黑豆含大豆蛋白、糖类、不饱和脂肪酸、亚油酸、大豆磷酸，是有益人体生长、发育的营养来源。

2 每100克黑豆中，膳食纤维含量有18克，比同量红豆、绿豆、黄豆高；钾含量则是同量绿豆的4倍。

3 黑豆的维生素A含量，也是所有豆类中独有；营养成分中还有花青素、钼等。

## 黑豆食疗效果

1 黑豆具有清热消暑、利尿活血、解毒止汗的功效。传统民间进行食疗时，也将黑豆视为能够养颜、明目、补肾、黑发、对抗衰老的养生豆类。

2 黑豆中所含的胆碱，是神经传导的重要物质，适量摄取黑豆，可以补充胆碱含量，促进中枢神经细胞的发育，活化功能，增进食欲和肠胃活动力。和其中所含的花青素一样，还具有抗老化的作用。

## 黑豆食用方法

黑豆可干炒作为零食，或用黑糖做成蜜豆，或做成醃渍醋豆，可当成开胃小菜食用。

## 黑豆饮食宜忌

1 豆类的嘌呤含量较高，痛风患者宜节食用。

2 虽然黑豆有调理肠胃的作用，但是胃病患者应适量食用，以免引起腹胀。

# 高梁红枣黑豆粥

**改善消化 + 温中益胃**

**（2 人份）**

**材料：**
高梁50克，黑豆30克，红枣8颗，凉开水400毫升

- 热量 350.7千卡
- 糖类 57.6克
- 蛋白质 17.3克
- 脂肪 5.7克
- 膳食纤维 10.1克

**作法：**

① 高梁、黑豆洗净，在水中浸泡6个小时；红枣洗净备用。

② 取锅加凉开水煮沸，放入所有材料，以小火炖煮至颗粒熟软即可。

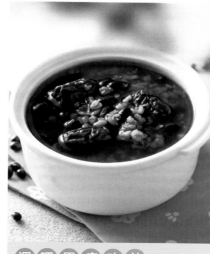

**调理胃病功效**

高梁中含有磷、铁、钙、维生素B$_1$、维生素B$_2$和烟碱酸，具有补益脾胃的功效，特别适合脾胃虚弱、食积不消者煮成粥品食用。

# 黑豆鱼片汤

**健胃整肠 + 镇定神经**

**（2 人份）**

**材料：**
黑豆40克，鱼片100克，姜3片，葱1/2根，凉开水500毫升

- 热量 459.6千卡
- 糖类 19.8克
- 蛋白质 31.2克
- 脂肪 28.4克
- 膳食纤维 7.8克

**调味料：**
盐、香油各2小匙，茴香粉、米酒各1小匙

**作法：**

① 黑豆洗净，蒸熟；葱洗净切末。

② 将凉开水、黑豆、米酒放入锅中煮沸，再放入鱼片、姜片、盐、茴香粉煮熟。

③ 撒上葱花、香油略煮即可。

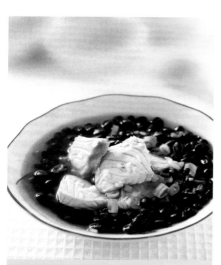

**调理胃病功效**

黑豆中含有大量的优质蛋白质、B族维生素，能够有效调节肠胃器官，健胃整肠，维持神经系统稳定，以提高抗压性。

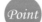 **Point** 可预防紧张所引起的肠胃痉挛、溃疡

# 黄豆 *Soybean*

**健胃有效成分**
B族维生素
大豆异黄酮

**食疗功效**
排毒抗癌
稳定情绪

● **别名：** 大豆、黄大豆

● **性味：** 性平，味甘

● **营养成分：**
蛋白质、卵磷脂、膳食纤维、大豆异黄酮、B族维生素、
维生素E、维生素K、皂苷、钙、钾、铁、磷、镁、锌、硒

○ **适用者：** 一般人　✗ **不适用者：** 痛风、尿酸过高者

## 黄豆为什么能改善胃病？

1 黄豆中含有B族维生素，能维持神经系统的正常运作，协助调整自律神经释放压力，让心情平静、轻松，使肠胃消化器官保持健康状态。

2 黄豆中的大豆异黄酮成分有抗癌作用，膳食纤维能促使肠道排除废物、毒素，可预防大肠癌、直肠癌的发生。

## 黄豆主要营养成分

1 黄豆所含的植物性蛋白媲美肉类，但脂肪含量却比肉类低，并含有丰富的膳食纤维，可促进肠道蠕动。

2 黄豆的B族维生素含量，比同量绿豆、红豆高，有安定神经的作用。

3 黄豆中的卵磷脂、大豆异黄酮，可活化内分泌、促进代谢，使人身心年轻，并能提高肠胃活动力。

4 黄豆中钾、铁、磷、锌的含量高，每100克黄豆中，含有1570毫克钾，是同量绿叶蔬菜的5倍以上；能补血的铁，含量超过成人一天所需的1/2；可提升性功能的锌，含量也很高，能满足每人一天所需的1/3。

## 黄豆食疗效果

1 蛋白质是提供神经传导物质、维持良好免疫力的重要营养来源，黄豆中的植物性蛋白，成分不输给奶、蛋、肉类，而且脂肪含量低、并含有完整的必需氨基酸，对胃部虚弱和不吃肉者，是很好的蛋白质替代来源。

2 中医认为，黄豆性平、味甘，有调和胃部湿热、祛除体内多余水分的功效，还能打通五脏六腑淤血、消除经络中的寒气，是增强脾胃消化能力的食疗佳品。

## 黄豆食用方法

1 黄豆发酵后可做成味噌、酱油。研究证实，常吃味噌有预防胃癌的作用。

2 黄豆和糙米、谷类可煮成五谷粥、五谷饭，也可做成豆浆、豆腐，适合肠胃吸收力弱的人食用。

3 黄豆要煮熟，破坏其中的胰蛋白酶后食用，才不易产生胀气。

## 黄豆饮食宜忌

黄豆为高嘌呤食物，痛风和肾功能不佳者忌食。

# 黄金咖喱什锦豆

**舒缓压力＋预防胃溃疡**

**材料：**
黄豆50克，洋葱20克，毛豆、大红豆、玉米粒各30克，凉开水750毫升

**调味料：**
橄榄油1小匙，咖喱块1/4小块

**作法：**
1 黄豆和大红豆分别用水浸泡3个小时，再取出蒸熟沥干；洋葱去皮、洗净切小丁。
2 热油锅，加洋葱爆香。
3 加水煮沸，放咖喱块煮匀，再加入黄豆、大红豆、玉米粒和毛豆煮熟即可。

- 热量 740.9千卡
- 糖类 70克
- 蛋白质 31.7克
- 脂肪 35.5克
- 膳食纤维 18.2克

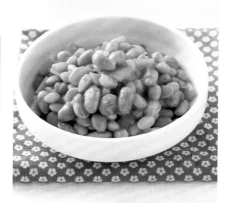

## 调理胃病功效

黄豆含B族维生素，能释放压力，让消化器官不易出状况；橄榄油是胃肠道易吸收的油类，能减少胃酸，预防胃溃疡发生。

# 黄豆糙米饭

**补充营养＋健脾益胃**

**材料：**
黄豆50克，糙米200克，凉开水350毫升

- 热量 920千卡
- 糖类 167.6克
- 蛋白质 33.8克
- 脂肪 12.8克
- 膳食纤维 14.5克

**作法：**
1 黄豆洗净，加水浸泡8个小时；糙米洗净，加水浸泡4个小时备用。
2 将黄豆、糙米、凉开水放入电饭煲中煮熟即可。

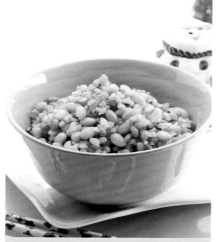

## 调理胃病功效

黄豆富含蛋白质，对虚弱的胃病患者来说，是很好的营养来源，但黄豆膳食纤维含量高，应烹调至软烂，细嚼慢咽，才不伤胃。

# 豆腐 *Bean Curd*

**健胃有效成分**
卵磷脂、钙、镁
维生素B1

**食疗功效**
促进酒精代谢
舒缓压力

● **别名：**来其、黎祁、小宰羊

● **性味：**性凉，味甘

● **营养成分：**
蛋白质、糖类、脂肪、卵磷脂、膳食纤维、
维生素B1、维生素E、钠、钙、钾、铁、磷、镁

○ **适用者：**消化不好、用脑过多、工作压力大者　✗ **不适用者：**尿酸高、痛风患者

## 豆腐为什么能改善胃病？

1 很多胃病的发生，是来自于长期压力、负面情绪所造成的自律神经失调，豆腐中含有植物性雌激素、卵磷脂，能抑制自律神经失调，让心跳、血压维持在平和、轻松的状态，使胃酸分泌正常，肠胃功能活化，身体代谢功能顺畅，同时有助于改善因情绪所产生的便秘困扰。

2 豆腐中的维生素B1，能消除疲劳、增进食欲，同时也有促进肠胃蠕动的功效。当人体中缺乏维生素B1时，容易嗜睡、疲倦、忧郁，适当摄取豆腐，能使人心情愉悦，有助改善因不良情绪所引发的肠胃疾病。

3 豆腐含有胆碱，能促进肝脏功能，加速代谢酒精毒素，稳定神经系统作用。

4 豆腐中的钙、镁、锌元素，有平抚紧张情绪、镇定心神的作用，可舒缓因压力所导致的慢性肠胃炎。

## 豆腐主要营养成分

1 豆腐是低热量的豆类食物，其中的钙含量丰富，是同量乳酪的2.2倍，有助于强化骨骼。

2 豆腐中的镁含量，比同量黄豆、红豆、绿豆高，每100克豆腐中，含有219毫克镁，有松弛神经的效果。

3 豆腐中还含有维生素B1，有预防神经炎、下肢水肿、改善疲倦、提振精神的作用。

## 豆腐食疗效果

1 豆腐是黄豆加工后的食品，含有黄豆的营养成分，但多了柔嫩滑顺的口感。中医认为豆腐性凉味甘，可补中（胃）益气、增生津液、滋润脏腑，还有清热解毒的功效，可健脾养胃，治疗酒精中毒、糖尿病和眼红燥热。

2 豆腐的热量、脂肪含量低，但营养丰富，是减肥人士、更年期女性喜欢食用的健康食材。

3 豆腐中的人体必需氨基酸并不齐全，建议和肉类一同烹调，以提高蛋白质的吸收率。

4 豆腐中富含大豆蛋白，不含胆固醇，具有降低血脂的功效，有助预防心血管疾病；所含的卵磷脂亦能抗氧化。

## ☀ 豆腐挑选和食用方法

**1** 豆腐原色淡黄，会散发出淡淡的豆香味，购买时不要挑太白或太有弹性的豆腐，以避免吃下过量的加工成分。

**2** 豆腐用来煎、煮、炒、炸、凉拌、煮汤、烩羹都很可口，还可加工做成油豆腐、臭豆腐等制品。

**3** 吃不完的豆腐可泡在清水中，放冰箱凉藏，或切块凉冻，做成火锅食材中的冻豆腐。

**4** 已发出酸味或变色的豆腐不新鲜，不宜食用。

## ⚕ 豆腐饮食宜忌

**1** 豆腐嘌呤值含量高，肾脏功能不好、痛风患者宜忌口。

**2** 豆腐中钙含量高，不适合和含草酸的菠菜、葱，或和含磷成分高的碳酸饮料同时食用，否则容易结合成草酸钙，具有结石体质的人，可能导致结石。

# 茄汁醋拌豆腐

**镇定心情 + 愈合溃疡**

**2 人份**

**材料：**
豆腐100克，番茄50克，罗勒30克

**调味料：**
酱油、梅子醋各1小匙，盐1/2小匙，橄榄油2小匙

- 热量 309.9千卡
- 糖类 19.8克
- 蛋白质 17.5克
- 脂肪 16.9克
- 膳食纤维 1.8克

**作法：**

**❶** 番茄洗净切丁；罗勒取嫩叶，洗净切碎；豆腐切丁，放入沸水中氽烫备用。

**❷** 将调味料拌匀，淋在食材上即可。

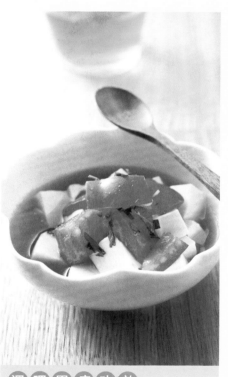

### 调理胃病功效

　　豆腐能平抚紧张情绪、镇定心情，并可减缓慢性肠胃炎发生；番茄的 $\beta$ - 胡萝卜素，具消化道上皮细胞修复、再生的功能，有助溃疡愈合。

# 绍子豆腐

杀菌助消化＋保护胃肠

**3 人份**

**材料：**
猪绞肉100克，豆腐200克，
葱段、姜丝、蒜末各10克，
凉开水100毫升

- 热量 676.8千卡
- 糖类 19.1克
- 蛋白质 32.2克
- 脂肪 52.4克
- 膳食纤维 1.2克

**调味料：**
橄榄油、酱油、米酒各1大匙，盐1/2小匙，香油适量

**作法：**

❶ 豆腐切丁，放入沸水中氽烫，取出备用。

❷ 热锅放油，爆香葱段、姜丝、蒜末，再放入猪绞肉、米酒、盐拌炒均匀。

❸ 放入酱油、凉开水煮至沸后，再放入豆腐煮至入味，起锅前淋上香油即可。

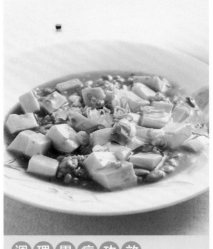

**调理胃病功效**

这道菜肴添加具有杀菌作用的葱、姜、蒜，再加上易消化的豆腐和猪绞肉，既含丰富的蛋白质，还有保护胃肠的功能。

# 葱烧豆腐

营养易吸收＋增强体力

**3 人份**

**材料：**
板豆腐丁200克，葱10克，辣椒末少许，凉开水100毫升

- 热量 332.3千卡
- 糖类 15.9克
- 蛋白质 17.6克
- 脂肪 22.1克
- 膳食纤维 2.5克

**调味料：**
橄榄油、蚝油各1大匙，盐1/2小匙

**作法：**

❶ 葱切段，将葱白和葱绿分开。

❷ 热锅放油，将板豆腐丁煎至微黄取出。

❸ 用同一锅，爆香葱白、辣椒末，放入剩余调味料和凉开水煮沸。

❹ 放入板豆腐丁煮至入味，起锅前拌入葱绿即可。

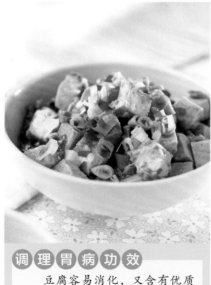

**调理胃病功效**

豆腐容易消化，又含有优质的植物性蛋白质，可以为胃病患者补充营养、增强体力，是适合各类型胃病患者食用的食物。

# 鲜蚝豆腐

**强化胃壁 + 促进细胞再生**

**材料：**

牡蛎100克，豆腐150克，葱花、姜丝、蒜末各10克，凉开水100毫升，红薯粉适量

- 热量 505.6千卡
- 糖类 29.9克
- 蛋白质 36.2克
- 脂肪 26.8克
- 膳食纤维 1.8克

**调味料：**

橄榄油、豆豉、米酒各1大匙，盐1/2小匙

**作法：**

1 牡蛎洗净，蘸裹红薯粉备用。

2 豆腐切块，放入沸水中氽烫后取出，用同一锅放入牡蛎，氽烫后取出。

3 热锅放油，爆香姜丝、蒜末，放入剩余调味料和水煮沸，加入豆腐、牡蛎再次煮沸，转小火煮3分钟，起锅前撒上葱花即可。

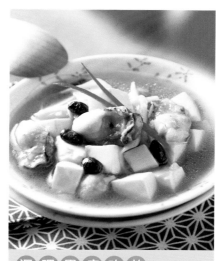

**调理胃病功效**

　　牡蛎肉质柔软，含维生素B2、锰，能帮助细胞再生。搭配富含蛋白质的豆腐，是胃溃疡患者可放心食用的滋补食谱。

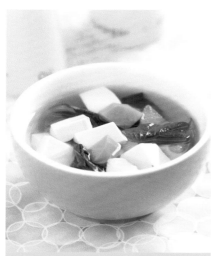

# 红薯叶豆腐羹

**保护黏膜 + 缓解便秘**

**材料：**

红薯叶200克，豆腐1块，胡萝卜30克，高汤600毫升

- 热量 159.4千卡
- 糖类 16.5克
- 蛋白质 15.4克
- 脂肪 4.8克
- 膳食纤维 7.6克

**调味料：**

太白粉水6克，香油2克，胡椒粉、盐各少许

**作法：**

1 将红薯叶清洗干净，以沸水烫过取出，切成小段备用。

2 豆腐切小块；胡萝卜洗净去皮切块。

3 锅中放入高汤煮沸，加入豆腐、胡萝卜再次煮沸，然后加入红薯叶略煮。

4 加入胡椒粉、香油和盐调味，最后淋上太白粉水勾芡即可。

**调理胃病功效**

　　豆腐含植物性雌激素、卵磷脂，能活化肠胃功能，也可以改善因情绪产生的便秘；红薯叶则富含维生素A，能保护胃黏膜。

# 豆皮 *Tofu Skin*

**健胃有效成分**
B族维生素
蛋白质、钾、镁

**食疗功效**
预防心血管疾病
帮助消化

- **别名：** 腐竹、豆枝、角螺皮

- **性味：** 性平，味甘

- **营养成分：**
蛋白质、糖类、脂肪、卵磷脂、异黄酮、维生素A、B族维生素、维生素C、维生素E、钠、钙、钾、铁、磷、镁

○ **适用者：** 一般人　✗ **不适用者：** 痛风患者

## 豆皮为什么能改善胃病？

1 豆皮是由豆浆加热后，稍微凉却时，形成的表面薄膜油皮，是脂肪和蛋白含量较高的部分，聚集了豆类精华。烹调后口感柔软、易消化，是黄豆制品中最适合肠胃病患者食用的食物。

2 豆皮中的B族维生素，可消除疲劳、增强体力，很适合胃病患者作为补充营养的食材。

## 豆皮主要营养成分

1 豆皮含有多种氨基酸、糖类、卵磷脂，其中所含的B族维生素含量比豆腐高，烟碱酸含量是豆腐的2倍。

2 每100克湿豆皮中，热量仅146千卡，所含的植物性蛋白，是同量鸡蛋的4倍。

3 豆皮中含大量的钠、钾、镁，钾含量为同量豆腐的2倍，镁含量几乎是同量豆腐的3倍，具有稳定神经系统的效果。

## 豆皮食疗效果

1 豆皮除可提供人体所需的营养外，还具有活化脑力、预防和改善骨质疏松、防治癌症等功效。

2 豆皮不含胆固醇，其脂肪也属于有益人体的不饱和脂肪酸，可降低血液中的脂肪含量，降低心血管疾病发生的几率。

3 豆皮含动物性食物所缺乏的植物性荷尔蒙——异黄酮，对女性来说是极佳的营养补充品。

4 明朝李时珍在《本草纲目》中，提到了豆皮的由来和营养价值，指出豆皮可补体虚、润燥、清肺化痰，还有通肠、润便的功效。

## 豆皮食用方法

1 豆皮和肉类、蔬菜拌炒、炖煮都很适合；也可以加入咸、甜馅料，卷成长条状，两面煎黄，广东菜称豆皮卷。

2 炸过的豆皮，料理前宜先用热水烫除油味，才容易吸收其他食材味道。

3 生豆皮则应先微煎定型，拌炒时才不至于变糊；干豆皮要先泡软，再依烹调所需切丝，也可做成凉拌菜。

## 豆皮饮食宜忌

痛风、肾脏功能不好的人宜适量食用。

# 翡翠豆皮

## 预防胃溃疡＋补充体力

**材料：**
小油菜100克，大蒜1瓣，日式
炸豆皮200克，高汤200毫升

- 热量 884.3千卡
- 糖类 12克
- 蛋白质 40.1克
- 脂肪 75.1克
- 膳食纤维 6.7克

**调味料：**
橄榄油2小匙，盐1小匙，香油适量

**作法：**

❶ 小油菜洗净切碎；豆皮用手撕成长条状；大
  蒜拍碎备用。

❷ 热锅放橄榄油，爆香蒜末，加入小油菜末
  炒匀。

❸ 放入高汤、盐、豆皮煮至汤汁收干，起锅前
  加入香油拌匀即可。

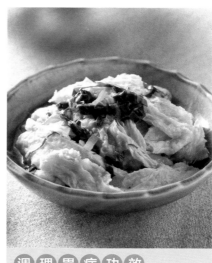

**调理胃病功效**

豆皮的营养价值是豆类制品
中最高者，很适合提供胃病患者补
充营养。再加上富含维生素A的小
油菜，可预防胃溃疡。

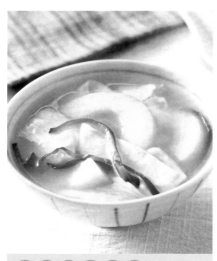

**调理胃病功效**

豆皮营养丰富，易消化；大
黄瓜不含粗纤维。这是一道适合胃
病患者的汤品，宜煮至软烂，减少
对胃溃疡患者胃部的刺激。

# 黄瓜腐皮汤

## 营养易消化＋促进食欲

**材料：**
大黄瓜、豆皮各100克，黑木耳
30克，姜10克，高汤600毫升

- 热量 438.1千卡
- 糖类 14.2克
- 蛋白质 20.6克
- 脂肪 33.3克
- 膳食纤维 6.5克

**调味料：**
盐1小匙，香油适量

**作法：**

❶ 姜、黑木耳洗净切丝；大黄瓜去皮、籽，切
  粗条；豆皮用手撕成条状备用。

❷ 取锅煮沸高汤，放入所有材料，煮至再度沸
  腾后，转小火续煮10分钟。

❸ 加入调味料拌匀即可。

# 豆浆 *Soybean Milk*

**健胃有效成分**
B族维生素
钙、镁

**食疗功效**
改善肠道功能
稳定情绪

- **别名：** 豆乳、豆奶、白浆、浆子

- **性味：** 性平，味甘

- **营养成分：**
  蛋白质、糖类、脂肪、卵磷脂、异黄酮、
  B族维生素、维生素C、维生素E、钠、钙、钾、铁、磷、镁

○ **适用者：** 一般人　　✗ **不适用者：** 体质虚寒者、痛风患者

## 豆浆为什么能改善胃病？

1 胃病患者应选择易消化、好咀嚼、营养丰富的食物，以增强体力；豆浆所含的蛋白质，具备人体每天必需摄取的多种氨基酸。

2 豆浆中适量加入新鲜水果、全谷物，可增加维生素C和膳食纤维，是胃病患者摄取营养、补充体力的很好来源。

3 由黄豆加工制成的豆浆，含有维生素$B_1$、维生素$B_2$，以及烟碱酸、钙、镁等矿物质，是天然纾压的食物。经常处在紧张、高压状态下的人，每天适量饮用低糖豆浆，有助稳定情绪，避免因情绪紧张所引起的消化道疾病。

## 豆浆主要营养成分

1 豆浆主要营养成分有糖类、蛋白质、脂肪、铁、钙、铜，以及维生素$B_1$、维生素$B_2$等。

2 豆浆富含烟碱酸，含量几乎是同量紫菜的2倍，有稳定神经、平稳情绪的作用。

3 豆浆中的铁含量是同量牛奶的25倍，蛋白质含量高达2.56%，比牛奶还高。

## 豆浆食疗效果

1 豆浆中的卵磷脂、异黄酮，有改善肠道功能、降低血液中胆固醇、调节荷尔蒙激素分泌正常的作用，可使心情愉悦，保持活力健康。

2 豆浆的铁含量比牛奶高，而且不含胆固醇、乳糖。对出血后的胃病患者和患有乳糖不耐症的人来说，豆浆是很好的营养补充饮品。

3 将温豆浆加蜂蜜食用，可以调理体质，减少因紧张所引起的胃痛、腹泻。

## 豆浆挑选和食用方法

1 优质的豆浆有豆香味，稍凉后表面会浮现一层油皮；劣质的豆浆会有股酸臭味，在早餐店购买现成豆浆时需注意。

2 要选择非基因改造黄豆制成的豆浆，才能更好地吸收到黄豆中的异黄酮。

## 豆浆饮食宜忌

豆浆须完全煮熟，破坏豆类中的皂苷、胰蛋白酶，此时再喝，才不会导致有呕吐、反胃、胀气的情况发生。

# 健胃山药豆浆

**护胃整肠＋增强体力**

**材料：**
山药100克，无糖豆浆300毫升

- 热量 190.2千卡
- 糖类 21.8克
- 蛋白质 10克
- 脂肪 7克
- 膳食纤维 10克

**作法：**

❶ 山药洗净，去皮切块备用。

❷ 将山药块和无糖豆浆放入果汁机中，打匀即可饮用。

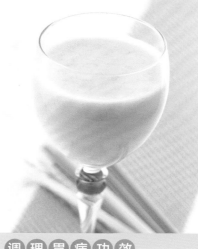

**调理胃病功效**

山药富含淀粉酶、过氧化氢酶等消化酵素，能健胃整肠、帮助消化；加上含优质蛋白质的豆浆，是胃病患者增强体力的好选择。

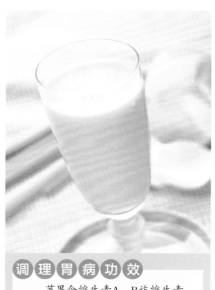

# 高纤苹果豆浆

**保护胃肠＋修复黏膜**

**材料：**
苹果（小）1个，无糖豆浆150毫升

- 热量 69.9千卡
- 糖类 14.2克
- 蛋白质 4.3克
- 脂肪 2.6克
- 膳食纤维 5.5克

**作法：**

❶ 苹果洗净，去皮切块备用。

❷ 将苹果块和无糖豆浆放入果汁机中，打匀即可饮用。

**调理胃病功效**

苹果含维生素A、B族维生素，可保护消化器官；维生素C可修复黏膜。搭配富含蛋白质的豆浆，可增强体力，适合胃病患者饮用。

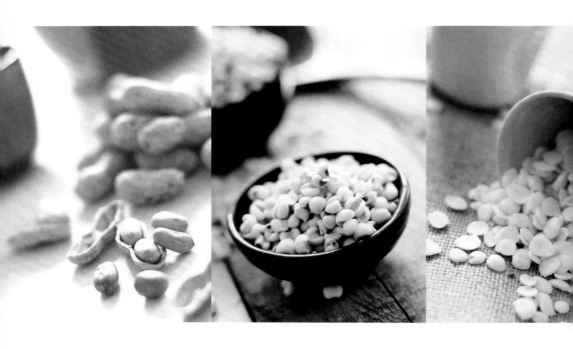

# 杂粮坚果类

　　杂粮已成为现代人的养生主食，其和坚果所含的脂肪，都是对身体有益的不饱和脂肪酸，有抑制胃酸分泌、保护肠胃内壁黏膜、避免受胃酸侵蚀发炎的效果，特别是坚果中所含的亚麻油酸、次亚麻油酸。不饱和脂肪酸容易被肠胃吸收，能抑制幽门螺杆菌的生存，降低消化性溃疡发生的几率。

　　杂粮和坚果中的膳食纤维含量丰富，对于不喜欢吃蔬菜的人来说，可将主食来源改成杂粮，有助于预防便秘。高品质的植物性蛋白质，也是维持人体强壮的营养来源。

*Point* 促进肠胃消化代谢，预防便秘

# 芝麻 *Sesame*

**健胃有效成分**

维生素E
钙、铁

**食疗功效**

润肠通便
益阴养胃

● **别名：** 胡麻、脂麻、油麻

● **性味：** 性平，味甘

● **营养成分：**
蛋白质、糖类、脂肪、膳食纤维、生物素、
卵磷脂、B族维生素、维生素E、钠、钙、钾、铁、磷、铜、镁、硒

○ **适用者：** 一般人、便秘者　✗ **不适用者：** 经常腹泻者，口疮、牙痛患者

## 🍎 芝麻为什么能改善胃病？

**1** 芝麻中的不饱和脂肪酸含有芝麻素，可抑制体内过氧化脂质的形成，增强细胞的抗氧化力，预防胃癌发生。

**2** 芝麻中的B族维生素，能保持神经功能正常，增加细胞活力，对压力所造成的胃病患者，有助提高其抗压性、维持情绪稳定，降低胃病发作的几率。

**3** 芝麻含维生素E和膳食纤维，能滋润肠道组织，促进胃肠消化代谢的功能，预防大便燥结、痔疮等问题。

## 芝麻主要营养成分

**1** 芝麻的脂肪含量高，且绝大多数都是有益人体的不饱和脂肪酸，黑芝麻的膳食纤维含量是同量白芝麻的1.8倍，有预防便秘的作用。

**2** 芝麻主要成分为维生素E、烟碱酸、芝麻素，是一种极佳的抗氧化食物。芝麻中的钙、铁含量高，可稳定神经。

**3** 白芝麻与黑芝麻成分相近，但膳食纤维、钙、铁含量相对较少、脂肪较多，所以整体看来，黑芝麻的营养较丰富。

## 🍅 芝麻食疗效果

**1** 芝麻的铁含量丰富，是同量猪肝的2.2倍，可预防缺铁性贫血。

**2** 芝麻是高钙食物，黑芝麻中的钙含量，远高于白芝麻。钙能帮助体内铁质代谢，调节神经，放松紧绷的肌肉。

**3** 中医记载黑芝麻能生津液，有润肠、治疗便秘、失眠的功效。

**4**《本草纲目》中记载，持续食用黑芝麻100天，能使面目光泽不退，有白发返黑、落齿再生的妙效。

## 芝麻食用方法

将整粒芝麻以微火炒香、榨油，或搅碎食用，都可以完整摄取到芝麻中的芝麻素、维生素E，且搅碎后的芝麻较易消化，较适合胃病患者食用。

## 芝麻饮食宜忌

**1** 芝麻吃多了易上火，牙痛、生口疮的人不宜食用。

**2** 芝麻的脂肪含量较多，欲减肥者宜控制摄取量。

# 芝麻牛蒡鸡片

帮助消化＋润肠通便

**材料：**
黑芝麻10克，鸡肉150克，牛蒡50克，低筋面粉100克，蛋黄40克（约1个），凉开水适量

- 热量 760千卡
- 糖类 95.7克
- 蛋白质 52.4克
- 脂肪 18.6克
- 膳食纤维 6.1克

**调味料：**
橄榄油、低钠酱油、糖各1小匙，盐、胡椒粉各1/4小匙

**作法：**

❶ 鸡肉洗净切小片，和低钠酱油、糖、胡椒粉拌匀腌5分钟；牛蒡洗净，去皮切丝备用。

❷ 面粉、盐和蛋黄混合，慢慢加入凉开水调成面糊。

❸ 将腌制的鸡肉丝和牛蒡丝、面糊以及黑芝麻拌匀，以平底锅煎至8分熟，再放入烤箱烤熟，逼出多余油脂即可。

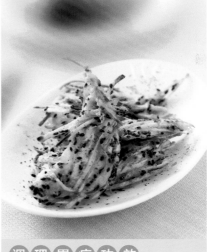

**调理胃病功效**

芝麻含B族维生素，可增强细胞活力，帮助稳定情绪，减少胃病发作率；鸡肉中的维生素A，能预防消化道黏膜溃疡。

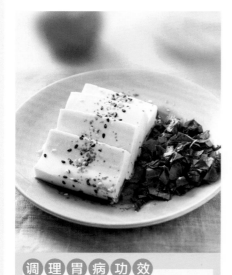

# 凉拌芝麻豆腐

稳定情绪＋预防神经性胃炎

**材料：**
黑芝麻、白芝麻各3克，豆腐75克，山芹菜叶10克

- 热量 79.8千卡
- 糖类 3.4克
- 蛋白质 5克
- 脂肪 5.1克
- 膳食纤维 1.5克

**调味料：**
低钠酱油1小匙，甜酒酿2小匙，七味粉少许

**作法：**

❶ 黑芝麻和白芝麻放入烤箱烤熟；山芹菜叶洗净、切碎备用。

❷ 将低钠酱油和甜酒酿调匀。

❸ 豆腐、山芹菜叶碎盛盘，淋上调料汁，最后撒上黑、白芝麻和七味粉即可。

**调理胃病功效**

芝麻含B族维生素，能维持神经功能正常，增强细胞活力，对因压力造成的胃病患者，有助提高抗压性、降低胃病发作几率。

# 黑芝麻山药蜜

**抗氧化＋滋补养胃**

**② 人份**

**材料：**
山药150克，胡萝卜50克，黑芝麻粉2大匙，凉开水400毫升

- 热量 433.8千卡
- 糖类 65.09克
- 蛋白质 7.23克
- 脂肪 17.17克
- 膳食纤维 8.29克

**调味料：**
蜂蜜2小匙，玉米粉1小匙

**作法：**
1 将玉米粉和1小匙凉开水（分量外）调匀，制成玉米粉水备用。
2 山药、胡萝卜洗净切丁备用。
3 汤锅加400毫升凉开水煮沸，放入山药丁、胡萝卜丁煮25分钟。
4 最后加入黑芝麻粉和蜂蜜拌匀，再用玉米粉水勾芡即可。

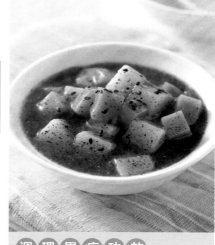

**调理 胃病 功效**

　　黑芝麻含花青素，能清除自由基，保护胃黏膜；山药能滋养补益，适合食欲不振、易疲倦、元气不足的脾、胃虚弱者食用。

# 芝麻豆浆

**促进代谢＋缓和紧张情绪**

**① 人份**

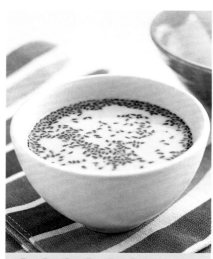

**材料：**
牛奶100克，豆浆150克，黑芝麻60克

- 热量 511.9千卡
- 糖类 38.1克
- 蛋白质 18.9克
- 脂肪 34.7克
- 膳食纤维 10克

**调味料：**
白糖适量

**作法：**
1 黑芝麻研磨成粉。
2 将牛奶和豆浆混合，加入黑芝麻粉调匀，以大火煮沸后，转成小火再煮10分钟。
3 最后加入白糖，撒上少量未研磨的芝麻粒，即可饮用。

**调理 胃病 功效**

　　芝麻中的维生素E、膳食纤维，能促进胃肠消化、代谢的功能。每天适量饮用此饮品，能避免因情绪紧张所引起的消化道疾病。

# 花生 *Peanut*

**健胃有效成分**
镁、钙、B族维生素
维生素E、维生素K

**食疗功效**
增进食欲
缓解焦虑

- **别名：** 长生果、地豆、落花生、香果

- **性味：** 性平，味甘

- **营养成分：**
蛋白质、糖类、脂肪、膳食纤维、维生素A、B族维生素、维生素E、维生素K、卵磷脂、白藜芦醇、钠、钙、钾、铁

○ **适用者：** 吸收力不好、体质虚弱者　✗ **不适用者：** 胆功能不好者、血栓症患者

## 花生为什么能改善胃病？

1 花生中含有可提高抗压性、稳定神经系统的B族维生素、泛酸、镁、钙等营养素，有助改善因神经紧张、忧郁、焦虑等情绪所引起的肠胃性疾病。

2 花生含卵磷脂，能维持雌激素分泌正常，有助降低溃疡发生的几率。

3 花生中的烟碱酸、维生素E，能缓和情绪紧绷所引起的腹泻，抑制胃酸分泌过多，帮助蛋白质、脂肪、糖类正常消化、代谢，并降低慢性胃炎发作几率。

## 花生主要营养成分

1 花生的脂肪含量高，热量则是同量栗子的2.9倍，但75%以上都为有益健康的不饱和脂肪酸。

2 花生中的维生素$B_6$含量比其他坚果高，能改善身体浮肿和恶心现象。

3 花生营养成分中，还有具抗凝血作用的维生素K和抗衰老的白藜芦醇。

4 花生的铁含量相当高，30～40克花生就能满足成人一天铁的需求量；锌的含量也很丰富，100克花生就可满足每人一天所需的1/3～1/2。

## 花生食疗效果

1 花生中的维生素$B_6$可维持肝脏功能，顺利代谢体内废物，对长期应酬、饮酒过量的人，有保护肝脏的功效。

2 花生的钾含量高，能改善因肠胃不好、上吐下泻，造成钠质流失、使体内发生电解质不平衡的问题。

3 花生中的维生素K，可增加血液凝固的抗凝血功能，对急性胃出血、肠胃溃疡出血患者而言，有很好的止血作用，能保护胃肠黏膜。

4 花生中的钙和铁，可补充因失血所引起的贫血。

## 花生食用方法

1 花生不宜生吃，生的花生含有蛋白酵素抑制剂，会影响蛋白质的消化吸收。

2 花生可用炖、卤、炸、煮的方式烹调，不论是带壳花生或花生仁，都应该连外皮红衣一起吃，有补气止血的作用。

## 花生饮食宜忌

发霉的花生不要吃，以免吃入过量的黄曲毒素导致癌症。

# 红白萝卜卤花生

凝血止血＋保护黏膜

**材料：**
花生200克，香菇丁50克，胡萝卜、白萝卜丁各100克，姜片20克，八角1粒，高汤600毫升

- 热量 1203.7千卡
- 糖类 56.4克
- 蛋白质 56.2克
- 脂肪 83.7克
- 膳食纤维 25.9克

**调味料：**
蚝油2大匙

**腌料：**
盐1/2小匙，凉开水100毫升

**作法：**
1. 花生洗净，放入腌料中浸泡30分钟。
2. 将花生和其余材料和蚝油放入锅中煮沸，再转小火炖煮至花生熟软即可。

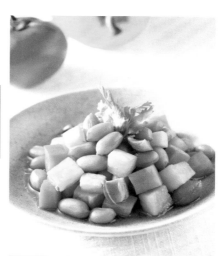

**调理胃病功效**

花生中含丰富的B族维生素，可消除疲劳，帮助消化；还含有维生素K，具有凝血素，有很好的止血作用，可保护胃肠黏膜。

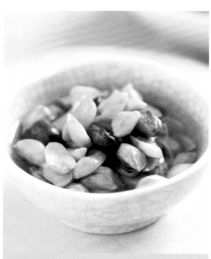

# 醋渍花生

抗衰防老＋抑制胃酸

**材料：**
花生100克

- 热量 685千卡
- 糖类 42.85克
- 蛋白质 26.85克
- 脂肪 41.4克
- 膳食纤维 10克

**调味料：**
糙米醋550毫升

**作法：**
1. 花生略洗后晾干。
2. 再把糙米醋和花生倒入容器中。
3. 每隔一段时间，摇晃容器。
4. 浸泡45天即可食用。

**调理胃病功效**

花生含烟碱酸、维生素E，能缓和因情绪紧绷引起的腹泻，抑制胃酸过多，以降低慢性胃炎发作几率；另含白藜芦醇能抗老化。

# 杏仁 *Almond*

**健胃有效成分**
钙、镁、维生素B$_1$
维生素B$_2$、维生素C

**食疗功效**
帮助消化
护胃润肠

- **别名：**杏实、杏子、杏仁果

- **性味：**性温，味苦

- **营养成分：**
蛋白质、糖类、脂肪、膳食纤维、维生素B$_1$、维生素B$_2$、维生素C、多酚、苦杏仁苷、植物固醇、钠、钙、钾

○ **适用者：**一般人，便秘、高血脂患者　✗ **不适用者：**产妇、婴儿

##  杏仁为什么能改善胃病？

1 杏仁中含有丰富的钙、镁，有舒缓情绪、放松紧绷肌肉的作用，对因为情绪性溃疡和压力引起的慢性胃炎患者，适量补充杏仁可改善症状。

2 杏仁含有类黄酮家族中的多酚物质、烟碱酸，以及维生素B$_1$、维生素B$_2$，常吃杏仁有提振精神、消除疲劳、强健神经传导纤维正常运作的效果，还可以舒缓紧张的情绪，预防因压力过大所引起的肠胃疾病。

## 杏仁主要营养成分

1 杏仁的热量是同量花生的1.2倍，脂肪含量也不低，但是杏仁的膳食纤维含量却是同量小麦的3倍，同量糙米的3.8倍，具有增进肠胃蠕动的功效，是很好的膳食纤维补充来源。

2 杏仁含有能镇定神经功能的维生素B$_1$、维生素B$_2$，烟碱酸的含量也很丰富，是同量薏仁的2倍。

3 杏仁的维生素E含量优于松子，具有养颜美容、润肠的效果。

## 杏仁食疗效果

1 杏仁性质温和，有润肠、通便、止血、镇咳的作用，由于肺和大肠互为表里，杏仁在清除肺热的同时，也能滋润大肠，软化干燥硬便，缓解便秘的困扰。

2 杏仁含不饱和脂肪酸、亚麻油酸、次亚麻油酸，所含的脂肪能保护肠胃，又能降低幽门螺杆菌在肠胃内生存的几率。

## 杏仁食用和保存方法

1 杏仁是杏子的核仁，可做成一般人爱吃的零食或甜品，也可当作保健食品，称为甜杏仁；药用北杏带点苦味，又称苦杏仁，可用来煲梨汤，有止咳润肺之效。

2 带褐皮的杏仁怕潮湿，宜存放在干燥通风的地方；去皮壳的杏仁易氧化产生油耗味，宜用密封罐装并尽早吃完。

## 杏仁饮食宜忌

药用杏仁的皮尖部位，含有带微量毒性的杏仁苷，味苦，一次不要吃太多。

# 杏仁松饼

### 修复黏膜＋护胃养胃

**材料：**
杏仁片、杏仁粉各30克，松饼粉150克，鸡蛋1个，鲜奶140毫升

- 热量 1031.3千卡
- 糖类 70克
- 蛋白质 55.9克
- 脂肪 58.7克
- 膳食纤维 24克

**调味料：**
橄榄油1大匙

**作法：**
1. 杏仁片放入烤箱烤至外表微黄，其余材料调匀成面糊备用。
2. 将杏仁片放入面糊中略拌。取平底锅加热放油，将面糊用大汤匙倒入，小火煎约30秒即可翻面，逐一煎出数个松饼。

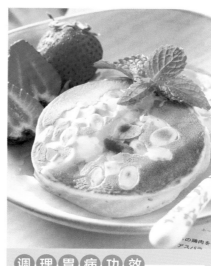

### 调理胃病功效

杏仁含有维生素A、维生素B$_2$、维生素C、维生素E，具有保护胃黏膜、帮助消化、修复胃黏膜、提高免疫力的功效，是很好的护胃食材。

# 鲜果杏仁饮

### 抗氧化＋增强免疫力

**材料：**
哈密瓜、苹果、木瓜各50克，杏仁粉5大匙，杏仁碎粒20克，凉开水300毫升

- 热量 500.8千卡
- 糖类 83.9克
- 蛋白质 8.4克
- 脂肪 14.6克
- 膳食纤维 9.5克

**作法：**
1. 哈密瓜、苹果、木瓜洗净，去皮、籽，切丁备用。
2. 将水果丁、杏仁粉、凉开水放入果汁机中打匀，撒上杏仁碎粒即可。

### 调理胃病功效

杏仁可搭配含维生素C和胡萝卜素的食物一起食用，以提升免疫力；杏仁皮纤维较粗，胃病患者宜细嚼慢咽，或切碎食用。

# 薏仁 *Job's Tears*

**健胃有效成分**
B族维生素
薏苡素

**食疗功效**
利尿去湿
消除水肿

- **别名：** 薏米、薏以仁、米仁、药玉米、菩提珠
- **性味：** 性平，味甘
- **营养成分：**
  蛋白质、糖类、脂肪、膳食纤维、薏苡素、B族维生素、维生素E、烟碱酸、钙、钾、铁、磷、镁、锌

○ **适用者：** 一般人，便秘、痔疮、体湿臃肿者　✗ **不适用者：** 孕妇、月经期女性、尿频者

## 🍎 薏仁为什么能改善胃病？

1 薏仁属性微凉，其药性能入脾、胃、肺经，中医常用薏仁来清热解毒、消水肿、健胃整肠。

2 薏仁在全谷杂粮类里属于低脂肪、低热量的食物，脂肪含量不到花生的一半，而且含有丰富的B族维生素、烟碱酸、薏苡素，有保护肠胃黏膜、稳定自律神经的作用。

3 薏仁可替代米饭作为主食，是生活中常见的保健食材。

## ⊙ 薏仁主要营养成分

薏仁含有蛋白质、脂肪、糖类、维生素 $B_1$、钾、钙、铁、氨基酸、薏苡素、薏仁酯、膳食纤维等营养素。

## 🦷 薏仁食疗效果

1 薏仁所含的水溶性膳食纤维，可排除体内废物，有助预防痔疮、大肠癌。

2 薏仁中含有特殊的薏苡素，可强化淋巴腺体细胞对病毒、癌细胞的抵抗力，帮助提升细胞免疫力。

3 薏仁中含有钾，可代谢体内多余的钠，想减肥或新陈代谢缓慢、容易水肿的人，可多吃薏仁。

4 薏仁所含的糖类、膳食纤维黏性高，容易有饱腹感。

5 薏仁中的脂肪，为有益人体代谢的油酸、亚麻油酸、棕榈酸，对水肿型肥胖者来说，有助排毒、排便、利尿、去体内湿气，可帮助减重。

6 薏仁的油脂为单元不饱和脂肪酸，适合高血脂、心血管疾病患者食用。

7 薏仁营养成分中的镁、锌含量，比小米、小麦、燕麦多，有促进神经传导、调节免疫力的作用。

8 薏仁的麸皮中含维生素 $B_1$，能增进肠胃蠕动，预防便秘、神经发炎。

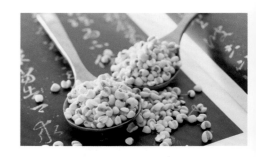

## ☀ 薏仁食用方法

1 没有去除麸皮的红薏仁，营养价值比白薏仁高，过敏体质者也能吃，但口感比较粗硬，需要较长的烹调时间。

2 薏仁和红豆同煮最养生，将薏仁泡水软化，再反复焖煮，更容易松软、熟烂。

3 薏仁可以和海带、排骨一起熬汤，有预防老化、抗癌的功效；或和猪肚、山药、芡实、茯苓炖成汤品，具有健脾养胃的功效。

4 单喝薏仁汤或薏仁浆，有美白肌肤、促进体内废物代谢的好处，要注意的是，薏仁不易煮熟，烹煮前要以温水浸泡3个小时才易熟软。

## ⚕ 薏仁饮食宜忌

1 薏仁有利尿的作用，孕妇要小心食用，避免子宫收缩过剧导致流产。

2 薏仁性寒，月经期妇女宜避免食用。

---

# 和风薏仁鲜蔬沙拉

清肠排毒 + 修复溃疡

**材料：**
熟薏仁20克，生菜2片，小番茄6颗，小黄瓜50克，凉开水75毫升

- 热量 116.5千卡
- 糖类 10克
- 蛋白质 3克
- 脂肪 7.2克
- 膳食纤维 1.6克

**调味料：**
陈醋、太白粉、橄榄油各1小匙、盐1/2小匙

**作法：**
1 小黄瓜切丁；小番茄切半。
2 凉开水和盐放入锅中煮沸，加太白粉勾芡，凉却后拌入陈醋和橄榄油，制成和风酱。
3 将生菜铺于盘中，放入熟薏仁、小黄瓜丁、小番茄，淋上和风酱拌匀即可。

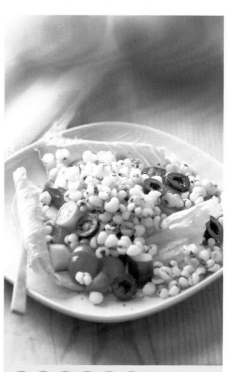

## 调理胃病功效

薏仁中的维生素B$_1$，能促进肠胃蠕动；钙、镁能舒缓因紧张所引发的胃部疾病；小番茄富含维生素A，对肠胃消化道具有保护的作用。

# 四神鸡汤

滋补肠胃＋帮助消化

**材料：**

莲子、薏仁各30克，芡实、淮山各20克，当归2克，姜片10克，鸡肉300克，凉开水1500毫升

**调味料：**

盐1½小匙，米酒1大匙

- 热量 848.4千卡
- 糖类 69.1克
- 蛋白质 65.2克
- 脂肪 34.6克
- 膳食纤维 5.1克

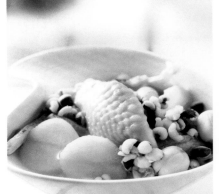

**作法：**

❶ 所有中药材、姜片洗净；鸡肉剁小块，放入沸水中汆烫冲净后备用。

❷ 将所有食材以及米酒、凉开水放入锅中煮沸，转小火炖煮1个小时，熄火前加盐调味即可。

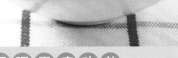

**调理胃病功效**

四神具有帮助消化、调整肠胃的功效，特别适合消化不良、脾胃虚弱者滋补之用；但因淀粉含量高，想减肥的人宜酌量摄取。

---

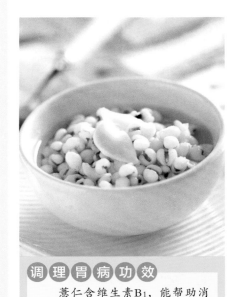

# 百合薏仁汤

2 人份

健脾益胃＋改善胃炎

**材料：**

薏仁100克，百合30克，凉开水2000毫升

**调味料：**

冰糖1大匙

- 热量 592.5千卡
- 糖类 117克
- 蛋白质 2.6克
- 脂肪 12.7克
- 膳食纤维 4克

**作法：**

❶ 将百合和薏仁洗净。

❷ 薏仁泡水1个小时后，和百合一起放入锅中，加水煮沸后，转小火续煮1个小时。

❸ 最后加入冰糖调匀即可。

**调理胃病功效**

薏仁含维生素B$_1$，能帮助消化；百合对于经常熬夜、睡眠品质不佳、长期精神紧张等导致的胃炎，具有明显改善作用。

# 元气杂粮粥

## 清肠排毒＋提升免疫力

**材料：**
芡实、薏仁、莲子、红枣、桂圆各8克，大米120克，凉开水1000毫升

**调味料：**
冰糖适量

- 热量 285.5千卡
- 糖类 62.6克
- 蛋白质 5.9克
- 脂肪 0.9克
- 膳食纤维 2.2克

**作法：**

❶ 将全部中药材、大米洗净，放入锅中。

❷ 加入凉开水，一起熬煮成粥。

❸ 最后以冰糖调味即可。

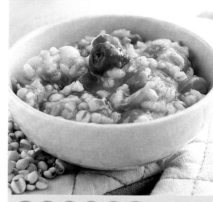

### 调 理 胃 病 功 效

　　芡实、薏仁、莲子含丰富的水溶性膳食纤维，可排除体内废物，增进肠胃蠕动。薏仁还含有特殊的薏苡素，能提升细胞免疫力。

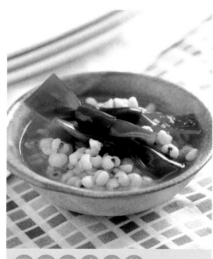

# 海带薏仁粥

## 养胃去湿＋排毒降火

**材料：**
海带结20克，薏仁25克，凉开水200毫升

- 热量 96.5千卡
- 糖类 16.3克
- 蛋白质 3.6克
- 脂肪 1.8克
- 膳食纤维 1.0克

**作法：**

❶ 海带结清洗干净后，放入锅中，加水烹煮。

❷ 煮沸后取出海带结和海带汁，倒入汤锅中，再加入薏仁一起熬煮成粥即可。

### 调 理 胃 病 功 效

　　海带薏仁粥能有效代谢肠道内的毒素，还可消除上火现象，并有助于强健脾胃，去除体内湿气，消除水肿。

**Point** 稳定情绪，加强消化功能

# 小麦 *Wheat*

**健胃有效成分**
膳食纤维、铁
B族维生素、维生素E

**食疗功效**
安定心神
帮助消化

- **别名：** 白麦、淮麦、浮小麦
- **性味：** 性微寒，味甘
- **营养成分：**
  蛋白质、脂肪、糖类、膳食纤维、维生素B1、维生素B2、维生素B6、维生素C、维生素E、植物固醇、卵磷脂、烟碱酸、钾、钙

○ **适用者：** 一般人，体力虚弱、容易心悸不安者　✗ **不适用者：** 过敏体质者

---

## 小麦为什么能改善胃病？

1 小麦富含维生素B2、维生素B6、钙、铁等营养成分，可温补脾胃、稳定情绪，对因情绪性紧张所引起的胃痛、腹胀、肠胃痉挛，有放松肌肉的效果。

2 小麦所含的维生素B1，可预防和治疗脚气病、神经炎，植物固醇能降低血液中坏胆固醇的含量。

3 《本草拾遗》中记载，小麦可滋养肠胃、长肌肉、补体力、治虚劳。

## 小麦主要营养成分

1 小麦含丰富的蛋白质、不饱和脂肪酸、糖类，尤其膳食纤维含量丰富，是同量糙米的4.7倍、燕麦的2.2倍。

2 小麦所含的烟碱酸，在谷类中仅次于糙米，能维持消化功能的正常运作。

3 小麦胚芽含有丰富的维生素B6，有助防治神经、皮肤疾病。

## 小麦食疗效果

1 小麦的膳食纤维对消化系统有益，可以防治便秘、痔疮、大肠癌等疾病，对糖尿病和心脏病也有预防作用。

2 从发芽的小麦种子提炼出来的小麦胚芽油，是很好的天然维生素E摄食来源，常被制成维生素E胶囊的保健食品，用来预防动脉硬化、延缓脑力退化。

3 小麦皮含丰富的B族维生素和蛋白质，可以和缓神经、改善脚气病以及末梢神经炎。

4 小麦所含的水溶性蛋白质，具有控制餐后血糖值上升的功效。

## 小麦食用方法

1 小麦碾过后，麦粒可直接煮食，磨成面粉后，可做成包子、馒头、面包、点心等食品。

2 小麦胚芽粉香味宜人，可调入牛奶、豆浆中饮用，能提高免疫力。

3 小麦也能提炼小麦胚芽油，为有益人体的食用油之一。

## 小麦饮食宜忌

脾胃消化能力不好的人，对小麦制成的米食或粥品，仍应细嚼慢咽，让唾液中的淀粉酶，有时间帮助肠胃消化，以免刺激胃酸分泌过多。

# 四季豆麦粥

安定神经 + 补心益肾

**2 人份**

**材料：**
四季豆30克，小麦80克，凉开水500毫升

- 热量 295千卡
- 糖类 57.8克
- 蛋白质 11.8克
- 脂肪 1.9克
- 膳食纤维 9.8克

**作法：**

1. 四季豆洗净，去头尾和粗丝；小麦洗净泡水6个小时后沥干备用。

2. 取锅加凉开水煮沸，放入小麦，续煮约30分钟。

3. 放入四季豆煮熟即可。

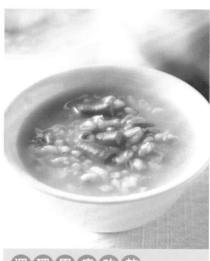

**调理胃病功效**

　　小麦含有不饱和脂肪酸、B族维生素、维生素E，和含维生素B$_1$、维生素B$_2$、维生素B$_6$的四季豆一同烹煮，对胃病患者来说，能安定神经、帮助消化。

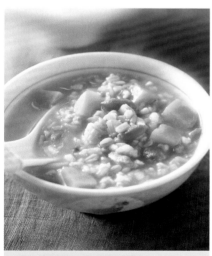

**调理胃病功效**

　　南瓜富含维生素A、维生素B$_{12}$，具有保护胃黏膜的功能；搭配含B族维生素的小麦煮成粥，具有稳定神经、帮助消化的功效。

# 金瓜麦香粥

**3 人份**

加强消化功能 + 保护黏膜

**材料：**
南瓜50克（去皮切块），小麦100克，枸杞子20克，凉开水750毫升

- 热量 459.7千卡
- 糖类 91.6克
- 蛋白质 17.6克
- 脂肪 2.6克
- 膳食纤维 14.9克

**作法：**

1. 小麦洗净泡水6个小时；枸杞子洗净沥干备用。

2. 取锅加凉开水煮沸，放入南瓜块和小麦，以小火煮至小麦熟软。

3. 熄火前10分钟，将枸杞子放入锅中煮软即可。

# 小米 *Millet*

**健胃有效成分**
β-胡萝卜素
B族维生素、维生素E

**食疗功效**
降胃火
治消渴

- **别名：** 粟米、黍米、黄粟、谷子

- **性味：** 性微寒，味甘咸

- **营养成分：**
  蛋白质、脂肪、糖类、膳食纤维、B族维生素、维生素E、
  β-胡萝卜素、钙、磷、铁、镁、锌、烟碱酸

○ **适用者：** 一般人、胃火旺盛者　✗ **不适用者：** 体质虚寒者

## 小米为什么能改善胃病？

1. 小米所含氨基酸种类多，且为低过敏蛋白，对肠胃不好、消化不良的人来说，一碗香浓的小米粥，可以补充人体所需的蛋白质，连过敏体质的人和婴儿都可食用。

2. 小米含有大部分全谷杂粮所没有的β-胡萝卜素，和维生素B1、维生素B2、维生素B6一起，可预防口角生疮，修复细胞组织黏膜溃疡，胃溃疡、脾胃虚弱者皆可适量食用。

3. 小米有开肠胃、补虚损、益丹田的功效，中医认为小米能降胃火，煮粥食用对产后妇女或病后体虚、腹泻、反胃呕吐者有益。

## 小米主要营养成分

1. 小米是全谷类中体积最小，但最能保存营养，又耐贮藏、烹调的主食。小米在去壳碾制的过程中，胚芽的营养素几乎被完整保留，含有丰富的B族维生素、维生素E、烟碱酸。

2. 小米属于低热量、低脂肪的谷物，铁含量是同量大米的15倍，锌含量也比同量紫米高出1倍。

## 小米食疗效果

1. 《本草纲目》中记载，小米味咸，微寒无毒，可滋养肾气，去除脾胃中的虚火，消渴，利小便。

2. 小米中含有淀粉酶，吃起来有甜味，产后妇女可用小米和桂圆、红枣煮成补粥，调养体质。

3. 小米的膳食纤维含量，介于燕麦和糙米之间，有助肠道的蠕动。

## 小米食用方法

1. 小米可单独熬粥，但以和其他全谷类搭配成主食，能吸收最齐全的营养。

2. 小米磨成粉后，加入红枣、莲子可做成糕点。

3. 煮小米粥时，不宜太稀。淘米时避免用手揉搓，不可长时间浸泡或用热水淘洗。睡前吃小米粥，可改善睡眠品质。

## 小米饮食宜忌

对糯米类食物容易产生胀气、难消化的人，小米浅尝就好，不宜多吃。

# 枸杞子小米粥

**促进食欲＋健脾养胃**

**材料：**
小米30克，糯米50克，枸杞子20克，凉开水500毫升

- 热量 355.1千卡
- 糖类 74.4克
- 蛋白质 10.4克
- 脂肪 1.8克
- 膳食纤维 3.9克

**作法：**

❶ 枸杞子洗净；小米、糯米洗净，泡水6个小时后沥干备用。

❷ 取锅加凉开水煮沸，放入小米、糯米，以小火炖煮至熟软。

❸ 放入枸杞子炖煮至软即可。

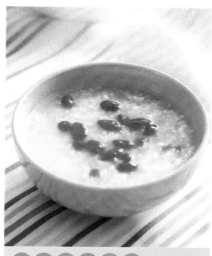

**调理胃病功效**

小米富含维生素B₁、维生素B₁₂，能帮助消化、促进食欲。以中医观点来看，小米有和中健胃、滋阴补虚之效，适合脾胃虚弱者食用。

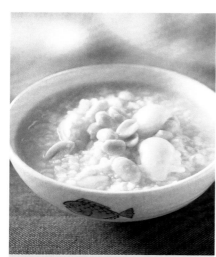

**调理胃病功效**

花生含有丰富的抗氧化剂、矿物质和B族维生素、维生素E；再加上富含维生素B₁、维生素B₁₂的小米，具有帮助消化、促进食欲的功能。

# 百合花生小米粥

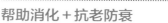

**帮助消化＋抗老防衰**

**材料：**
新鲜百合、糯米各30克，花生50克，小米70克，凉开水800毫升

- 热量 707.3千卡
- 糖类 99.6克
- 蛋白质 25.8克
- 脂肪 22.9克
- 膳食纤维 7.5克

**作法：**

❶ 百合洗净沥干；花生、小米、糯米洗净，泡水6个小时备用。

❷ 取锅加凉开水煮沸，放入所有食材，以小火炖煮至材料熟软即可。

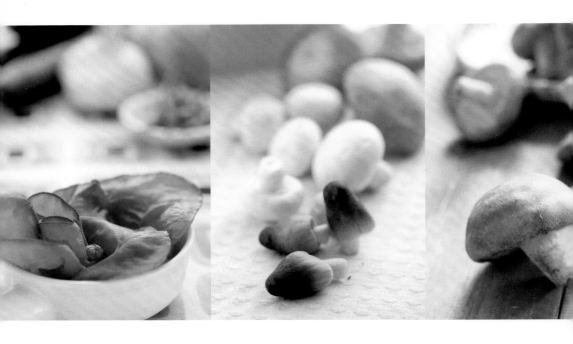

# 养生菇蕈类

　　多食用菇蕈类食物，可增强消化系统的抗癌力。菇蕈类食物的脂肪、热量、胆固醇含量低，口感清爽；膳食纤维和胶质丰富、细软，对消化功能不好的人来说，吃菇蕈类食物既能补充蛋白质，又有帮助消化、提振食欲的功效。

　　尤其菇蕈类已被医学界证实，具有抑制癌细胞肿瘤增生的抗癌效果，包括黑木耳、银耳、菇类所含的多糖体、$\beta$-葡聚糖，能增强并保护消化系统不受癌细胞肿瘤的侵袭。

*Point* 保护肠胃黏膜，预防消化性溃疡

# 黑木耳 *Wood Ear*

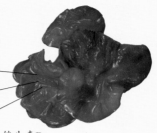

**健胃有效成分**
B族维生素、维生素K
膳食纤维

**食疗功效**
润肠通便
排毒净血

- **别名：** 桑耳、云耳、黑菜、耳子、木茸
- **性味：** 性平，味甘
- **营养成分：**
  蛋白质、脂肪、糖类、膳食纤维、维生素B₂、维生素D、维生素K、β-胡萝卜素、叶酸、卵磷脂、钾、钙

○ **适用者：** 一般人，便秘、痔疮、结石患者　✗ **不适用者：** 孕妇

## 🍎 黑木耳为什么能改善胃病？

1. 黑木耳含维生素K，其中的凝血素有促进血液凝固的作用，缩短溃疡出血的时间，并协助溃疡部位愈合，保护肠胃黏膜病灶不受胃酸侵蚀，预防溃疡复发。

2. 黑木耳有丰富的植物性蛋白胶质，能在肠胃里吸附残余物质，连同其他食物的膳食纤维一起排出体外。

3. 黑木耳所含的水溶性胶质，会吸收肠道细胞中多余的脂肪，减少人体对脂肪的吸收，刺激肠道蠕动，适量食用可清涤肠胃。

## ⊙ 黑木耳主要营养成分

1. 黑木耳主要营养成分为多糖体，包括酸性多糖体和β-葡聚糖等。

2. 黑木耳含有植物性蛋白胶质，能够涤清肠道残渣，预防便秘、痔疮；此外还有凝血作用的维生素K，钙、铁的含量也不少。

## 🥣 黑木耳食疗效果

1. 黑木耳含铁量高，具有改善贫血、强化造血功能之效。

2. 黑木耳中的植物胶质，可降低血液中的胆固醇和三酸甘油酯含量，不但具有预防心血管疾病的效果，对高血脂、冠心病、动脉硬化等疾病，也有很好的改善作用。

3. 干的黑木耳也能入药，中医认为干黑木耳有通畅血脉、健脾补气，治疗便秘、便血的作用。

## ☀ 黑木耳挑选和食用方法

1. 尽量选择干黑木耳自行以冷水泡发，可避开市售化学发泡成分。色泽深、耳小的木耳品质较佳，变烂、不易泡发的部分宜剔除不要食用。

2. 黑木耳可和各种食材搭配烹调，因为它本身不具味道，所以可以适量用辛香食材、高汤提味。

## ✚ 黑木耳饮食宜忌

1. 黑木耳有抑制血小板凝集的作用，消化道正出血时暂不宜食用。

2. 孕妇不宜吃太多黑木耳，否则会影响胚胎的稳定与成长，有流产的风险。

# 木耳炒腐竹

保护胃壁 + 帮助溃疡愈合

**材料：**
黑木耳丝20克，腐竹1片（未炸），卷心菜丝200克，凉开水30毫升

- 热量 137.5千卡
- 糖类 12.7克
- 蛋白质 11.7克
- 脂肪 5克
- 膳食纤维 5.2克

**调味料：**
橄榄油2小匙，盐1/2小匙

**作法：**

① 腐竹切条备用。

② 热油锅，加入黑木耳丝和腐竹条炒香。

③ 再加入卷心菜丝、凉开水一起快炒，最后加盐炒匀即可。

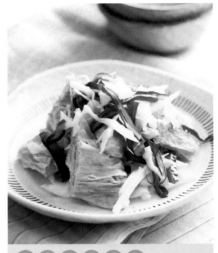

**调理胃病功效**

黑木耳含维生素K，能促进血液凝固，缩短溃疡出血时间；多糖类可协助溃疡愈合，并保护肠胃黏膜病灶不受胃酸侵蚀。

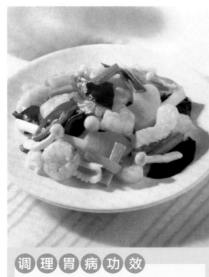

**调理胃病功效**

黑木耳、蟹味菇含多糖类，能保护胃黏膜，预防胃溃疡；菠萝、胡萝卜含丰富的膳食纤维，可帮助肠胃消化，并预防大肠癌。

# 什锦炒木耳

强胃防癌 + 帮助消化

**材料：**
黑木耳、蟹味菇、虾仁各50克；菠萝30克，胡萝卜、葱段各10克；辣椒1/2个，姜片5克，鱿鱼60克

- 热量 216.5千卡
- 糖类 11.75克
- 蛋白质 19.71克
- 脂肪 10.71克
- 膳食纤维 5.38克

**调味料：**
白醋、高汤、香油各1小匙，橄榄油2小匙，盐、米酒各1/2小匙

**作法：**

① 黑木耳、菠萝、胡萝卜、辣椒洗净切片；蟹味菇洗净剥散，备用。

② 鱿鱼切花，和虾仁皆以沸水汆烫备用。

③ 热锅放油，爆香葱、姜、辣椒，放蔬果和菇类炒匀，再放虾仁、鱿鱼和调味料快炒至熟。

# 黑木耳炒鸡片

**益胃养身 + 补充营养**

**材料：**
去骨鸡腿肉、黑木耳各150克，
蒜末10克

**调味料：**
盐、黑醋各1小匙

**腌料：**
米酒、酱油各1大匙

**作法：**

❶ 鸡腿肉切条，拌入腌料，腌渍约20分钟至入味；黑木耳切片，备用。

❷ 热锅放油，爆香蒜末，依序放入鸡腿肉条、黑木耳片拌炒至熟。

❸ 加盐、黑醋拌匀即可。

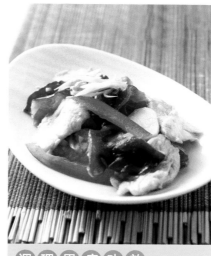

- 热量 397.5千卡
- 糖类 11.6克
- 蛋白质 29.1克
- 脂肪 26.1克
- 膳食纤维 9.8克

**调理胃病功效**

　黑木耳含有维生素K，具有凝血素，止血作用佳，可保护胃肠黏膜；且营养成分高，能益胃补身、帮助消化。

---

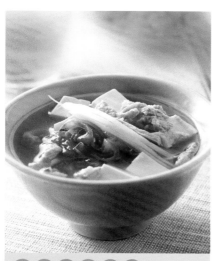

**调理胃病功效**

　新鲜黑木耳的维生素B$_2$含量高于肉类，另富含铁质和维生素C，对胃病患者而言，可帮助消化、提振食欲，也是滋补的好食物。

# 木耳豆腐羹

**增强体力 + 提振食欲**

**材料：**
黑木耳丝、猪肉条各50克，党参粉、葱花、姜丝各10克，豆腐丁100克，高汤500毫升

- 热量 164.2千卡
- 糖类 10.2克
- 蛋白质 18.8克
- 脂肪 5.4克
- 膳食纤维 3.9克

**调味料：**
橄榄油2小匙，盐、白醋各1小匙，香油适量

**作法：**

❶ 热锅放油，爆香姜丝，依序放入猪肉条、黑木耳丝拌炒。

❷ 接着放入高汤、豆腐丁煮沸，再加党参粉，转小火续煮15分钟。

❸ 加入其余调味料和葱花略煮即可。

# 银耳 *White Jelly Fungi*

**健胃有效成分**
植物蛋白胶质
膳食纤维、多糖体

**食疗功效**
滋阴养胃
消除胀气

● **别名：** 白耳、桑鹅、五鼎芝

● **性味：** 性平，味甘

● **营养成分：**
蛋白质、脂肪、糖类、膳食纤维、
B族维生素、维生素D、多糖体、卵磷脂、叶酸、泛酸、钾、钙、磷

○ **适用者：** 一般人　　✗ **不适用者：** 风寒感冒患者

## 🍎 银耳为什么能改善胃病？

1 银耳中含植物性胶质，能补充胶原蛋白，滋润黏膜，保护胃黏膜，促进细胞再生能力。

2 银耳中所含的水溶性膳食纤维，有促进肠胃蠕动、减低脂肪吸收率的效果，可提振食欲、帮助消化。

3 银耳的多糖体化合物，可协助肝脏排除残余毒物，除了能增强细胞对外来病毒、病菌的抵抗力外，还能提高对抗胃癌、直肠癌的免疫力。

## 银耳主要营养成分

1 银耳是低脂肪、无胆固醇、低热量、富含植物蛋白胶质的食物，能滋润消化器官黏膜，不易造成消化负担。

2 银耳的膳食纤维含量，在菇蕈类中名列前茅，有助清除肠道毒物；且其多糖体含量丰富，能增强免疫力。

## 银耳食疗效果

1 银耳性平味甘，没有毒性，可入胃、肺经，对养胃、滋阴、生津、益气、润肺特别有效。

2 银耳因为富含胶质，又不含胆固醇，价格也很实惠，人们习惯以"平民的燕窝"称号，来推崇银耳的食疗价值。

3 将剁碎的银耳和红豆、薏仁、红枣、莲子炖甜汤，可养胃益气。

## 银耳挑选和食用方法

1 天然的银耳外观会呈现淡黄褐色，没有酸味或化学异味；色白、过大的银耳可能经过加工处理，应避免购买。

2 银耳食用之前要先泡发，去除硬蒂、杂质，不易泡发的部位要剔除，特别是浅黄色的硬块。

3 煮银耳时，沸腾后应再多焖几分钟，让银耳的胶质全部释出呈黏稠状，如此人体才能充分吸收胶原蛋白。

## 银耳饮食宜忌

1 银耳不宜和含鞣酸的食物（如菠萝）一起吃，以免刺激胃酸，引起不适。

2 银耳有抗凝血作用，如果有出血性疾病者，应避免食用。

3 银耳可搭配不同的食材，冬天可以进补，夏天可以退火解毒。

# 银耳鸡蛋羹

**健脾养胃＋促进细胞再生**

**材料：**
干银耳20克，鸡蛋2个，凉开水1000毫升

**调味料：**
冰糖2大匙

- 热量 272千卡
- 糖类 32.8克
- 蛋白质 12.2克
- 脂肪 9.9克
- 膳食纤维 2.5克

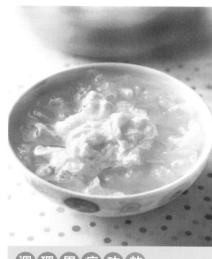

**作法：**
1. 干银耳洗净，用温水泡20分钟，去除杂质和蒂头，用水冲洗干净。
2. 银耳撕成小片，放入锅中，加入冰糖和凉开水，煮沸后转小火续煮30分钟，至银耳熟烂。
3. 打入蛋汁，煮沸即可。

**调理胃病功效**
银耳含植物性胶质，能保护胃黏膜，促进细胞再生；鸡蛋中的维生素A，有保护胃壁黏膜之效，可提升肠胃的消化吸收力。

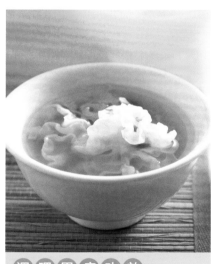

**调理胃病功效**
黑木耳、银耳均有益胃的功效，银耳富含水溶性膳食纤维和胶质，有促进肠胃蠕动的效果，易腹泻者应酌量食用。

# 双耳冰糖饮

**润肠益胃＋帮助排便**

**材料：**
干黑木耳、干银耳各20克，凉开水800毫升

**调味料：**
冰糖1大匙

- 热量 146.4千卡
- 糖类 34.7克
- 蛋白质 1克
- 脂肪 0.4克
- 膳食纤维 7.9克

**作法：**
1. 将干黑木耳、干银耳洗净、泡发、去蒂、切碎备用。
2. 取锅加水，倒入黑木耳和银耳，煮沸后加入冰糖，转小火炖煮60分钟即可。

# 香菇 *Lentinus Edodes*

**健胃有效成分**
B族维生素、维生素C
多糖体、甘露醇

**食疗功效**
提升食欲
清除肠毒

- **别名：**香蕈、椎茸、冬菇、花菇

- **性味：**性平，味甘

- **营养成分：**
  蛋白质、糖类、膳食纤维、$\beta$－葡聚糖、香菇素、B族维生素、维生素C、维生素D、麦角固醇、钾、钙、磷、铁、镁

**○ 适用者：**一般人　　**✗ 不适用者：**痛风、肾功能不好者

## 香菇为什么能改善胃病？

1 香菇的香味让人食欲大开、唾液增加，能促进肠胃消化；其所含的多糖体，能抑制病毒生长，有杀菌作用。

2 香菇含利尿、通便的甘露醇和丰富的膳食纤维，可直接将肠道、血液、细胞、肾脏内的废弃毒物排出体外，是保护肠胃极佳的解毒、排毒食材。

3 新鲜香菇中含有B族维生素、维生素C，有修复黏膜，帮助细胞愈合、再生的功效，胃溃疡患者可适量食用。

## 香菇主要营养成分

1 香菇为低热量、高膳食纤维的食物，含多种氨基酸和多糖体，有助于消除疲劳。

2 香菇中含有独特的香菇素、甘露醇，能降低胆固醇、抑制病毒增生、提高人体免疫力。

## 香菇食疗效果

1 香菇中含有麦角固醇，是维生素D的前驱物质，在小肠内可协助人体对钙质的吸收。

2 吃香菇再配合多晒太阳，在强健骨骼的同时，也有稳定情绪、令人心情开朗的作用。

3 香菇含有抗肿瘤效果的$\beta$－葡聚糖，会刺激小肠黏膜中的淋巴结，促使巨噬细胞增生，提高免疫力。

4 香菇中的胆碱、香菇素，可防治坏胆固醇沉积在血管中，有降血压的作用。

5 香菇中的膳食纤维含量丰富，能促进便，排出体内毒素，降低胆固醇。

## 香菇食用方法

1 香菇可入菜，也能当香料提味，烫熟后凉拌，或和其他食材拌抄、炖成补汤都很适合。

2 干香菇的香味比新鲜香菇浓郁，可先用冷水泡软、去除硬蒂再烹调。泡香菇的水含核糖核酸等营养素，可以用来煮汤。

## 香菇饮食宜忌

香菇的膳食纤维丰富，经常腹泻者或脾胃虚寒者，不要一次吃太多。

# 凤翼香菇汤

**护胃排毒＋润肌美肤**

**材料：**
红枣10颗，干香菇6朵，花生10克，鸡翅4只，凉开水800毫升

- 热量 562.5千卡
- 糖类 15.5克
- 蛋白质 37.9克
- 脂肪 38.7克
- 膳食纤维 3克

**调味料：**
米酒1大匙，盐1小匙

**作法：**
1. 干香菇洗净去蒂，用凉开水泡软；红枣、花生洗净；鸡翅汆烫备用。
2. 将以上材料和米酒、泡干香菇的水放入锅中，煮沸后转小火炖煮30分钟。
3. 起锅前加盐调味即可。

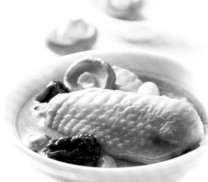

**调理胃病功效**
香菇的甘露醇能利尿、通便，可将体内毒素排出体外，是保护肠胃的排毒食物；鸡翅含维生素A、维生素C，能保护胃壁。

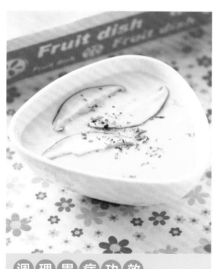

**调理胃病功效**
鲜香菇中的B族维生素、维生素C能修复黏膜、帮助消化；山药含黏蛋白和甘露多糖体，有保护肠胃器官黏膜组织的作用。

# 野菇山药蒸蛋

**修复黏膜＋改善胃溃疡**

**材料：**
鲜香菇50克，山药30克，鸡蛋2个，葱花10克，高汤300毫升

- 热量 203.8千卡
- 糖类 12.5克
- 蛋白质 14.3克
- 脂肪 10.7克
- 膳食纤维 1.8克

**调味料：**
盐、米酒各1小匙

**作法：**
1. 鲜香菇洗净切薄片；山药洗净去皮，磨成泥；鸡蛋打散，加入调味料拌匀，用滤网过筛后备用。
2. 将以上食材和高汤拌匀倒入碗中，包一层保鲜膜，放入蒸锅中蒸约15分钟后，撒上葱花，焖约1分钟即可。

# 小白菜炒香菇

**修复黏膜 + 高纤排毒**

**材料：**

小白菜200克，鲜香菇10朵，大蒜1瓣

- 热量 50千卡
- 糖类 8.2克
- 蛋白质 4克
- 脂肪 0.8克
- 膳食纤维 6克

**调味料：**

盐、橄榄油各1/2匙

**作法：**

❶ 鲜香菇洗净去蒂；小白菜洗净切段；大蒜去皮、拍碎备用。

❷ 热锅放油，爆香蒜末，依序放入鲜香菇、小白菜段拌炒。

❸ 起锅前加盐炒匀即可。

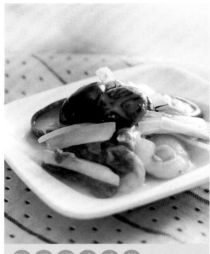

**调 理 胃 病 功 效**

　　鲜香菇含B族维生素、维生素C，可帮助消化、提振食欲、修复黏膜，但因富含膳食纤维，胃病患者食用时应细嚼慢咽，以免消化不良。

# 鲜菇烩卷心菜

**预防癌症 + 提高免疫力**

**材料：**

鲜香菇5朵，卷心菜200克，胡萝卜30克，大蒜1瓣，凉开水1大匙

- 热量 222.8千卡
- 糖类 16.9克
- 蛋白质 3.4克
- 脂肪 15.7克
- 膳食纤维 3.8克

**调味料：**

太白粉、盐各1小匙，橄榄油1大匙，香油适量

**作法：**

❶ 鲜香菇洗净切片；卷心菜洗净切片；胡萝卜洗净去皮切片；大蒜去皮拍碎；太白粉加凉开水调匀。

❷ 热锅放油，爆香蒜末，放入香菇片、胡萝卜片、卷心菜片炒匀。

❸ 再加盐、香油拌匀，最后倒入太白粉水勾芡即可。

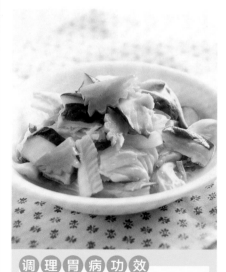

**调 理 胃 病 功 效**

　　香菇富含膳食纤维，可促进体内废物排出，保护肠胃健康；卷心菜含维生素U，能治疗胃溃疡，保护肠、胃壁黏膜。

*Point* 强化免疫力，维护消化器官功能

# 杏鲍菇 *King Oyster Mushroom*

**健胃有效成分**
B族维生素
膳食纤维

**食疗功效**
提振食欲
降低肠胃致癌率

● **别名：** 凤尾菇、帝王菇、鲍鱼菇、刺芹菇

● **性味：** 性平，味甘

● **营养成分：**
蛋白质、糖类、膳食纤维、$\beta$-葡聚糖、香菇素、B族维生素、维生素D、麦角固醇、钾、钙、磷、铁、镁、锌

○ **适用者：** 一般人　✗ **不适用者：** 痛风、肾脏病患者

---

## 🍎 杏鲍菇为什么能改善胃病？

1 杏鲍菇中的水溶性膳食纤维，在肠道内因黏稠膨胀，可降低肠道对热量、脂肪的吸收，促使废物快速排出体外，减低患肠道癌症的几率，是保肠健胃的理想食材。

2 杏鲍菇的寡糖含量高，适合胃病患者食用；还含有抗肿瘤成分的多糖体，有助于预防肠癌、胃癌。

3 杏鲍菇含B族维生素，能保护肠胃细胞黏膜；其中的钙、维生素D在强化骨质的同时，也能平稳情绪、镇定神经。

4 杏鲍菇性平味甘，可理气化痰、健肠胃、益气。

## 杏鲍菇主要营养成分

杏鲍菇含丰富的膳食纤维、钠、钙、磷、钾、铁、B族维生素、多糖体和抗菌素等。

## 杏鲍菇食疗效果

1 杏鲍菇含有多种人体成长所必需的氨基酸，能增强生理功能和体力。

2 杏鲍菇中含可抑制肿瘤生成的多糖体；其中的B族维生素、维生素D、锌，有增强免疫力的作用。

3 杏鲍菇的膳食纤维含量丰富，有助促进肠胃蠕动、预防便秘。

## ☀ 杏鲍菇挑选、食用和保存方法

1 宜挑菇柄粗大、颜色乳白、肉质肥厚的杏鲍菇，口感才会脆而有韧劲；菇伞皱褶里若有黑色霉菌，表示膳食纤维粗老，口感会硬而无味。

2 将菇柄对切碳烤，撒点胡椒盐，最能吃出菇的原味；切片和肉类同炒，也十分可口。

3 杏鲍菇需要在4～5℃温度下保存，才不易变质腐坏。没吃完的杏鲍菇可密封放入冰箱，1周内吃完最好。

4 当杏鲍菇表面出现褐变、湿黏或有其他菌丝时，不宜再食用。

## 🍽 杏鲍菇饮食宜忌

菇类的嘌呤含量偏高，痛风、肾功能不好的人宜忌口。

# 洋菇 *Mushroom*

**健胃有效成分**
多糖体
B族维生素

**食疗功效**
强化肠胃黏膜
提升食欲

- **别名：** 蘑菇、西洋松茸、钮扣蘑菇
- **性味：** 性平，味甘
- **营养成分：**
  蛋白质、糖类、膳食纤维、多糖体、香菇素、B族维生素、维生素C、维生素D、$\beta$-葡聚糖、麦角固醇、叶酸、钾、钙、磷

○ **适用者：** 一般人  ✗ **不适用者：** 痛风、患风湿性疾病、肾功能不好者

## 洋菇为什么能改善胃病？

1 洋菇的热量、脂肪含量非常低，却含有丰富且易于被人体吸收的氨基酸，像精氨酸、麸氨酸、菸烟碱等，对保护胃部黏膜、修复溃疡细胞，以及强化生长功能有帮助。

2 洋菇含香菇素、$\beta$-葡聚糖、多糖体、膳食纤维，可以抑制血液中癌细胞的增生，清除血液中胆固醇、肠道中的废弃物质，增加胃病患者对胃癌的抵抗力。

## 洋菇主要营养成分

1 洋菇中的菸硷酸，是同量猴头菇的3.5倍；维生素$B_2$是同量金针菇的1.6倍，能促进消化，减轻肠胃不适。

2 洋菇中含菇类独有的多糖体、香菇素，可抑制肿瘤细胞增生，预防胃癌。

## 洋菇食疗效果

1 洋菇的热量低，主要成分为水分和植物性蛋白质，有护胃保肝的效果；所含的多种氨基酸，有助提供体内免疫细胞和抗体养分，维持器官功能正常运作。

2 洋菇中含有可抗癌的多糖体，维生素$B_1$、维生素$B_2$、维生素$B_6$可活化体内免疫细胞，协助肝脏分解代谢毒素。

3 洋菇中锌含量丰富，可帮助伤口愈合、增强人体免疫力，对糖尿病患者而言，能稳定血糖值。

## 洋菇食用和保存方法

1 洋菇耐久煮，营养和鲜味不易流失；可先用盐水清洗后切薄片，和蔬菜、肉类拌炒，或单独烤、炸、煮西式浓汤，味道都很鲜美。

2 潮湿环境不利于洋菇保存，未用完的生洋菇宜保持干燥并冷藏，其保鲜期约为3天，久存即易褐变、失去香味。

## 洋菇饮食宜忌

1 洋菇的嘌呤含量高，肾脏功能不好、有痛风、宿疾的人，不宜大量食用。

2 洋菇久放会呈黄褐色，这是正常现象。但如果洋菇过于亮白，可能是经过了漂白剂加工处理，反而不宜食用。

# 蘑菇烩鸡肉

## 预防癌症 + 增强抵抗力

**材料：**
去骨鸡腿肉块150克，洋菇片100克，蒜末10克，胡萝卜片50克，高汤100毫升

- 热量 933.3千卡
- 糖类 21.4克
- 蛋白质 114.6克
- 脂肪 43.3克
- 膳食纤维 4.2克

**调味料：**
橄榄油、蚝油、米酒、酱油各1大匙

**作法：**

❶ 将米酒和酱油拌入鸡肉块，腌渍约30分钟。

❷ 热油锅，将鸡肉煎至两面微黄后起锅，用同锅余油爆香蒜末。

❸ 放胡萝卜片、洋菇片炒香后，倒入蚝油、高汤、鸡肉煮沸，转小火炖至汤汁收干即可。

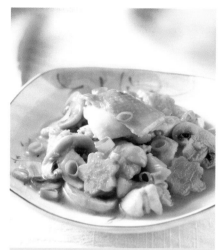

**调理胃病功效**

　　洋菇含18种氨基酸和丰富的多糖体，是胃病患者增强抵抗力的好食物；鸡肉中的维生素A，能预防肠胃黏膜溃疡。

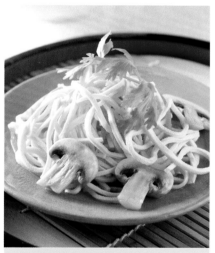

**调理胃病功效**

　　洋菇含丰富的蛋白质，搭配豆干丝和胡萝卜丝，即为一道富含胡萝卜素和蛋白质的佳肴，具有修复黏膜、提振食欲的功效。

# 干丝拌蘑菇

## 增进食欲 + 强化黏膜

**材料：**
洋菇、豆干丝各100克，香菜40克，胡萝卜丝30克

- 热量 305.4千卡
- 糖类 18克
- 蛋白质 23.9克
- 脂肪 15.3克
- 膳食纤维 6.9克

**调味料：**
生抽1大匙，香油1小匙，盐1/2小匙

**作法：**

❶ 洋菇洗净切薄片，和豆干丝、胡萝卜丝一起放入沸水中汆烫后沥干。

❷ 将调味料拌匀，再放入所有食材，撒上香菜即可食用。

# 猴头菇 *Monkey Head Mushroom*

**健胃有效成分**
多糖体、香菇素
B族维生素

**食疗功效**
提振食欲
帮助消化

● **别名：**刺猬菌菇、猴头蘑、狮子茸、白发菇

● **性味：**性平，味甘

● **营养成分：**
蛋白质、脂肪、糖类、膳食纤维、$\beta$-葡聚糖、甘露糖、B族维生素、维生素C、苿烟碱、麦角固醇、钾、钙、磷、铁

○ **适用者：**一般人，十二指肠溃疡、胃病患者　✗ **不适用者：**皮肤过敏、腹泻者

## 🍎 猴头菇为什么能改善胃病？

1 猴头菇是所有菇类中，对胃病调养深具功效的食材，含有多种糖类物质，包括 $\beta$-葡聚糖、多肽、活性酸性物质等，对癌细胞有很好的抑制、吞噬作用，消化系统肿瘤患者术后食用猴头菇，可增强抗癌免疫力。

2 中医常以猴头菇作为胃病食疗之用，认为猴头菇的味甘、性平属性，可调和五脏六腑，帮助消化，对十二指肠溃疡、胃溃疡和消化不良、经常缺乏食欲的人，有很好的疗效。

## ☀ 猴头菇主要营养成分

1 猴头菇的热量和碳水化合物，只有同量香菇的一半，其主要成分为多种氨基酸、$\beta$-葡聚糖、甘露糖等，可以帮助增强细胞活力。

2 猴头菇中的烟碱酸、钾含量较多，有促进胃酸分泌、帮助水分代谢的作用。

3 猴头菇所含的多种糖体物质，对抑制癌细胞有明显功效。

## 😊 猴头菇食疗效果

1 猴头菇除含丰富蛋白质外，还含有可活化神经细胞、协助细胞再生的B族维生素，能保护肠胃道黏膜器官，稳定神经系统。充足的B族维生素，可让人心情放松，避免神经衰弱、忧郁沮丧。

2 猴头菇含 $\beta$-葡聚糖、甘露糖、木糖、维生素C，可降低消化道溃疡、胃炎、胃癌、食道癌发生的几率。

## ☀ 猴头菇挑选和食用方法

1 选购猴头菇时，以菇体饱满、圆润、菌刺紧实不脱落、无异味者为佳。

2 猴头菇滋味鲜美，口感可媲美肉类，干品烹调前要先洗净、泡发，可用来红烧或炖汤。

## 🎩 猴头菇饮食宜忌

1 肠胃消化能力不好的患者，吃猴头菇时宜细嚼慢咽。

2 皮肤过敏、腹泻者，不宜食用猴头菇。

# 红烧猴头菇

**预防溃疡 + 加强消化功能**

**材料：**
猴头菇3朵，千页豆腐1块，白萝卜100克，姜片10克，凉开水50毫升

- 热量 312.4千卡
- 糖类 22.3克
- 蛋白质 8.8克
- 脂肪 20.9克
- 膳食纤维 5.4克

**调味料：**
橄榄油、蚝油各1大匙，糖1小匙

**作法：**
1. 白萝卜、千页豆腐洗净切块；猴头菇泡软洗净后，用手撕成块状，备用。
2. 热锅放油，爆香姜片，放入所有食材以及蚝油、糖、凉开水，以小火煮至汤汁收干即可。

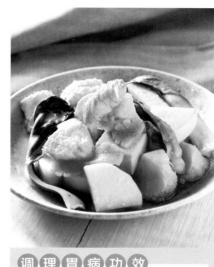

**调理胃病功效**

　　临床实验证明，食用猴头菇能强化消化功能。中医观点认为，猴头菇味甘性平，能预防消化不良和消化性溃疡。

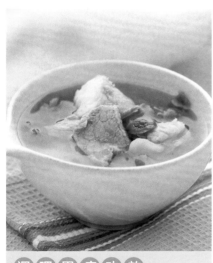

**调理胃病功效**

　　猴头菇含丰富的荼烟碱和钾，有促进胃酸分泌、帮助水分代谢的作用；猪肉和猴头菇烹煮，能带出菇的甘美口感，促进食欲。

# 猴头菇瘦肉汤

**增强免疫力 + 促进食欲**

**材料：**
猴头菇2朵，猪肉片100克，葱20克，高汤600毫升

- 热量 279.9千卡
- 糖类 5.4克
- 蛋白质 21.6克
- 脂肪 19.1克
- 膳食纤维 2.6克

**调味料：**
橄榄油1大匙，盐1小匙，香油适量

**作法：**
1. 猴头菇泡软后，洗净切块；葱洗净切细，将葱绿和葱白分开。
2. 热锅放油，爆香葱白，再放入猴头菇、猪肉片拌炒。
3. 倒入高汤煮沸，转小火煮10分钟。
4. 放入盐、香油、葱绿略煮即可。

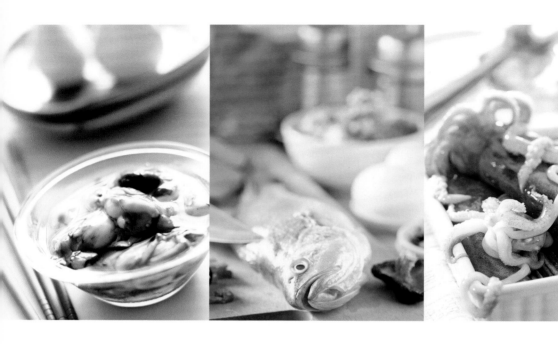

# 美味水产类

　　鱼类的肉质细腻，容易消化，其不油腻的脂肪形态和优质蛋白质，对肠胃病患者、消化能力不好的人来说，是补充体力的好选择；只要避开肉质过于坚韧的贝类、鱿类海鲜，挑选新鲜食材并运用简单的烹调手法，就能减轻肠胃负担，达到开胃、提振食欲的效果。

　　水产类食物所含的不饱和脂肪酸、牛磺酸、B族维生素、烟碱酸等，都有维护血管、神经系统功能正常的作用。鱼类的锌、硒含量比其他肉类多，尤其是鲑鱼中的虾红素，更是对抗肠胃病和癌症的好帮手。

Point 消除压力，避免消化器官溃疡

# 鲑鱼 *Salmon*

**健胃有效成分**
维生素A、B族维生素
钙、锌

**食疗功效**
消除疲劳
稳定情绪

● **别名：** 三文鱼、马哈鱼、大马哈鱼

● **性味：** 性温，味甘

● **营养成分：**
蛋白质、虾红素、EPA、DHA、维生素A、B族维生素、
维生素D、维生素E、烟碱酸、钾、钙、磷、铁、镁、锌

○ **适用者：** 一般人、紧张和压力高的脑力工作者　　✗ **不适用者：** 体质过敏者、痛风患者

## 🍎 鲑鱼为什么能改善胃病？

1 鲑鱼富含不饱和脂肪酸EPA、DHA以及维生素E，能保护肠胃，健全神经传导功能，帮助消化器官黏膜组织的发育。

2 鲑鱼所含的EPA、DHA不饱和脂肪酸，可抑制体内三酸甘油酯增加，滋养免疫细胞养分，减少消化器官发炎、溃疡的几率。

3 鲑鱼的鱼肉色红，主要是因为含有虾红素。虾红素是类胡萝卜素的一种，有提高细胞免疫功能、抑制癌细胞转移、增生的效果，多吃鲑鱼可增强消化系统黏膜细胞的抵抗力，降低患癌几率。

## 🔆 鲑鱼主要营养成分

1 鲑鱼中含有丰富的不饱和脂肪酸EPA、DHA，是很好的抗氧化食物，其脂肪含量约为同量鳕鱼的一半。

2 鲑鱼的维生素A含量，是同量鳗鱼的2倍、鳕鱼的2.8倍，具有保护消化器官黏膜的作用。

3 鲑鱼中的维生素B12、烟碱酸含量高，是消除疲劳、稳定神经的好食物。

## 🦷 鲑鱼食疗效果

1 鲑鱼富含不饱和脂肪酸，如EPA、DHA等，可增强脑力、延缓脑部老化、预防老人痴呆症、控制血压和清除胆固醇。

2 鲑鱼含维生素A，有助对抗破坏胰岛素的自由基，强化葡萄糖的耐受性，帮助降低糖尿病患者的血糖值。

## ☀️ 鲑鱼食用方法

1 新鲜的鲑鱼肉色橙红且透亮、有弹性，切片可煎、蒸、烤、烧，鱼头、鱼鳍部位可煮面豉酱汤，鱼肚油脂丰厚，适合做生鱼片。

2 鲑鱼富含维生素B6，但维生素B6不耐热，容易在烹调过程中流失，若要摄取到较多的维生素B6，宜将鲑鱼做成生鱼片，或以腌渍的方式烹调。

## 🛡️ 鲑鱼饮食宜忌

尿酸过高者和痛风患者不宜多吃。

# 芦笋鲑鱼卷

暖胃润肠 + 促进黏膜发育

**材料：**
鲑鱼40克，芦笋2根

**调味料：**
陈醋1小匙，黑胡椒少许

- 热量 132.4千卡
- 糖类 3.5克
- 蛋白质 3.5克
- 脂肪 11.6克
- 膳食纤维 0.2克

**作法：**

❶ 芦笋洗净去皮，切小段；鲑鱼洗净，切薄片备用。

❷ 鲑鱼片摊平，卷起芦笋段后盛盘，再淋上调味料即可。

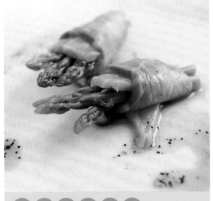

## 调理胃病功效

　　鲑鱼富含不饱和脂肪酸EPA、DHA，可以保护肠胃、帮助肠胃黏膜组织发育；芦笋则具有暖胃、润肠的功效。

# 焗烤鲑鱼薯片

保护血管 + 巩固胃壁

**材料：**
鲑鱼150克，土豆1个，洋葱丁50克，奶酪丝60克

- 热量 995.1千卡
- 糖类 23克
- 蛋白质 46.2克
- 脂肪 79.8克
- 膳食纤维 2克

**调味料：**
橄榄油1大匙，盐1小匙，低脂沙拉酱10克

**作法：**

❶ 热锅放油、盐，炒香洋葱丁后盛出，再放入鲑鱼煎至8分熟后起锅，用叉子戳碎备用。

❷ 土豆洗净去皮，直剖4片，依序放上沙拉酱、鲑鱼碎、洋葱丁、奶酪丝，放进预热至摄氏180度的烤箱中，烤约12分钟即可。

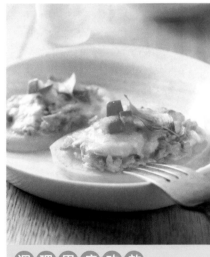

## 调理胃病功效

　　鲑鱼含镁，可维护血管和神经系统的正常运作，是护胃的重要营养素；亦含维生素B$_6$和维生素B$_{12}$，能补充体力、稳定情绪。

# 彩蔬炒鲑鱼

**抗氧化＋保护黏膜**

**材料：**
西蓝花、胡萝卜丁各50克，鲑鱼丁150克，鲜香菇5朵

- 热量 588.7千卡
- 糖类 8克
- 蛋白质 33.3克
- 脂肪 47.1克
- 膳食纤维 3.6克

**调味料：**
橄榄油1大匙，盐1小匙，香油适量

**作法：**

❶ 西蓝花去粗茎，洗净切成小朵；鲜香菇洗净切丁，两者以沸水汆烫备用。

❷ 取锅烧热油，放入鲑鱼丁煎至8分熟，再放入西蓝花、香菇丁、胡萝卜丁、盐和香油炒匀即可。

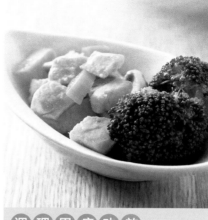

**调理胃病功效**

鲑鱼中的维生素A，是保护胃壁、修补黏膜的重要营养成分，故适合胃溃疡患者食用；西蓝花则具有抗氧化、防癌的功效。

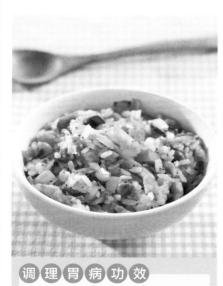

**调理胃病功效**

医学界证实，鲑鱼所含的虾红素，有提高细胞免疫力的功效，多吃鲑鱼可以增强肠胃黏膜细胞的抵抗力，降低患癌几率。

# 鲑鱼香蔬炒饭

**预防癌症＋增强抵抗力**

**材料：**
熟鲑鱼肉250克，米饭3碗，玉米粒45克，豌豆仁20克，胡萝卜75克，洋葱1/2个，鸡蛋2个，葱1根

- 热量 1904.3千卡
- 糖类 267.2克
- 蛋白质 85.5克
- 脂肪 54.8克
- 膳食纤维 7.7克

**调味料：**
橄榄油1小匙，盐、黑胡椒粉各少许

**作法：**

❶ 洋葱、胡萝卜洗净去皮切丁；葱洗净切末。

❷ 热锅放油，蛋打入锅中快炒，加洋葱丁、胡萝卜丁、豌豆仁翻炒，以盐和黑胡椒粉调味。

❸ 将白饭、鲑鱼和以上食材炒匀，再加玉米粒、葱末，以大火快炒即可。

# 鳕鱼 *Cod*

**健胃有效成分**
维生素A、B族维生素
DHA、EPA

**食疗功效**
保护胃壁
修复黏膜

- **别名：** 圆鳕、扁鳕
- **性味：** 性平，味甘
- **营养成分：**
  蛋白质、EPA、DHA、维生素A、B族维生素、维生素C、维生素E、
  烟碱酸、牛磺酸、钾、钙、磷、铁、镁、锌

○ **适用者：** 一般人、肠胃不好者　✗ **不适用者：** 痛风患者

## 🍎 鳕鱼为什么能改善胃病？

1 鳕鱼的鱼肉含优质蛋白质，肉质松软、细嫩，所含的EPA、DHA不饱和脂肪酸，能增加细胞活力，保护肠胃，对消化能力不好，或手术后亟需补充体力的肠胃病患者而言，是适合的营养食物。

2 属深海鱼类的鳕鱼，含有丰富的B族维生素、维生素E和钙、镁、锌等矿物质，具有消除疲劳、对抗忧郁、强化神经系统的功能，并可让人维持好心情、好食欲，能预防因紧张和压力产生的肠胃溃疡、大肠激躁症。

## ⚙ 鳕鱼主要营养成分

1 鳕鱼中的蛋白质丰富、细嫩，所含B族维生素成分平均，维生素E含量则是同量鲔鱼的6倍。

2 鳕鱼的钙、镁、锌含量较高，具有稳定情绪的功效。

3 鳕鱼中的脂肪含有EPA、DHA不饱和脂肪酸和牛磺酸，有健胃助消化、降低胆固醇的作用。

## 🦷 鳕鱼食疗效果

1 鳕鱼中含有牛磺酸，能强化肝脏解毒的功能，需要经常应酬、喝酒、吃大餐的人，可适量食用鳕鱼来补充牛磺酸，加速肠胃、肝脏代谢残余的酒精成分，保护器官功能。

2 鳕鱼的钾含量高，可排出体内多余的钠，能消除水肿、降低血压。

## ☀ 鳕鱼食用方法

1 市售鳕鱼多为冷冻切片的圆鳕（龙鳕）或扁鳕（大比目鱼），前者肉质细嫩，后者口感松软、滑嫩，价格便宜，适合干煎、清蒸、烧烤。

2 以清蒸的方式烹调，最能吃出鳕鱼的原味，蒸的时间不宜太久，以免营养流失，口感变差。

3 新鲜的鳕鱼没有鱼腥味，肉质坚韧有弹性，烹调前以清水冲过，擦干水分即可烹调。

## 🏥 鳕鱼饮食宜忌

痛风患者和尿酸含量高的人，不宜多吃。

# 梅汁鳕鱼

## 提振食欲 + 健胃助消化

**材料：**
鳕鱼300克，姜10克，葱1根，
腌渍梅子5颗

**调味料：**
鱼露、砂糖各1小匙，蚝油1/2大匙

**作法：**
① 腌渍梅子去核切对半；姜、葱洗净切丝备用。
② 将调味料和梅子肉、姜丝、葱丝拌匀。
③ 将鳕鱼放于蒸盘中，放上拌匀的梅子肉和葱姜丝，包上保鲜膜后，放入蒸锅中，蒸约10分钟即可。

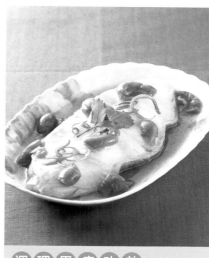

- 热量 587.4千卡
- 糖类 6克
- 蛋白质 69.3克
- 脂肪 31.8克
- 膳食纤维 0克

### 调理胃病功效

鳕鱼中的EPA、DHA不饱和脂肪酸和牛磺酸，能健胃助消化、降低胆固醇；梅子可提振食欲，促进肠胃蠕动，帮助消化、吸收。

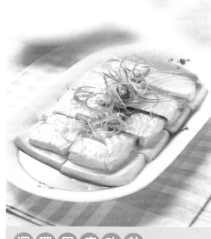

### 调理胃病功效

鳕鱼含镁，可促使神经系统正常运作，也是胃溃疡患者保护胃部的重要营养素；豆腐中的维生素B₁能促进肠胃蠕动，增进食欲。

# 鳕鱼蒸豆腐

## 修复胃壁 + 维护血管

**材料：**
鳕鱼200克，嫩豆腐100克，
葱丝、姜丝各10克

**调味料：**
米酒、豆豉各1大匙

**作法：**
① 嫩豆腐切片备用。
② 取盘，依序放上豆腐片、鳕鱼、葱丝和姜丝，淋上调味料。
③ 将其包裹保鲜膜后，放入蒸锅中，蒸约10分钟即可。

- 热量 402.2千卡
- 糖类 13克
- 蛋白质 54.7克
- 脂肪 14.6克
- 膳食纤维 0.6克

# 比目鱼 *Flatfish*

**健胃有效成分**
维生素A、B族维生素
胶原蛋白、镁
锌、硒

**食疗功效**
调养脾胃

- **别名：** 大地鱼、左口鱼、鳎沙鱼、蝶鱼、皇帝鱼
- **性味：** 性平，味甘
- **营养成分：**
  蛋白质、脂肪、维生素A、维生素B$_1$、维生素B$_6$、维生素E、钾、钙、磷、铁、镁、锌、硒

○ **适用者：** 一般人、手术后病患    ✗ **不适用者：** 容易过敏者

## 比目鱼为什么能改善胃病？

1 比目鱼中含有丰富的维生素B$_1$、维生素B$_6$和镁，能帮助神经系统保持正常的功能，适量食用比目鱼，可补充B族维生素，使人不容易感到精神倦怠、心情低潮忧郁，可防止因压力所导致的各种消化系统疾病。

2 比目鱼中含有胶原蛋白，煮熟后味道鲜美，能提高胃病患者的食欲，且其肉质柔嫩中带点弹性的口感，很好消化，是肠胃病患者在手术后用来恢复体力的好选择。

## 比目鱼主要营养成分

1 比目鱼的蛋白质含量和鲑鱼差不多，鱼鳍富含胶原蛋白，为高蛋白、低脂肪、低热量的鱼类。

2 比目鱼中B族维生素的平均含量，比石斑鱼高；同时也含有微量元素镁、锌、硒等成分。

3 比目鱼为白肉鱼，每100克热量为124千卡，是高蛋白、低脂肪的鱼类。

## 比目鱼食疗效果

1 中医认为比目鱼能祛除风邪、湿气，活络全身气血，有补身除劳的作用。

2 比目鱼含维生素D，钙、铁、镁、硒等矿物质，能强化骨骼、补充血液中的红细胞、预防贫血、提振精神。

3 比目鱼的鳍边肉富含胶质，能使细胞正常连结，并保持肌肤光滑。

## 比目鱼食用方法

1 比目鱼的两只眼睛都长在同一侧，因此得名，比目鱼肉质鲜嫩、胶质多，使用清蒸的方式，最能吃出原味，用煎烤或红烧也很适合。

2 比目鱼在秋天最肥美，背鳍部位的肉又称鳍边肉，胶质多、口感鲜香。

## 比目鱼饮食宜忌

1 食用比目鱼能活络全身气血，是手脚冰冷者的好选择。

2 比目鱼富含容易吸收的优质蛋白质，且脂肪含量低，适合高血脂患者食用。

# 蒜香比目鱼

**恢复体力 + 帮助消化**

**材料：**
比目鱼200克，大蒜20克，四季豆、胡萝卜各10克，凉开水1小匙

**调味料：**
橄榄油1小匙，酱油1大匙，味醂1/2大匙

**作法：**
1. 大蒜去皮切片；四季豆洗净切段汆烫；胡萝卜洗净去皮切条汆烫；比目鱼切段，备用。
2. 热油锅，爆香蒜片。
3. 加入比目鱼、其余调味料、凉开水，煮熟后盛盘，并放上胡萝卜条和四季豆段即可。

- 热量 237千卡
- 糖类 2克
- 蛋白质 39.1克
- 脂肪 8.1克
- 膳食纤维 0.5克

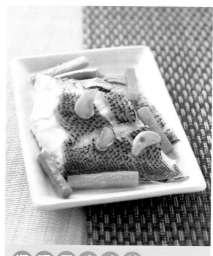

**调理胃病功效**
比目鱼富含胶原蛋白，能提高胃病患者的食欲，帮助肠胃病患者手术后恢复体力；蔬菜中的膳食纤维，可帮助肠胃消化、吸收。

---

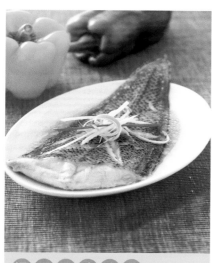

# 清蒸比目鱼

**促进细胞再生 + 提振食欲**

**材料：**
比目鱼1尾（约500克），葱丝20克，姜丝、辣椒丝各10克

**调味料：**
米酒、酱油各1大匙

- 热量 204.8千卡
- 糖类 3克
- 蛋白质 39.2克
- 脂肪 4克
- 膳食纤维 0.5克

**作法：**
1. 取盘，依序放上比目鱼、姜丝、辣椒丝和混匀的调味料。
2. 将盘放入电锅中蒸熟后，撒上葱丝，再盖上锅盖焖1分钟即可。

**调理胃病功效**
比目鱼中的维生素$B_1$、维生素$B_2$，能维持人体神经系统正常运作，促进细胞再生，预防消化不良或食欲不振的情况出现。

# 鲫鱼 *Crucian Carp*

**健胃有效成分**
蛋白质
维生素A、B族维生素

**食疗功效**
去湿利水
健脾益胃

● **别名：**鲫仔鱼、月鲫仔、
土鲫、鲋鱼

● **性味：**性温，味甘

● **营养成分：**
蛋白质、脂肪、维生素A、B族维生素、维生素E、
磷、铁、镁、钠、钾、钙

○ **适用者：**一般人、水肿者　✗ **不适用者：**体质燥热、长毒疮者，皮肤病患者

## 🍎 鲫鱼为什么能改善胃病？

1 鲫鱼的肉质细腻、蛋白质丰富，所含的B族维生素和钾、镁、钙等矿物质，能提供人体神经细胞营养、健全脑、中枢神经系统的运作，提高抗压性，维持肠胃消化系统功能正常。

2 鲫鱼的优质蛋白质能促进新陈代谢，消除疲劳，顺畅血液循环，帮助消化，减少吃完东西后腹胃胀满的不适感。

3 鲫鱼中所含的色氨酸，能对抗忧郁、稳定情绪，有助降低胃壁黏膜萎缩、胃发炎的几率。

## 🔆 鲫鱼主要营养成分

1 鲫鱼中丰富的维生素A、B族维生素，是补脾开胃的最佳食物。

2 鲫鱼含维生素E，能增进激素分泌、强化体力；还含有钠、钾、钙、铁、磷、锌、镁等营养素。

## 🐨 鲫鱼食疗效果

1 鲫鱼中的维生素B$_2$，具有扩张血管、促进血液循环的功效，动脉硬化、高血压、心血管疾病患者，可适量摄取。

2 就中医理论而言，鲫鱼属土，和同属土的脾、胃器官有相辅相成的效果，所以脾胃消化、吸收能力不好的人，多吃鲫鱼，可促使经络气血顺畅，消除体内湿滞浊气。

## ☀ 鲫鱼挑选和食用方法

1 选择鳞片完整、鱼身有光泽、眼睛明亮者较新鲜。烹调前洗净血水、擦干，两面微煎，和姜、葱炖汤，可滋补脾胃，利尿、开胃。

2 鲫鱼在冬季时脂肪少、蛋白质多，此时滋味最鲜美。老饕口中认为最美味的冬鲫夏鲶，即是由此而来。

3 鲫鱼细刺较多，食用时要小心；可挑选软骨鲫鱼烹调，鱼刺较少。

## 🍲 鲫鱼饮食宜忌

1 荨麻疹等皮肤病患者暂不宜食用。

2 将陈皮和鲫鱼一起煮汤，有温中散寒、补脾开胃的功效，适宜胃寒腹痛、食欲不振、消化不良、虚弱无力等症状。

# 葱烧鲫鱼

**增强体力+补充营养**

**材料：**
鲫鱼4尾（约1000克），葱段30克，大蒜20克，辣椒丝10克，凉开水150毫升

- 热量 862.2千卡
- 糖类 33.6克
- 蛋白质 70.8克
- 脂肪 49.4克
- 膳食纤维 0.3克

**调味料：**
冰糖4小匙，酱油2½大匙，橄榄油、米酒各1大匙，陈醋1小匙

**作法：**

1. 热油锅，放入鲫鱼，以中火煎至两面金黄，取出备用。

2. 用同一锅爆香葱段、辣椒丝和大蒜后，再放入其余调味料，和水煮至冰糖融化。

3. 放入鲫鱼再次煮沸后，转小火炖煮至入味、汤汁收干即可。

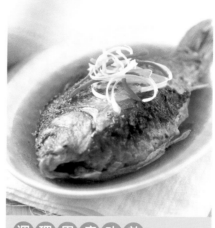

**调理胃病功效**

鲫鱼的营养丰富，含有多种矿物质，对于需要补充营养、增强体力的胃病患者来说，是很好的食物；葱能增强肠胃的抵抗力。

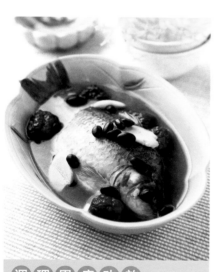

# 黑枣鲫鱼汤

**改善胃出血+促进血液循环**

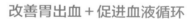

**材料：**
鲫鱼（约300克），红枣、黑枣各数颗，黑豆、老姜各30克，凉开水2000毫升

- 热量 687.6千卡
- 糖类 33.3克
- 蛋白质 53.6克
- 脂肪 37.8克
- 膳食纤维 8克

**调味料：**
盐1/4小匙

**作法：**

1. 所有食材洗净沥干；黑豆提前泡水2个小时；老姜切片。

2. 汤锅加水，放入黑枣、红枣、黑豆及老姜煮沸，再加入鲫鱼，煮沸后转小火煮2个小时。

3. 加盐调味即可。

**调理胃病功效**

鲫鱼含核黄酸，可以促进血液循环，对胃出血和萎缩性胃炎患者有益；还含丰富的维生素和矿物质，能维持消化系统功能正常。

# 鲈鱼 *Sea Perch*

**健胃有效成分**
维生素A、B族维生素
锌、铜

**食疗功效**
益气健脾
利水消肿

- **别名：** 花鲈、鲈鲛、鲁花、四鳃鱼
- **性味：** 性平，味甘淡
- **营养成分：**
  蛋白质、脂肪、烟碱酸、维生素A、B族维生素、维生素D、维生素E、钠、钾、钙、磷、铁、锌、铜

○ **适用者：** 一般人、手术后和贫血者　　✗ **不适用者：** 过敏者、皮肤病患者

## 🍎 鲈鱼为什么能改善胃病？

1 鲈鱼含优质蛋白质，鱼肉细嫩、易于咀嚼吸收，脂溶性维生素含量高，对肠、胃手术后的病患，或消化性溃疡患者而言，是很适宜的调养食物。

2 鲈鱼中的维生素A，可维持肠胃器官黏膜组织润滑、健康，避免肠胃黏膜因反复受到损伤，出现溃疡。

3 鲈鱼中含微量元素锌，可活化细胞的代谢，有助伤口愈合，也能松弛紧张不安的神经。

4 鲈鱼含有微量元素铜，能维持神经系统、骨骼和结缔组织的发育，可改善因压力引起的消化道疾病。

## 😊 鲈鱼主要营养成分

1 鲈鱼的热量很低，只有同量鳕鱼的一半，脂肪含量极少，每100克中，只有0.1克脂肪，但蛋白质含量和鳕鱼差不多，是适合胃病患者的清爽食材。

2 鲈鱼含有可润滑器官的维生素A，可镇定神经的B族维生素；矿物质中以钾、铁、锌含量较多。

## 🦷 鲈鱼食疗效果

1 鲈鱼味甘淡、无毒，利于脾胃吸收，可祛除体内湿气，具有利尿去水的功效。

2 鲈鱼可治疗慢性肠胃炎、肾炎，可化痰止咳，还有稳定精神、清热解毒之效。

3 鲈鱼的维生素D可帮助钙质吸收、强化牙齿和骨骼，还可增强身体免疫力。

## ☀ 鲈鱼挑选和食用方法

1 挑鲈鱼时应选腹尾大者，其肉较多而鲜嫩。

2 清蒸最能吃出鲈鱼的鲜味，红烧或清炖鱼汤也适合，但不宜和中药材荆芥或牛油同食。

## 🧑‍⚕ 鲈鱼饮食宜忌

1 鲈鱼和乳酪一起食用，容易消化不良，引发腹痛。

2 鲈鱼和猪肝一起食用，会降低猪肝的营养价值，并易造成腹痛、腹泻。

3 皮肤病患者，过敏者，有痔疮、脓肿的人，暂不宜食用鲈鱼。

# 清蒸柠檬鲈鱼

**补充营养＋修复黏膜**

**材料：**
鲈鱼1尾（约300克），辣椒丝、姜丝、蒜末、香菜末各10克

- 热量 496千卡
- 糖类 4克
- 蛋白质 76.8克
- 脂肪 19.2克
- 膳食纤维 1克

**调味料：**
柠檬原汁50毫升，鱼露30毫升，高汤100毫升，糖1小匙

**作法：**
❶ 鲈鱼抹上柠檬原汁，静置约10分钟，放入锅中，以中大火蒸10分钟后取出。
❷ 另取锅，将其余调味料煮沸后，放入辣椒丝、姜丝、蒜末、香菜末，再煮沸一次。
❸ 将调味汁淋在蒸好的鲈鱼上即可。

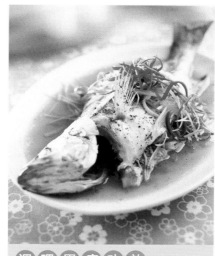

**调 理 胃 病 功 效**
鲈鱼中含微量元素锌、铜，可促进细胞代谢，有助伤口愈合，也能松弛紧张不安的神经，改善因压力所引起的肠胃道疾病。

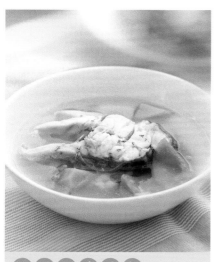

**调 理 胃 病 功 效**
鲈鱼含蛋白质和锌，能帮助伤口愈合，很适合手术后的胃病患者食用；木瓜中的木瓜酵素，有缓和消化道发炎、疼痛的作用。

# 木瓜鲈鱼汤

**帮助伤口愈合＋增强体力**

**材料：**
木瓜300克（去皮切块），鲈鱼1尾（约600克），姜片10克，凉开水1500毫升

- 热量 1140.3千卡
- 糖类 11克
- 蛋白质 153.8克
- 脂肪 53.4克
- 膳食纤维 0.5克

**调味料：**
橄榄油、米酒各1大匙，盐2小匙

**作法：**
❶ 热油锅，放入鲈鱼，以中火煎至两面金黄，取出备用。
❷ 用同锅余油爆香姜片，放入木瓜块、鲈鱼、凉开水、米酒煮沸后，转小火炖1个小时。
❸ 起锅前加盐调味即可。

# 鲷鱼 *Bream*

**健胃有效成分**

胶原蛋白
维生素A、B族维生素

**食疗功效**

补充体力
调养脾胃

- **别名：** 平鲷、黑鲷、大目鱼

- **性味：** 性平，味甘

- **营养成分：**
  蛋白质、W-3脂肪酸、维生素A、B族维生素、维生素E、钾、钙、磷、镁、锰、铜、锌、硒

○ **适用者：** 一般人、手术后病患　✗ **不适用者：** 肾功能不好者、痛风患者

## 鲷鱼为什么能改善胃病？

1 鲷鱼中含有维生素A，有助于维持肠胃黏膜的润滑，可预防黏膜被胃液侵蚀损伤；鲷鱼对因胃炎、十二指肠溃疡所导致的胃部萎缩患者来说，有很好的食疗作用。

2 鲷鱼中的B族维生素种类平均，所含的烟碱酸可维持胃酸适量分泌、提振食欲，也能减轻肠胃不适的症状，并维持神经系统功能正常运作。

3 鲷鱼中的维生素B₂，可以促进体内蛋白质、脂肪和糖类的代谢正常，让胃肠充分消化、吸收食物中的营养物质，并刺激细胞组织再生，对胃病患者来说，有强健胃部的功效。

## 鲷鱼主要营养成分

1 鲷鱼蛋白质中含有味道鲜美的肌苷酸；其脂肪含量、热量皆低，但富含维生素A、B族维生素，以及钾、钙、磷、镁等多种矿物质和微量元素锰、铜、硒。

2 鲷鱼中钠、钾、钙的含量比较多，有提振食欲、促进代谢的功效。

## 鲷鱼食疗效果

1 对于需要补充多种营养素的肠胃病患者，鲷鱼低脂、低热量，含丰富胶原蛋白和营养成分，是很好的食疗选择。

2 鲷鱼的蛋白质中含天门冬氨酸，能保护中枢神经系统，消除疲劳。

3 鲷鱼含DHA，能让脑部讯息交换正常而敏锐，可维持脑细胞活跃，具有提高注意力及预防脑细胞退化的作用。

## 鲷鱼挑选和食用方法

1 鲷鱼盛产于春天，有天然海产和养殖两种，但滋味都很鲜美，一般市面上卖的鲷鱼都已去鳞、皮，把鱼片以真空包装冷冻储存。选购时，以颜色粉红、呈透明感、肉质有弹性者较新鲜，可煎、炸、蒸或煮汤。

2 全尾鲜鱼也能做成生鱼片，剔除的鱼头、鱼骨可熬高汤，味道鲜美并且富含钙质。

## 鲷鱼饮食宜忌

痛风或过敏体质者宜酌量食用。

# 红曲香蔬鱼片

**防治神经性胃炎＋镇定情绪**

**材料：**
鲷鱼片200克，姜末、蒜末各10克，胡萝卜丝、白萝卜丝各20克

- 热量 463.8千卡
- 糖类 8.7克
- 蛋白质 38.6克
- 脂肪 30.5克
- 膳食纤维 0.8克

**调味料：**
橄榄油、红曲酱、米酒各1大匙，高汤2大匙，盐1/2小匙，白胡椒适量

**作法：**

❶ 将鲷鱼片和红曲酱、米酒拌匀，腌渍20分钟至入味后煎熟。

❷ 另起锅热油，爆香姜末、蒜末，放入胡萝卜丝、白萝卜丝炒香，加入盐、白胡椒、高汤煮沸后，淋在鲷鱼片上即可。

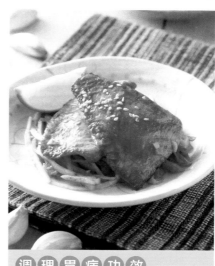

**调理胃病功效**

　　鲷鱼含维生素B$_{12}$，能维持免疫系统健全，有消除烦躁、维持情绪稳定、补充体力之功效，对神经性胃炎患者来说，是很好的食物。

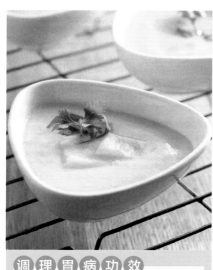

**调理胃病功效**

　　鲷鱼含丰富的菸碱酸，能协助神经系统、消化系统维持正常功能，具有缓解肠胃不适的功效；鸡蛋易消化，又能保护胃壁黏膜。

# 鲷鱼蒸蛋

**缓解肠胃不适＋增加体力**

**材料：**
鲷鱼片100克，鸡蛋2个，香菜末10克，高汤250毫升

- 热量 342.9千卡
- 糖类 8克
- 蛋白质 34.8克
- 脂肪 19.1克
- 膳食纤维 0.2克

**调味料：**
盐、米酒各1小匙

**作法：**

❶ 鲷鱼片切小块；鸡蛋打散，加入调味料拌匀，用滤网过筛后备用。

❷ 将鲷鱼片、蛋液和高汤拌匀，包一层保鲜膜，放入蒸锅中蒸约15分钟，最后撒上香菜末即可。

# 牡蛎 *Oyster*

**健胃有效成分**
牛磺酸、锌
蛋白质、维生素B12

**食疗功效**
增强体力
消除疲劳

- **别名：** 生蚝、蚵仔、海蛎子、蛎蛤、蚝
- **性味：** 性微寒，味甘咸
- **营养成分：**
蛋白质、维生素A、维生素B2、维生素B6、维生素B12、维生素C、维生素E、牛磺酸、胆碱、钾、钙、磷、铁、钠、铜、锌、硒

○ **适用者：** 一般人　✕ **不适用者：** 脾胃虚寒、容易腹泻者

## 牡蛎为什么能改善胃病？

1 牡蛎肉质细嫩、容易消化，含维生素A、维生素B2、维生素B6、维生素E，有助提升神经系统、免疫系统的功能，降低神经性胃炎发生的几率。

2 牡蛎可养胃生津，对胃酸过多、胃痛、烦躁不安、肾虚者有调养作用。

3 中医认为，牡蛎能祛脂降压、健脑、安神除烦、和胃、壮骨、养颜护肤、消炎止痛、抑癌抗瘤。

## 牡蛎主要营养成分

1 牡蛎中的脂肪和热量含量均比鱿鱼低，维生素A含量约为同量墨鱼的10倍，维生素B12含量丰富，另含有肝糖、牛磺酸，可维持精力充足。

2 牡蛎中有高量的锌、铜，锌含量为同量蛤蜊的5.9倍，具有提高生理功能、消除疲劳之功效。

## 牡蛎食疗效果

1 牡蛎中丰富的维生素A，可以增强身体的免疫力、促进视力健康。

2 牡蛎含有丰富的蛋白质和牛磺酸，能补充能量、帮助伤口愈合，并改善因为消化、代谢不良所产生的疲劳、精力不足现象；牛磺酸可促进胆汁分泌和脂肪代谢，让身体功能维持正常，不容易感到疲倦、抑郁。

3 牡蛎富含微量元素锌，能提升食欲、促使精力旺盛。锌是许多酵素的辅助因子，能促使细胞生成、代谢，锌不足时容易缺乏食欲、疲倦、掉发、发炎。

## 牡蛎挑选和食用方法

1 生吃牡蛎，要注意其来源和保存过程是否新鲜、卫生，避免牡蛎受到细菌感染，导致食物中毒。

2 牡蛎吃法多，可油炸配罗勒，或加姜丝煮汤，和豆豉、辣椒拌炒能促进食欲。

3 牡蛎和牛奶都富含钙质，两者搭配食用可以强化骨骼和牙齿，对发育期的儿童和青少年很有帮助。

## 牡蛎饮食宜忌

牡蛎的嘌呤含量高，痛风和尿酸过高的人要节制食用量。

# 面豉酱牡蛎锅

补充体力＋提振食欲

**材料：**

牡蛎、小白菜段各100克，豆腐块150克，葱丝10克，鲜香菇6朵（切条），牛奶300毫升，凉开水500毫升

- 热量 390.4千卡
- 糖类 42.1克
- 蛋白质 25.8克
- 脂肪 13.2克
- 膳食纤维 5.7克

**调味料：**

橄榄油1/2大匙，白面豉酱、米酒各1大匙

**作法：**

❶ 热油锅，放入豆腐块煎成金黄色，取出盛盘。

❷ 取锅加凉开水煮沸，放入小白菜段和香菇条煮软，接着放入白面豉酱、米酒、牡蛎、豆腐块和牛奶，转小火炖煮。

❸ 煮至牡蛎熟时，撒上葱丝即可。

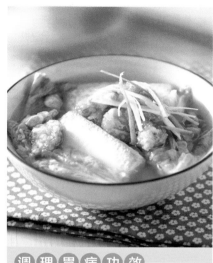

**调理胃病功效**

牡蛎肉质柔软细嫩，加入牛奶烹煮，含有丰富的蛋白质，对于体虚的胃病患者来说，可补充体力、让身体功能恢复正常。

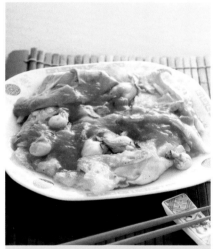

**调理胃病功效**

牡蛎含B族维生素，能维持神经系统正常运作，降低神经性胃炎的发生几率；对于胃酸过多、胃痛患者，亦具有调养作用。

# 鲜味蚵仔煎

促进细胞再生＋帮助消化

**材料：**

牡蛎100克，鸡蛋1个，小白菜段200克，凉开水100毫升

- 热量 298.4千卡
- 糖类 17.3克
- 蛋白质 18.8克
- 脂肪 17.2克
- 膳食纤维 3.6克

**调味料：**

橄榄油2小匙，盐1小匙，红薯粉1大匙

**作法：**

❶ 鸡蛋打散，加盐调味；把红薯粉和凉开水调匀，备用。

❷ 取平底锅放油烧热，放入牡蛎煎约2分钟，再依序放入红薯粉水、蛋汁、小白菜段，煎约2分钟。

❸ 翻面再煎约1分钟即可。

# 蛤蜊 *Clam*

**健胃有效成分**
B族维生素
牛磺酸、锌、铁

**食疗功效**
消除疲劳
稳定情绪

● **别名：**文蛤

● **性味：**性凉，味咸

● **营养成分：**
蛋白质、维生素A、B族维生素、维生素C、维生素E、牛磺酸、钠、钾、钙、磷、铁、镁、铜、硒

○ **适用者：**一般人，水肿、肝功能不好者　✗ **不适用者：**痛风者

## 蛤蜊为什么能改善胃病？

1 蛤蜊含铁量丰富，可预防因肠胃溃疡所引起的贫血症状，适量的铁可强化红细胞的造血功能，提升细胞含氧量，能稳定情绪、化解忧郁，也有助体内钙质的吸收。

2 蛤蜊含有丰富的B族维生素，能够稳定情绪、舒缓压力、降低神经性胃炎和溃疡发生的几率，每天补充足够的B族维生素，有助调整为高抗压性体质，避免患胃病。

## 蛤蜊主要营养成分

1 蛤蜊所含热量、脂肪比牡蛎低，也富含维生素A。每100克蛤蜊中，维生素B$_{12}$含量有74.7毫克，在鱼贝类海鲜中仅次于海参。

2 蛤蜊的主要营养成分，还包括牛磺酸和钙、钠、铁、铜。

## 蛤蜊食疗效果

1 蛤蜊具有利尿、消除水肿、排毒的食疗效果。

2 蛤蜊中含有牛磺酸、烟碱酸和肝糖，能够协助血液中的胆固醇、脂肪代谢，并可帮助肝脏分解酒精残毒，恢复精神和元气。

3 蛤蜊富含铁质，可预防、治疗缺铁性贫血，还能让气色红润，因此脸色苍白者可适量食用。

## 蛤蜊食用方法

1 蛤蜊和葱、大蒜、辣椒、罗勒等辛香料快炒入味，能促进食欲。

2 蛤蜊搭配姜丝煮汤，能完整摄取溶于汤中的牛磺酸，恢复元气。

3 蛤蜊烹炒前，应先泡盐水使其吐沙，并挑除未开口或破裂的死蛤，冲净后再烹调。

## 蛤蜊饮食宜忌

1 蛤蜊的嘌呤含量高，尿酸过高、痛风患者不适合食用。

2 蛤蜊性凉，产后坐月子的产妇不宜多吃。

3 蛤蜊中含有易诱发人体过敏的成分，过敏体质者宜少量食用。

*Point* 收敛止血，抑制胃酸分泌过多

# 墨鱼 *Cuttlefish*

**健胃有效成分**
牛磺酸、蛋白质
B族维生素

**食疗功效**
开胃润肠
利水止血

- 别名：乌贼、花枝、乌鰂、墨斗鱼
- 性味：性平，味甘咸
- 营养成分：
  蛋白质、脂肪、维生素A、B族维生素、维生素C、
  维生素E、牛磺酸、烟碱酸、钠、钾、钙、磷、铁、镁、锌、铜

○ **适用者：**一般人、消化性溃疡患者　✗ **不适用者：**湿疹、痛风、肾病患者

## 🍎 墨鱼为什么能改善胃病？

1 墨鱼中含有大量的甘氨酸，具有提振食欲的效果。

2 墨鱼所含的维生素A、B族维生素、维生素C和钙、镁、牛磺酸，能舒缓由精神紧张所致的肌肉紧绷，消除疲劳，放松心情，避免因压力过大所引起的消化道疾病。

3 中医认为，墨鱼有滋肝养肾、健脾利胃、安胎止血、明目通经的作用。

4 《神农本草经》记载，墨鱼全身都可入药，墨鱼体中的薄片（骨）即中药的海螵蛸，有抑制胃酸分泌过多和预防十二指肠溃疡、胃溃疡的作用。

## 🔆 墨鱼主要营养成分

1 墨鱼为低脂、低热量的海鲜，肉质富嚼劲；甘氨酸使墨鱼味道甜美，能够提振食欲。

2 墨鱼含牛磺酸、烟碱酸、维生素A、B族维生素，以及多量的镁、铜，能恢复体力，维护神经系统正常运作。

## 🦷 墨鱼食疗效果

1 明朝著名中医李时珍推崇墨鱼是血分药，可以调理妇女贫血、血虚和闭经等症状。

2 墨鱼中钾含量高，有利水祛湿的功效。

3 墨鱼的锌是胰脏制造胰岛素的必要元素，一旦体内缺乏锌，胰岛素的分泌量会失衡，适度摄取锌，可稳定血糖值。

## ☀ 墨鱼挑选和食用方法

1 挑选生墨鱼时，最好选择表皮黑褐色，并有小斑点、眼睛乌黑清澈且突出者。

2 墨鱼洗净后烫熟凉拌，或切段、切片拌炒皆适宜。

## ☎ 墨鱼饮食宜忌

1 皮肤病、肾脏病患者宜忌口。

2 墨鱼嘌呤含量较高，痛风患者宜谨慎控制摄取量。

3 墨鱼脂肪含量虽低，但胆固醇含量较高，心血管疾病患者宜谨慎食用。

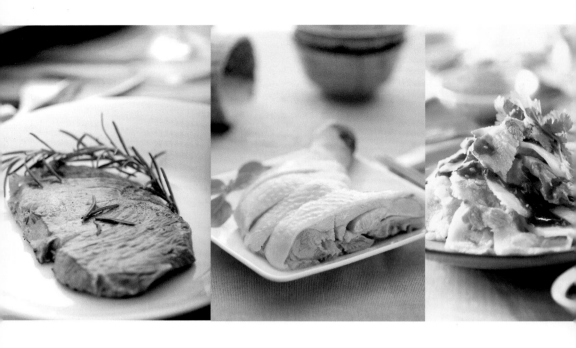

# 动物和内脏类

　　肠胃消化力弱的人，常因无法全面摄取充足的营养，而有元气不足、精神衰弱的现象。肉类富含蛋白质，能补充生长所需。通过摄取牛肉、羊肉、猪肉、鸡肉等来补充各类蛋白质，能保护肠胃黏膜，增强肠胃病患者的体力。

　　中国人习惯以脏补脏，属于消化器官的猪肚、鸡胗等内脏，能补胃、益胃；鸡肝、猪肝含有铜、铁、锌、硒、铬、钼等矿物质和辅酶$Q_{10}$，能抑制人体吸收有害物质，对胃病患者来说，也有消除疲劳、恢复体力的功效。

Point 补充营养，调养胃部手术后的体质

# 鸡肉 *Chicken*

**健胃有效成分**
蛋白质、维生素A
胶原蛋白

**食疗功效**
消除疲劳
稳定情绪

● **别名：** 雏、家鸡肉、土鸡肉

● **性味：** 性温，味甘

● **营养成分：**
蛋白质、脂肪、肌肽、维生素A、B族维生素、维生素C、维生素E、钠、钾、钙、磷、铁、铜、镁、锌、硒

○ **适用者：** 一般人、手术后病人、气血循环不好者　✗ **不适用者：** 痛风、尿毒患者

## 🍎 鸡肉为什么能改善胃病？

1 鸡肉富含多种营养素，维生素A含量比牛腱、羊肉、猪肉还丰富，维生素A有保护肠胃器官健康，预防黏膜溃疡、萎缩的功效。

2 鸡肉中富含蛋白质，以及提供人体生长发育所需的卵磷脂，适合胃病患者、肠胃功能虚弱者食用。

3 鸡肉肉质细致，脂溶性维生素A、维生素E在久煮之后，仍可保留在鸡汤中，被人体充分吸收，对胃下垂、胃酸分泌不足的人，有开胃、提振食欲的作用。

## ⚙ 鸡肉主要营养成分

1 鸡肉中富含维生素A，其含量是同量羊肉的6.5倍，猪肉的23倍。

2 鸡胸肉的脂肪含量不到同量猪里脊肉的20%，想减肥者可挑选鸡胸肉水煮食用。

3 鸡肉是肉类中维生素C含量最丰富的食物，每100克鸡肉中，维生素C含量为15毫克，是同量猪肚的3倍。

## 🍲 鸡肉食疗效果

1 中医认为鸡肉可补中益气，对胃口不佳、全身无力或常感到胃部隐痛的人，有调理的效用。

2 鸡肉和中药四神煮汤，可帮助消化、去湿消肿；搭配葱、蒜苗、大蒜或罗勒等辛香料入菜，可提振食欲。

3 以慢火炖煮的鸡汤，富含蛋白质、氨基酸，适合久病者、手术后想恢复体力者食用。

## ☀ 鸡肉食用方法

1 鸡肉适合炒、炸、煮汤或全只清蒸、烧烤，烹调前宜先汆烫去腥。

2 将煮好的鸡汤放凉，放入冰箱冷藏后，再捞掉上层的浮油，沥掉油脂，从而减脂瘦身。

## ⚕ 鸡肉饮食宜忌

鸡汤大补元气，但嘌呤含量高，痛风的人不宜多喝。

# 莲子鸡丁

**滋养补虚＋安神养胃**

**材料：**
鸡胸肉500克，莲子120克，蛋白2个，香菇、火腿、四季豆各20克

**调味料：**
橄榄油、太白粉、米酒、盐各1小匙

**作法：**

❶ 鸡胸肉切丁，以太白粉、蛋白、米酒和盐腌渍；香菇泡软切丁；四季豆洗净切丁；火腿切丁；莲子去心蒸熟，备用。

❷ 热油锅，将鸡丁炒至7分熟，再加入莲子、香菇丁、四季豆丁、火腿丁炒熟，起锅前加盐调味即可。

- 热量 940.2千卡
- 糖类 74.7克
- 蛋白质 150.9克
- 脂肪 4.2克
- 膳食纤维 12.1克

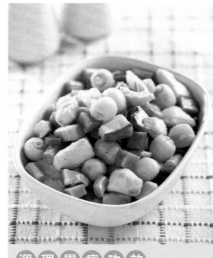

**调理胃病功效**

　　鸡肉富含蛋白质，搭配含有丰富矿物质和维生素C的莲子一同烹调，就是可以让胃病患者增强体力、稳定心神的养生菜肴。

# 塔香三杯鸡

**抗菌杀菌＋补充体力**

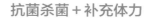

**材料：**
鸡肉块300克，大蒜1瓣，罗勒叶、姜片各20克

**调味料：**
酱油、麻油、米酒各1大匙，橄榄油、冰糖各1小匙

**作法：**

❶ 鸡肉块氽烫去血水；大蒜去皮切成末。

❷ 热油锅，爆香姜片、蒜末，放鸡肉块快炒，再加其余调味料拌匀，转小火炖煮。

❸ 煮至汤汁快收干时，加入罗勒叶拌匀即可。

- 热量 774千卡
- 糖类 14.7克
- 蛋白质 56.7克
- 脂肪 51克
- 膳食纤维 1.7克

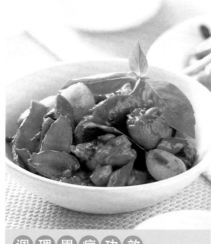

**调理胃病功效**

　　胃病患者不宜食用高脂食物，鸡肉低脂、高蛋白，适合胃酸过多者食用；姜、蒜、罗勒具有抗菌杀菌功能，可增强抵抗力。

# 白萝卜拌鸡丝

**③ 人份**

## 保护胃壁 + 滋补养身

**材料：**
白萝卜200克，紫苏20克，鸡胸肉100克

**调味料：**
酱油1小匙，低脂沙拉酱1大匙

**作法：**

① 白萝卜洗净去皮切丝；紫苏洗净切碎；鸡胸肉烫熟后用手撕成丝，备用。

② 将以上食材和所有调味料拌匀即可。

- 热量 209.8千卡
- 糖类 13.7克
- 蛋白质 24.9克
- 脂肪 6.2克
- 膳食纤维 3.8克

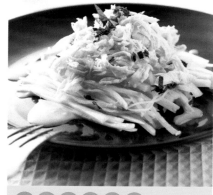

**调 理 胃 病 功 效**

　　鸡肉含维生素A、维生素C，具有保护胃壁、修复黏膜的功效，对胃有益的成分相当多，是很适合胃病患者养身的食物。

# 和风亲子丼

**② 人份**

## 低脂高蛋白 + 补充元气

**材料：**
去骨鸡腿肉200克，米饭2碗，鸡蛋2个，洋葱1/2个，葱1根

**调味料：**
酱油、米酒、味醂各1大匙

- 热量 1218千卡
- 糖类 179.7克
- 蛋白质 56.3克
- 脂肪 30.6克
- 膳食纤维 3.7克

**作法：**

① 鸡腿肉切块；洋葱洗净去皮切丝；葱洗净切斜段；鸡 蛋打散，备用。

② 取锅倒入调味料煮沸，放入鸡腿肉块、洋葱丝、葱段煮至肉熟，淋上蛋汁，煮约30秒即可熄火。

③ 将烹制好的菜肴淋在米饭上即可。

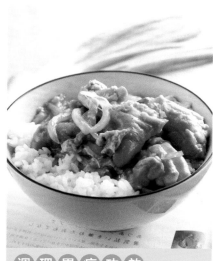

**调 理 胃 病 功 效**

　　鸡肉的脂肪含量低，且大多是不饱和脂肪，是胃病患者补充蛋白质的良好来源；鸡蛋对胃溃疡患者来说，是不伤胃的滋补食品。

# 鸡肝 *Chicken Liver*

**健胃有效成分**
维生素A、维生素C
锌、铁

**食疗功效**
保护肠胃器官
消除疲劳

● **别名：** 凤肝

● **性味：** 性温，味甘

● **营养成分：**
蛋白质、脂肪、维生素A、B族维生素、维生素C、维生素D、
维生素K、烟碱酸、辅酶Q10、钾、磷、铁、铜、锌、硒

○ **适用者：** 一般人，贫血、消化器官溃疡者　　✗ **不适用者：** 心血管疾病患者

## 鸡肝为什么能改善胃病？

1. 鸡肝是所有的内脏类食物中，维生素A含量仅次于猪肝的食物。维生素A具有保护肠胃功能的作用。

2. 在内脏类食物中，鸡肝的维生素C含量最多，维生素C有助伤口愈合，还能促进维生素A、维生素E的吸收，对容易紧张，和因压力大而患有胃溃疡、十二指肠溃疡的人来说，鸡肝可缓解肠胃非正常出血的状况。

3. 胃口不好、常感疲倦乏力的人，不妨偶尔以卤鸡肝当点心，来舒解压力；鸡肝中含有异白氨酸、白氨酸、缬氨酸，可消除疲劳、稳定情绪。

4. 鸡肝所含的核酸、酥氨酸，能促进肠胃功能运作顺畅，维持肌肉和皮肤弹性。

## 鸡肝主要营养成分

1. 鸡肝中主要的成分为维生素A，虽不比猪肝多，但远超过羊肉430倍。

2. 鸡肝的维生素C含量丰富，为肉类中少有者，并有高含量的维生素B12，和烟碱酸、锌、铁、辅酶Q10。

## 鸡肝食疗效果

1. 鸡肝性质温和，有调理脾胃、补充元气的功效。

2. 和其他动物肝脏相比，鸡肝的脂肪含量稍低，而且含有丰富的亚麻油酸和卵磷脂，可强化胰岛素的作用，帮助消化食物和吸收营养。

3. 鸡肝富含B族维生素，能协助肝脏代谢酒精。

4. 鸡肝中的锌、铁，有助伤口愈合和红细胞生成，对胃溃疡、十二指肠溃疡患者而言，是补充营养的好食物。

## 鸡肝挑选和食用方法

1. 挑选鸡肝时，宜注意其新鲜度，以红润、有光泽、富弹性、没有异味和白斑者为佳。

2. 鸡肝可用来煮汤、烧卤、煎烤，但要熟透才能食用。

## 鸡肝饮食宜忌

鸡肝的胆固醇含量高，高血压、高脂血症、痛风、高胆固醇患者不宜多吃。

# 什锦豆腐羹

**补充营养＋保护黏膜**

**材料：**
鸡肝3副，豆腐丁150克，胡萝卜丝、黑木耳丝各30克，香菜末20克，蒜末10克，鸡蛋1个，高汤800毫升

- 热量 208.9千卡
- 糖类 13.3克
- 蛋白质 34.1克
- 脂肪 13.3克
- 膳食纤维 3.8克

**调味料：**
橄榄油1大匙，盐、乌醋、酱油各1小匙

**作法：**
1. 鸡肝去筋膜切片；蛋打散，备用。
2. 热锅放油，爆香蒜末，依序放入胡萝卜丝、黑木耳丝炒软。
3. 倒入高汤、鸡肝片、豆腐丁、剩余调味料，煮沸后以小火续煮3分钟，淋上蛋液、撒上香菜末略煮即可。

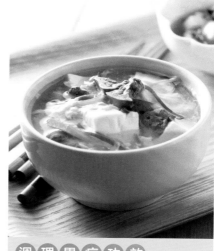

**调理胃病功效**
鸡肝含维生素A、维生素B1、维生素B2，能保护黏膜、帮助消化和促进食欲。搭配易消化并含优质蛋白质的豆腐，很适合体虚胃病患者食用。

# 枸杞银耳鸡肝汤

**强化胃壁＋帮助消化**

**材料：**
鸡肝3副，银耳20克，枸杞子、姜丝各10克，香菜末少许，高汤600毫升

- 热量 233.5千卡
- 糖类 27.9克
- 蛋白质 19.7克
- 脂肪 4.8克
- 膳食纤维 2.8克

**调味料：**
盐1小匙，米酒1大匙，香油适量

**作法：**
1. 鸡肝切薄片，汆烫后沥干；银耳洗净去蒂撕成小朵；枸杞子洗净。
2. 高汤入锅煮沸，放入鸡肝、银耳、枸杞子、米酒、姜丝煮20分钟。
3. 熄火前加盐和香油调匀，撒上香菜末即可。

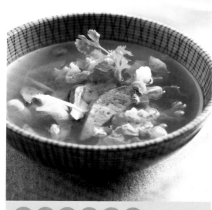

**调理胃病功效**
枸杞子和鸡肝均含维生素A、维生素B1、维生素B2，能保护黏膜、帮助消化。富含胶质、多糖体的银耳，可增强免疫力，适合胃病患者食补。

179

# 鸡胗 *Gizzard*

**健胃有效成分**
维生素A、B族维生素
蛋白质

**食疗功效**
帮助消化
提振食欲

● **别名：** 鸡胃、鸡肫

● **性味：** 性温，味甘

● **营养成分：**
蛋白质、脂肪、烟碱酸、钾、磷、铜、
镁、锌、维生素A、B族维生素、维生素C、维生素E

○ **适用者：** 一般人　✗ **不适用者：** 心血管疾病患者

## 🍎 鸡胗为什么能改善胃病？

1 鸡胗是鸡的胃（沙囊），有帮助消化、消除胃部胀气的作用。

2 中国人的饮食，习惯以脏补脏，认为鸡胗有强化人体胃部的功能，可排除肠胃废气、异物，改善饭后胃部闷胀、积食难消的不适感，适合食欲不振的胃病患者食用。

3 将鸡胗剖开，趁新鲜剥下内壁洗净、干燥之后，就成为中药材鸡内金。中医认为生鸡内金的功效，偏重在消积、通淋化石；炒制的鸡内金功效，则偏重在健脾、消积食。

## 🌀 鸡胗主要营养成分

1 鸡胗的热量和脂肪含量，比鸡肉、鸡肝低，但其胆固醇含量不低。

2 鸡胗中含有多种B族维生素，矿物质中以钾、镁、铁含量较丰富。

3 鸡胗中丰富的蛋白质，是人体肌肉、皮肤组成不可或缺的原料，能有效补充精力和体力。

## 🦷 鸡胗食疗效果

1 将鸡胗切片后和其他蔬菜拌炒，可补充维生素C和膳食纤维的不足，若搭配葱、蒜苗、罗勒、香菜等辛香蔬菜提味，有开胃、助消化、加速排空肠道废物的效果。

2 以鸡胗制成的中药材鸡内金，中医认为其归脾经、胃经、小肠经、膀胱经，具有固精止遗、健脾消渴的功效。

## ☀ 鸡胗食用方法

1 从市场买回的鸡胗，需仔细洗去黏液，去掉杂质，再以沸水快速氽烫后烹调，即可除去腥味。

2 鸡胗和鸡肝、鸡肠可煮成下水汤，或和鸡心、鸡肝一同烧卤成卤味，也可以成串炭烤，撒点椒盐增添风味。

## 🏥 鸡胗饮食宜忌

鸡胗属内脏食物，胆固醇的含量较高，高血压、心血管疾病患者宜酌量食用。

# 胡萝卜蝶花脆胗

消食开胃＋舒缓胃病

**材料：**
鸡胗3个，胡萝卜100克，姜片、蒜末各10克，八角1粒

- 热量 329千卡
- 糖类 19.6克
- 蛋白质 20.3克
- 脂肪 8.8克
- 膳食纤维 2.6克

**调味料：**
橄榄油、蚝油、米酒各1大匙

**作法：**

❶ 胡萝卜洗净去皮切片，鸡胗放入沸水中汆烫后，取出沥干，放凉切薄片备用。

❷ 热锅放油，爆香姜片、蒜末、八角，放入胡萝卜片炒软。

❸ 依序放入鸡胗片、米酒、蚝油，炒至鸡胗熟即可。

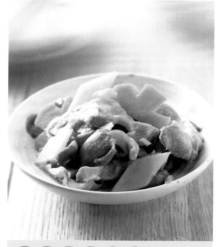

**调 理 胃 病 功 效**

　　鸡胗能消食导滞、帮助消化，对食欲不振的胃病患者来说，是很好的食材；还能协助消化系统维持正常功能、缓解肠胃毛病。

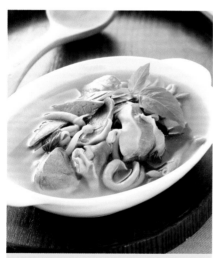

**调 理 胃 病 功 效**

　　鸡胗有排除肠胃废气、异物，改善饭后胃部闷胀、积食难消的功能；鸡肝富含铁质，能补充溃疡所造成的缺铁性贫血。

# 下水汤

帮助消化＋排除肠胃废气

**材料：**
鸡胗2个，鸡肝2副，姜丝、葱花各10克，凉开水600毫升

- 热量 255千卡
- 糖类 9.2克
- 蛋白质 36.8克
- 脂肪 7.9克
- 膳食纤维 0.3克

**调味料：**
米酒1大匙，盐1小匙，香油适量

**作法：**

❶ 将鸡胗、鸡肝放入沸水中汆烫取出沥干，放凉切片。

❷ 取锅加凉开水煮沸，放入鸡胗片、鸡肝片、姜丝、米酒，再次煮沸后，转小火煮至料熟。

❸ 熄火前加盐、葱花、香油拌匀，可加上适量的豆芽菜和罗勒装饰。

# 猪肉 *Pork*

**健胃有效成分**
蛋白质
维生素A、B族维生素

**食疗功效**
通肠益胃
补充体力

- **别名：** 豚肉、豕肉、彘肉
- **性味：** 性平，味甘咸
- **营养成分：**
  蛋白质、脂肪、维生素A、B族维生素、维生素C、
  维生素E、钠、钾、磷、铁、钙、镁、锌

○ **适用者：** 一般人　✗ **不适用者：** 心血管疾病患者、肥胖者

## 🍎 猪肉为什么能改善胃病？

1 对因情绪因素引起的胃炎、胃酸反流和大肠激躁症患者来说，猪肉既不刺激肠胃，又能补充体力的肉类。

2 猪肉的B族维生素种类多，有益肠胃，尤其维生素$B_1$含量居所有肉类之冠，可促进新陈代谢、消除肌肉疲劳。

3 猪肉所含的维生素$B_3$（又称烟碱酸），能帮助摄取食物能量，维持消化系统运作，和维生素$B_{12}$可一同促进代谢和神经系统健康，对稳定心神、平稳情绪的功效甚佳。

## 猪肉主要营养成分

1 猪肉中含有丰富的蛋白质，质与量都相当均衡，可媲美蛋类及牛奶食品中的蛋白质，是一种完全蛋白质，可供应人体发育所需养分。

2 猪肉中的B族维生素也很丰富，能稳定神经系统，提升肠胃的消化吸收力；其烟碱酸含量是同量羊肉的2倍；钾含量是同量鸡肉的1.5倍。

## 🦷 猪肉食疗效果

1 中医认为猪肉有滋阴、润燥、益气、补血的功效，肠胃功能不好的人，只要避免食用难消化的肥肉即可。

2 若烹调得当，猪肉的蛋白质很容易被肠胃吸收，能增强体力、消除疲劳。

3 猪肉中含有丰富的铁质，可以改善缺铁性贫血。

## ☀ 猪肉挑选和食用方法

1 不论是选购温体或冷冻猪肉，都要选择颜色红、白（脂肪）分明，按压时仍保有弹性，闻起来没腥味者才新鲜。

2 不同部位的猪肉适合不同的烹调方法，里脊肉较嫩，适宜拌炒；五花或三层肉适合炖卤、红烧、白切；前后腿肉可做猪排，煎、炸皆适宜。

## 🩹 猪肉饮食宜忌

1 每天食用猪肉的量，在80克以内为宜，并尽量少吃肥肉。

2 猪皮、猪脚富含胶质，但脂肪含量高，有三高症状的人食用时要节制。

# 木耳韭黄炒肉丝

**镇定心神 + 补充体力**

**材料：**

猪肉丝、韭黄各100克，新鲜黑木耳10克，大蒜2瓣，鸡蛋1个

- 热量 348.8千卡
- 糖类 20.6克
- 蛋白质 28.3克
- 脂肪 18克
- 膳食纤维 2.4克

**调味料：**

橄榄油2小匙，太白粉1大匙，酒1小匙，盐、糖各1/8小匙

**作法：**

1. 所有材料洗净；黑木耳切丝；大蒜切末；韭黄切段；鸡蛋打散成蛋液；猪肉丝以酒、盐、糖和太白粉腌20分钟。

2. 将蛋液倒入油锅中，稍微凝固后盛起，将猪肉丝快速拌炒变色，盛起。

3. 最后爆香蒜末，放入黑木耳丝、韭黄段炒熟，加猪肉丝翻炒，再加蛋炒熟即可。

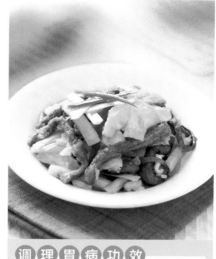

**调理胃病功效**

猪肉含丰富的B族维生素，对由情绪因素引起的胃炎、胃酸反流和大肠激躁症患者来说，既不刺激肠胃，又能补充体力的食疗佳品。

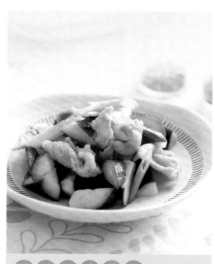

# 黄瓜炒肉片

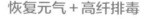

**恢复元气 + 高纤排毒**

**材料：**

小黄瓜100克，猪瘦肉50克，葱段10克

- 热量 98千卡
- 糖类 3.95克
- 蛋白质 11.6克
- 脂肪 4.2克
- 膳食纤维 0.9克

**调味料：**

米酒、橄榄油各1大匙，酱油2大匙，太白粉、盐各1小匙

**作法：**

1. 小黄瓜洗净切块；猪肉洗净切片，以酱油、太白粉和盐腌渍20分钟。

2. 热油锅，放入猪肉片和葱段，以大火快炒。

3. 猪肉片炒至8分熟时，放入小黄瓜翻炒，再加入米酒拌炒后即可。

**调理胃病功效**

猪肉中的蛋白质可增强体力，帮助胃病患者恢复元气；小黄瓜富含水溶性膳食纤维，能促进肠胃蠕动，帮助吸收食物的营养。

# 奶酪芦笋猪肉卷

促进细胞再生 + 提振食欲

**材料：**
猪肉片8片，奶酪2片，芦笋8根，胡萝卜1根

**调味料：**
低脂沙拉酱1大匙

| |
| --- |
| ● 热量 799.7千卡 |
| ● 糖类 30克 |
| ● 蛋白质 71克 |
| ● 脂肪 44克 |
| ● 膳食纤维 3.4克 |

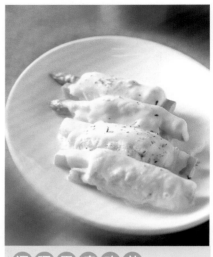

**作法：**

❶ 胡萝卜、芦笋切成细条氽烫备用。

❷ 取一片猪肉，放上芦笋条、胡萝卜条后卷起，如此逐一完成8个猪肉卷。

❸ 将猪肉卷放在烤盘上，铺上奶酪，放进烤箱，以小火烤约3分钟。

❹ 淋上低脂沙拉酱后即可。

### 调理胃病功效

　　猪肉含烟碱酸，能帮助摄取食物能量，维持消化系统运作；富含B族维生素，能促进肠胃消化、吸收的能力，稳定神经系统。

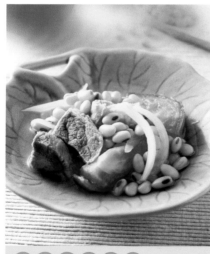

### 调理胃病功效

　　黄豆的蛋白质含量，是瘦肉和牛奶的2倍，搭配富含B族维生素的猪肉炖煮，对病后虚弱的胃病患者来说，是很好的营养来源。

# 黄豆炖猪肉

补充营养 + 增强体力

**材料：**
猪小里脊肉200克，黄豆80克，洋葱1/2头，西红柿1个，高汤200毫升

| |
| --- |
| ● 热量 910.2千卡 |
| ● 糖类 45.6克 |
| ● 蛋白质 74.3克 |
| ● 脂肪 47.8克 |
| ● 膳食纤维 14.4克 |

**调味料：**
橄榄油、酱油、米酒各1大匙，糖1小匙

**作法：**

❶ 黄豆洗净，提前泡水8个小时；洋葱去皮切丝；猪肉、西红柿切小块备用。

❷ 热油锅，炒香洋葱丝、西红柿块，接着放入猪肉块、米酒翻炒。

❸ 加黄豆、酱油、糖、高汤入锅，煮沸后，转小火炖煮至黄豆和猪肉熟软即可。

*Point* 预防胃下垂，增强脾胃吸收力

# 猪肚 *Pig's Stomach*

**健胃有效成分**
蛋白质
维生素A、B族维生素

**食疗功效**
开胃健脾
助消化

● **别名：** 猪胃

● **性味：** 性微温，味甘

● **营养成分：**
蛋白质、脂肪、钠、钾、磷、
铁、镁、锌、维生素A、B族维生素、维生素C、维生素E

○ **适用者：** 脾胃虚弱、食欲不振者　✗ **不适用者：** 痛风、高胆固醇患者

## 猪肚为什么能改善胃病？

1 猪肚是猪的胃部，其中的营养成分可调理肠胃，改善消化吸收的能力，特别是胃下垂、轻微胃发炎和消化能力虚弱者，多吃猪肚有助调整肠胃功能，避免胃病复发。

2 猪肚含维生素A、B族维生素，有保护胃部组织健康的作用。

3 每100克猪肚，含4.8毫克维生素C，可杀菌、抑制胃酸分泌过多、增进食欲。

## 猪肚主要营养成分

猪肚在中医五行分类中，属土性食物，可增强胃部消化功能；其热量比猪肉低，主要营养成分有蛋白质、脂肪、钙、镁、铁，以及维生素A、维生素B2。

## 猪肚食疗效果

1 猪肚可增进食欲，调理肠胃功能。脾胃虚弱、偏食、吸收力不好、气虚力乏的人，可将猪肚切片，和茯苓、芡实、薏仁、莲子、淮山加水同煮，起锅前加米酒、盐趁热食用，可刺激肠胃的活动力，暖胃、开胃。

2 猪肚能健脾开胃，和白术、葱、姜、酒炖煮熟烂，切片蘸酱油食用，能够改善胃下垂、腹胀、便溏等症状。

3 猪肚所含的维生素B2，又称为皮肤的维他命，有嘴角破裂、舌头和嘴唇发炎、眼睛对光线过分敏感等症状的人，不妨适量摄取。

## 猪肚食用方法

1 猪肚烹调前，要彻底清洗肚内污物，肠胃不好的人适宜采用炖汤、红烧的方式烹调；一般人还可选择和麻辣猪血做成麻辣锅的汤底。

2 猪肚洗好后氽烫，再用冷水浸泡备用，烹调时切记不能先放盐，否则猪肚会紧缩、变硬。

3 若将猪肚煮汤，可将汤冷藏后，捞去上层的浮油再喝汤，如此即可减少油脂的摄取。

## 猪肚饮食宜忌

猪肚脂肪含量高，高脂血症患者、痛风和高尿酸者不宜多吃。

# 莲子肚片汤

补血健脾 + 提振食欲

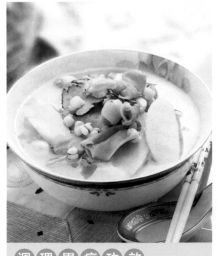

**3 人份**

- 热量 436.8千卡
- 糖类 28.5克
- 蛋白质 31.5克
- 脂肪 21.9克
- 膳食纤维 3.3克

**材料：**
猪肚片200克，山药50克，新鲜莲子30克，姜片、葱花各10克，凉开水1200毫升

**调味料：**
盐1小匙，米酒1大匙

**作法：**
❶ 将猪肚片放入沸水中汆烫后，取出备用。
❷ 取锅加水煮沸，放入猪肚片、莲子、山药、姜片、米酒，再次煮沸后转小火煮1个小时。
❸ 熄火前加盐、葱花拌匀即可。

调 理 胃 病 功 效

　　莲子有补血健脾之效；山药能改善因情绪紧张引起的腹泻、溃疡症状，搭配猪肚烹调后，体质虚弱者食用能开胃健脾。

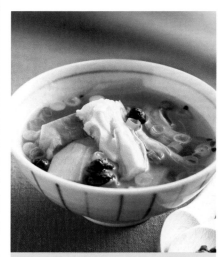

# 砂仁猪肚汤

滋补养身 + 促进细胞再生

**3 人份**

- 热量 487.7千卡
- 糖类 8.1克
- 蛋白质 40.8克
- 脂肪 32.5克
- 膳食纤维 0.5克

**材料：**
猪肚片300克，砂仁2克，姜片、蒜片、葱花各10克，凉开水1200毫升

**调味料：**
盐1小匙，米酒1大匙

**作法：**
❶ 将猪肚片放入沸水中汆烫后，取出备用。
❷ 取锅加水煮沸，放入猪肚片、砂仁、姜片、蒜片、米酒，再次煮沸后转小火煮1个小时。
❸ 熄火前加盐调味，撒上葱花即可。

调 理 胃 病 功 效

　　猪肚含维生素B2，能促进体内细胞再生；其脂肪含量低于猪肉，蛋白质含量却是猪肉的2倍，适合食量小的胃病患者补身。

# 白术猪肚粥

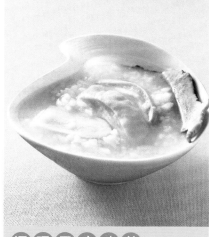

**③人份**

调养体质＋健脾益气

**材料：**
白术、姜片各10克，大米150克，猪肚片200克，凉开水1500毫升

- 热量 882.9千卡
- 糖类 129.5克
- 蛋白质 39.3克
- 脂肪 23.1克
- 膳食纤维 0.8克

**调味料：**
米酒2大匙，盐2小匙，香油适量

**作法：**
① 猪肚片放入沸水中汆烫捞出；大米洗净沥干。
② 取锅加水煮沸，放入猪肚片、白术、姜片、米酒，再次煮沸后，转小火煮1个小时。
③ 放入白米煮沸后，转小火煮至大米熟软。
④ 最后加盐、香油调味即可。

**调理胃病功效**

　　白术有健脾益气、调节胃酸分泌的功效，搭配猪肚烹调后，特别适合慢性胃炎、消化不良、胃下垂患者作为调养体质之用。

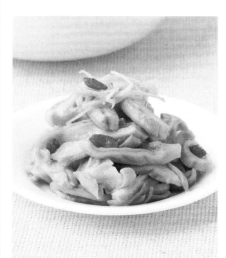

# 姜丝炒肚片

**②人份**

健脾暖胃＋改善胃寒

**材料：**
猪肚300克，姜50克，枸杞子适量，凉开水1500毫升

- 热量 566.1千卡
- 糖类 5.1克
- 蛋白质 41克
- 脂肪 42.4克
- 膳食纤维 0.8克

**调味料：**
橄榄油、米醋各1大匙，胡麻油2小匙，盐1/4小匙，冰糖1/2小匙

**作法：**
① 所有食材洗净、沥干；姜切丝，备用。
② 汤锅放入猪肚、凉开水，炖煮1个小时，捞起后沥干、切条。
③ 热油锅，爆香姜丝，加猪肚条、枸杞子、剩余调味料炒匀即可。

**调理胃病功效**

　　姜具有解毒、消炎、去湿活血、暖胃、止呕等功效；猪肚可以健脾胃、通血利水。此道菜肴可治胃寒，改善心腹冷痛。

# 猪肝 *Pork Liver*

**健胃有效成分**
维生素A、维生素B12
烟碱酸、铁、锌

**食疗功效**
预防贫血
增强体力

● **别名：** 胆肝

● **性味：** 性温，味甘苦

● **营养成分：**
蛋白质、脂肪、维生素A、B族维生素、维生素C、维生素E、菸硷酸、
辅酶Q10、钠、钾、磷、铁、铜、锌、硒、钼、铬

○ **适用者：** 一般人、贫血者、孕妇　✗ **不适用者：** 高脂血症、高胆固醇患者

## 🍎 猪肝为什么能改善胃病？

1 猪肝含大量的维生素A、维生素C和辅酶Q10，其中维生素A含量是同量鸡肝的1.5倍，具有保护上皮组织和黏膜不受胃酸侵蚀和溃疡伤害的功能，也可保护视力。

2 猪肝中的维生素C有助伤口的愈合，并能增强细胞对病菌的抵抗力，预防胃炎、肠胃溃疡等疾病。

3 猪肝所含的辅酶Q10，能消除疲劳、恢复体力、预防便秘、改善食欲不振。

4 猪肝富含B族维生素，其所含的维生素B3，能促进肠胃消化，减轻肠胃不适，维持神经系统的健康，同时也可预防胃黏膜发炎。

5 猪肝既含有充足的蛋白质，又有维生素B1、维生素B2、维生素B3、维生素B6等营养成分，是胃病患者很好的调理食物。

6 动物肝脏中含有大量的矿物质锌、硒，锌和硒都是抗衰老、防细胞氧化的抗癌尖兵。猪肝中的锌能促进细胞新陈代谢，硒可防止细胞被自由基破坏，有助于预防消化器官的癌症。

## 🍚 猪肝主要营养成分

1 猪肝是所有食物中，维生素A含量最高者，每100克猪肝中，维生素A含量高达11496微克，比同量胡萝卜多1.1倍，远超出成人一天的摄取量。

2 猪肝的B族维生素含量也很丰富，尤其维生素B12的含量，在肉类中最多，是鸡肝的2.7倍。

3 猪肝富含烟碱酸、叶酸、钾、磷、铁、锌、硒等矿物质。

## 猪肝食疗效果

1 猪肝含有丰富的蛋白质、叶酸，口感细软易消化，可以补充胃病患者一天营养所需。

2 猪肝中铁含量十分丰富，具有补血、生血、预防缺铁性贫血、消除疲劳之效。

3 猪肝中含有维生素C、辅酶Q10，能对抗由外来化学物质、有毒环境所形成的自由基侵害，降低细胞膜氧化速度，可以有效降低胃癌、大肠癌和前列腺癌的患病率。

## 🌣 猪肝挑选和食用方法

1 内脏若保存不当，容易腐坏不新鲜，因此在挑选猪肝时，宜选择色泽鲜红带有光泽、摸起来有弹性，没有白斑和浮筋者，会比较鲜嫩。

2 猪肝热炒或煮汤都很适合，和菠菜同炒，可增加钙、铁质的吸收，预防贫血的功效就会更加明显；加入姜丝煮猪肝汤，则能清肠胃、帮助消化。

3 将猪肝和大米同煮成粥，每天分3次食用，可帮助产后妇女分泌乳汁。

4 要去除猪肝的腥味，可先氽烫，将血水冲净再烹调。

## 🩺 猪肝饮食宜忌

1 猪肝中的胆固醇含量高，因此高血压、高脂血症、高胆固醇、痛风患者，宜酌量食用。

2 肝脏是代谢毒素和废物的有机体，容易残留细菌和抗生素，一定要煮熟后再食用，也不要食用过量。

# 首乌炖猪肝

健脾养胃 + 预防癌症

**材料：**
猪肝200克，红枣10颗，何首乌50克，姜2片，凉开水700毫升

- 热量 336.9千卡
- 糖类 27.5克
- 蛋白质 43.5克
- 脂肪 5.9克
- 膳食纤维 2.3克

**调味料：**
盐1小匙，米酒1大匙

**作法：**

❶ 将何首乌放入锅中，加水熬煮15分钟成药汁。

❷ 猪肝洗净、切薄片，放入沸水中氽烫，捞出沥干。

❸ 药汁煮开，加入猪肝片、红枣、姜片、盐、米酒煮沸，再转小火煮至猪肝熟透即可。

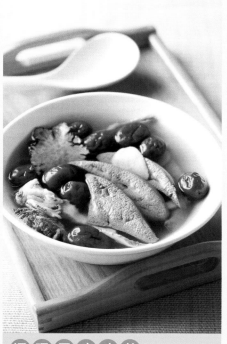

## 调 理 胃 病 功 效

红枣能健脾养胃；猪肝含维生素C和辅酶$Q_{10}$，能有效预防胃癌；另富含烟碱酸，能促进肠胃消化，减轻肠胃不适症状。

# 绿菠猪肝汤

**杀菌抗菌 + 减轻肠胃负担**

2 人份

**材料：**

猪肝200克，姜丝10克，菠菜100克，凉开水700毫升

- 热量 321.7千卡
- 糖类 14克
- 蛋白质 45.5克
- 脂肪 9.3克
- 膳食纤维 2.4克

**调味料：**

米酒1大匙，盐1小匙，香油适量

**作法：**

❶ 菠菜洗净切段；猪肝切薄片，汆烫后取出沥干备用。

❷ 取锅加凉开水煮沸，放入姜丝煮5分钟，再放猪肝片、菠菜段、米酒煮2分钟。

❸ 熄火前加盐、香油调味即可。

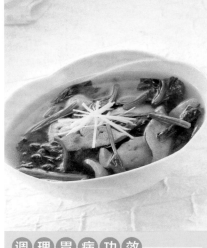

### 调 理 胃 病 功 效

猪肝含丰富的维生素A，能保护胃部避免溃疡；另含维生素C，可增强细胞的抗菌力，进而预防肠胃方面的疾病。

---

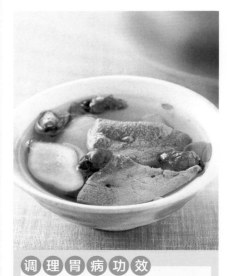

### 调 理 胃 病 功 效

猪肝富含维生素A和铁元素，能补血、生血，补充因溃疡而流失的血液；玫瑰花则能疏肝解郁、醒脾和胃、活血行气止痛。

# 玫瑰猪肝汤

**调理气血 + 补充元气**

2 人份

**材料：**

猪肝200克，干玫瑰花7朵，嫩姜3片，葱2根，凉开水700毫升

- 热量 539千卡
- 糖类 34.3克
- 蛋白质 62.7克
- 脂肪 15.8克
- 膳食纤维 0.7克

**调味料：**

太白粉、米酒、盐各1小匙，香油1/4小匙

**作法：**

❶ 猪肝洗净切片，放入碗中加太白粉拌匀；葱洗净切段。

❷ 干玫瑰花放入锅中，加凉开水以中火煮5分钟，滤出汤汁。

❸ 汤汁倒入另一锅煮开，加猪肝片、葱段和姜片，大火煮至猪肝变色，加盐和米酒煮匀，起锅前淋上香油即可。

# 菠菜猪肝粥

**补血益气＋滋养强身**

**材料：**
猪肝100克，菠菜3棵，大米80克，凉开水600毫升

**调味料：**
盐适量

**作法：**
❶ 菠菜洗净切段；猪肝泡水或以流动的水冲净血水，切片，汆烫后备用。
❷ 将洗净的大米放入锅中，加水熬煮成粥。
❸ 加入猪肝片煮熟后，放入菠菜段煮约1分钟，最后加盐调味即可。

- 热量 409.36千卡
- 糖类 64.95克
- 蛋白质 28.13克
- 脂肪 3.77克
- 膳食纤维 0.49克

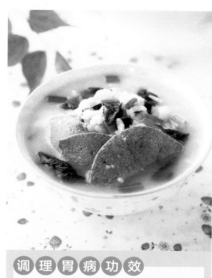

**调 理 胃 病 功 效**

　　猪肝富含蛋白质，能补充胃病患者所需营养量；并富含烟碱酸，能协助消化系统维持正常功能，减轻肠胃不适。

---

# 芥蓝炒猪肝

**保护胃壁＋预防胃炎**

**材料：**
芥蓝菜250克，姜1片，猪肝100克，胡萝卜20克

**调味料：**
橄榄油1大匙，盐、麻油各1/6小匙

**作法：**
❶ 胡萝卜、猪肝洗净切片；芥蓝菜取嫩叶，去粗茎、切段，用沸水汆烫后沥干。
❷ 热油锅，炒香姜片和胡萝卜片，再加入猪肝片炒匀。
❸ 放入芥蓝菜段略炒，加盐调味，起锅前淋上麻油炒匀即可。

- 热量 347.3千卡
- 糖类 13.3克
- 蛋白质 27.9克
- 脂肪 20.3克
- 膳食纤维 5.3克

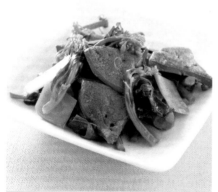

**调 理 胃 病 功 效**

　　猪肝富含维生素A，能保护上皮组织和黏膜，不受到胃酸侵蚀；所含的烟碱酸，也能缓解肠胃不适，预防胃黏膜发炎。

# 牛肉 *Beef*

**健胃有效成分**
锌、铁、蛋白质
B族维生素

**食疗功效**
滋养脾胃
增强免疫力

- ● **别名:** 黄牛肉
- ● **性味:** 性温，味甘
- ● **营养成分:**
  蛋白质、脂肪、维生素A、B族维生素、维生素C、维生素E、烟碱酸、钠、钾、磷、钙、铁、铜、锌、硒

○ **适用者:** 一般人、体力虚弱者    ✗ **不适用者:** 肾脏病患者、肠胃不佳者

## 牛肉为什么能改善胃病？

1 牛肉属高蛋白质肉类，氨基酸的种类组合，比猪肉更适合人体需求；其所含的酥氨酸，能促进肠胃道肌肉蠕动；色氨酸提供内分泌腺素分泌所需，有助于对抗忧郁、平稳情绪，防治神经性胃炎。

2 牛肉中的赖氨酸、支链胺氨酸、丙氨酸协同运作，能促进身体受损肌肉、器官的组织修复，帮助肌肉生长，对手术后的肠胃病患者来说，牛肉是很好的健胃调养食物。

3 牛肉中的矿物质丰富，锌能帮助伤口愈合、修复组织；铁能促进红细胞的形成，预防溃疡患者贫血，对肠胃溃疡者，可增强免疫力，快速恢复体力。

## 牛肉主要营养成分

1 牛肉是蛋白质含量丰富的肉类，有助于手术后恢复体力；维生素A含量平均比同量猪肉多8倍左右，也富含B族维生素和烟碱酸。

2 牛肉含丰富的铁、锌、镁等矿物质，铁的含量比菠菜多，有益身体健康。

## 牛肉食疗效果

1 中医认为牛肉可补脾胃、强壮筋骨，其丰富的铁质能预防贫血，增加血液和肌肉的氧气供应，让人活力充沛。

2 牛肉中含有多种B族维生素，可调节人体神经传导的功能，协助酵素进行代谢作用，具有提振食欲、改善虚弱体质的作用。

## 牛肉食用方法

1 牛肉的纤维比较粗韧，在烹调时宜挑较嫩的里脊部位，或以清炖去油脂的方式来烹调，对胃病患者才不会造成消化上的负担。

2 新鲜的牛肉色泽深红有弹性，烹调时不宜加嫩精（一种食品添加物，可使肉质软嫩），以免破坏蛋白质成分。

## 牛肉饮食宜忌

1 肾脏病和三高患者，宜酌量食用。

2 牛肉本身的纤维较粗，所以肠胃消化不佳的人、老年人、幼儿，都不宜吃太多牛肉。

# 豇豆牛肉

**恢复体力＋提振食欲**

**材料：**
牛肉200克，豇豆100克，姜10克

- 热量 522.29千卡
- 糖类 7.38克
- 蛋白质 43.36克
- 脂肪 19.49克
- 膳食纤维 0.98克

**调味料：**
苦茶油1小匙，太白粉1大匙，盐、酱油各1/2小匙

**作法：**
1. 豇豆洗净，去头尾、粗梗，切段；牛肉洗净切片；姜洗净切丝。
2. 将豇豆段放入沸水中汆烫，捞起沥干；牛肉片以酱油和太白粉略腌。
3. 苦茶油入锅，爆香姜丝，加入牛肉片略炒。
4. 最后放盐和豇豆段炒匀即可。

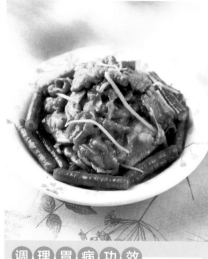

**调 理 胃 病 功 效**

牛肉富含蛋白质，其氨基酸组成适合人体需要，并能满足胃病手术后初愈者，修复身体组织的需求，能快速恢复体力。

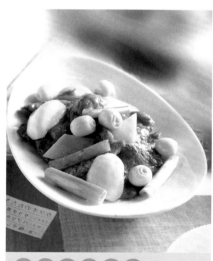

**调 理 胃 病 功 效**

牛肉的瘦肉部位富含锌，能协助人体吸收糖类和蛋白质，提升免疫力；所含的色氨酸，有助于平稳情绪，能预防神经性胃炎。

# 百合莲子炒牛肉

**预防胃炎＋提升免疫力**

**材料：**
牛肉片200克，新鲜百合、新鲜莲子各30克，葱段、姜片各10克

- 热量 651.7千卡
- 糖类 49.7克
- 蛋白质 51.9克
- 脂肪 17.3克
- 膳食纤维 2.06克

**调味料：**
蚝油、酱油、米酒各1小匙，橄榄油1½大匙，盐1/2小匙，高汤100毫升

**作法：**
1. 将酱油、米酒拌入牛肉略腌，放入热油中过油盛盘。
2. 用同锅，爆香葱段、姜片，放百合、莲子和剩余调味料，煮至汤汁略收。
3. 放入牛肉，拌炒至牛肉熟即可。

# 羊肉 *Mutton*

**健胃有效成分**
蛋白质
B族维生素

**食疗功效**
滋补养生
消除胀气

- **别名：** 羶肉、羫肉、羭肉

- **性味：** 性热，味甘

- **营养成分：**
  蛋白质、脂肪、维生素A、B族维生素、
  烟碱酸、生物素、叶酸、钠、钾、磷、铁、锌、硒

○ **适用者：** 一般人、脾胃虚寒者　　✗ **不适用者：** 发烧、发炎、长毒疮者

## 🍎 羊肉为什么能改善胃病？

1 羊肉的肉质比猪肉细嫩，脂肪、胆固醇含量也比牛肉、猪肉低，又含有丰富的蛋白质，对肠胃消化力较虚弱的人来说，既可补充多种营养，又不易发胖，是不错的肉类摄食来源。

2 羊肉中所含的维生素A、B族维生素，可以帮助肌肉组织的修补、生长，而丰富的烟碱酸和锌、硒，则具有预防肠胃癌症的作用。

3 羊肉铁质含量丰富，胃溃疡患者在恢复期可适量摄取羊肉，补充体内铁质的不足，并能预防贫血、胃口、精神不佳和嗜睡、怕冷等症状。

##  羊肉主要营养成分

1 羊肉为低脂肪肉类，其热量介于牛肉、猪肉之间，但维生素A的含量比同量猪肉高3.5倍。

2 羊肉所含的B族维生素中，以烟碱酸含量较多，可预防倦怠和消化障碍；所含的矿物质有钾、锌、铁、镁、硒，以钾含量较高，可提高免疫力。

## 🦷 羊肉食疗效果

1 羊肉在中国人的五行观念中，是属于土性的食物，和五行属土的脾胃相合，所以羊肉有补胃、益脾的效用。

2 冬天手脚容易冰冷、代谢不好者，以羊肉进补，能调整体内代谢循环的速度，达到暖胃、祛除湿气、提升精力和元气的御寒效果。

## ☀ 羊肉挑选和食用方法

1 羊肉要挑选肉质紧密，触压有弹性，色泽鲜红带光泽者才新鲜。

2 冬天可以中药炖煮羊肉炉补身，或涮羊肉火锅暖胃；搭配蔬菜快炒，或煎烤后撒上孜然粉也很适合。

3 羊肉不宜生食，但也不适合煮得过熟，肉质太老反而不易消化。

## ✚ 羊肉饮食宜忌

发病中的胃病患者不宜食用羊肉，肝炎、高血压患者也不宜多吃。

# 胡萝卜羊肉粥

**修复黏膜 + 帮助消化**

**材料：**
羊肉块、大米各100克，胡萝卜块50克，姜丝10克，凉开水1200毫升

- 热量 587.3千卡
- 糖类 87.2克
- 蛋白质 27.6克
- 脂肪 14.3克
- 膳食纤维 1.8克

**调味料：**
太白粉、米酒、橄榄油各1大匙，盐1小匙，香油适量

**作法：**

❶ 羊肉块拌入米酒、太白粉腌制；大米洗净沥干。

❷ 热油锅，炒香姜丝、胡萝卜块、羊肉块。

❸ 取锅放入大米、凉开水煮沸后，转小火煮至大米熟软。

❹ 将炒好的羊肉放入锅中煮沸，最后放入盐、香油调味即可。

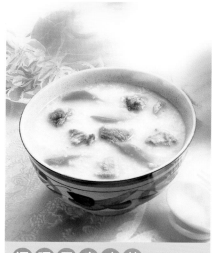

**调 理 胃 病 功 效**

羊肉中的维生素A、B族维生素，可以协助肌肉组织进行修补；亦富含烟碱酸和锌、硒等矿物质，能提高免疫力，有效预防胃癌。

# 砂仁药膳羊肉汤

**暖胃益脾 + 消除胀气**

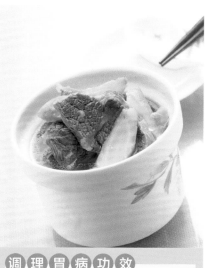

**材料：**
砂仁、姜片各10克，羊肉块400克，凉开水1500毫升

- 热量 768.8千卡
- 糖类 0克
- 蛋白质 75.2克
- 脂肪 52克
- 膳食纤维 0克

**调味料：**
盐1小匙，白胡椒适量

**作法：**

❶ 羊肉块入沸水中汆烫后，取出沥干备用。

❷ 另取锅加凉开水煮沸，放入羊肉块、砂仁、姜片，以小火炖煮2个小时。

❸ 熄火前放入盐、白胡椒调味即可。

**调 理 胃 病 功 效**

砂仁能帮助消化、消除胀气；搭配性质温热、肉质细嫩、脂肪和胆固醇含量较低的羊肉烹调，是很适合胃病患者的进补药膳。

195

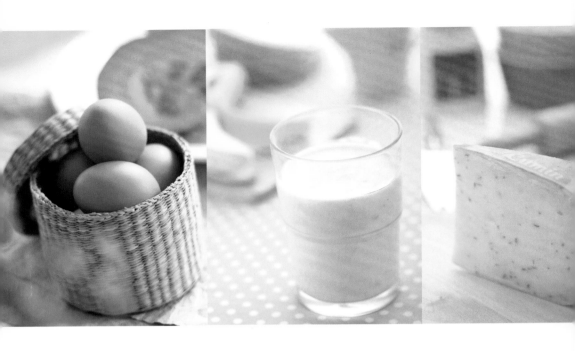

# 蛋奶制品

　　鸡蛋和牛奶中所含的蛋白质，是胃病患者很好消化、吸收的营养来源，尤其鸡蛋的蛋白具有抗菌的效果，适合胃溃疡、十二指肠溃疡患者食用。由牛奶制成的酸奶、乳酪制品，富含钙质和B族维生素，能缓和紧张情绪，纾解压力，对因情绪紧张引起的胃病、大肠激惹症有舒缓作用。

　　经常补充乳酸菌，可预防肠胃病变，乳酸菌替肠道内益菌制造有利的生长环境，抑制有害菌种生存，加速肠胃中致癌物的排出，其分解物能刺激肠道蠕动，解决便秘的困扰。

*Point* 营养丰富，肠胃不好的人易吸收

# 鸡蛋 *Egg*

**健胃有效成分**
蛋白质
卵磷脂

**食疗功效**
补充营养
增强体力

● **别名：**鸡卵、鸡子

● **性味：**性平，味甘

● **营养成分：**
蛋白质、脂肪、卵磷脂、叶酸、烟碱酸、生物素、维生素A、维生素E、维生素K、维生素P、钙、铁、磷、钾、钠、铜、锌、硒

○ **适用者：**肠胃吸收不良者，发育中幼儿、青少年　✗ **不适用者：**高血脂、高胆固醇患者

## 🍎 鸡蛋为什么能改善胃病？

1 鸡蛋所含的蛋白质组成，和人体组织极为接近，因此鸡蛋的营养很容易被人体吸收，对胃病患者来说，鸡蛋是容易消化、营养价值又高的食物。

2 鸡蛋中的蛋白质、卵磷脂、维生素A可保护胃壁黏膜、促进细胞代谢，有助肠胃消化、吸收。

3 鸡蛋不含膳食纤维，营养均衡、热量低，是不伤胃又好消化的滋补食物，适合胃溃疡患者食用。

## 鸡蛋主要营养成分

1 鸡蛋除不含膳食纤维、维生素C外，几乎囊括所有人体必需的营养成分，维生素A含量是同量鲑鱼的3倍，B族维生素中则以维生素B2、烟碱酸较多。

2 鸡蛋蛋黄中有丰富的卵磷脂、胆固醇，以及磷、镁、钠、铁、钙、锌等矿物质。

3 鸡蛋的卵磷脂，是存在于蛋黄中的一种脂肪，约占蛋黄的3成，对人体有多重功效，是鸡蛋的重要营养素。

## 鸡蛋食疗效果

1 吃鸡蛋可补充叶酸、铁，有助红细胞的生成，可预防贫血，对出血性溃疡的胃病患者而言，是很好的食疗补品。

2 鸡蛋中所含的维生素D、维生素E、维生素K，能协助黏膜伤口愈合、促进血液循环、稳定神经；卵磷脂可增强大脑的记忆力。

## 鸡蛋食用方法

1 鸡蛋适合炒、煎、卤、蒸，做成甜品等多种烹调方式，其中以白水煮蛋热量最低，也最健康。

2 蒸蛋时，不要将锅盖盖紧，可放一支筷子在锅盖下方让蒸汽散出，这样蒸出来的蛋表面不会布满孔洞，吃起来更滑嫩可口。

## 鸡蛋饮食宜忌

1 鸡蛋容易受到沙门氏菌污染，因此不宜生吃或冲热豆浆、半熟食用。

2 蛋黄胆固醇含量高，高胆固醇患者可只吃蛋白，少吃蛋黄。

# 胡萝卜炒蛋

安定神经＋保护胃壁

**材料：**
鸡蛋3个，胡萝卜100克，葱花适量

**调味料：**
橄榄油2小匙，盐1小匙

**作法：**
① 鸡蛋打散；胡萝卜洗净去皮刨成丝备用。
② 热锅放油，放入胡萝卜丝和盐快炒，接着打入蛋汁拌匀，再撒上葱花即可。

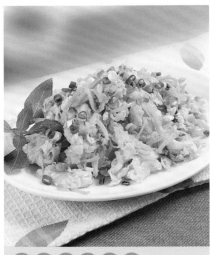

- 热量 338.2千卡
- 糖类 8.3克
- 蛋白质 19.3克
- 脂肪 25.4克
- 膳食纤维 2.6克

调 理 胃 病 功 效

　　鸡蛋除缺乏维生素C和膳食纤维外，几乎包含其他所有营养成分。搭配胡萝卜烹调，更能增加维生素A含量，可保护黏膜健康。

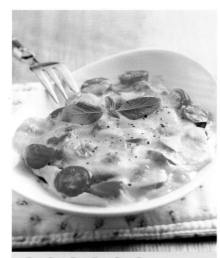

调 理 胃 病 功 效

　　鸡蛋能促进细胞代谢，提升肠胃消化、吸收的能力；搭配富含膳食纤维、维生素C的小番茄，即成为营养成分更全面的菜肴。

# 菠菜番茄奶酪焗蛋

补充营养＋修复黏膜

**材料：**
鸡蛋2个，小番茄4个，菠菜、奶酪丝各20克

**调味料：**
盐1小匙，低脂沙拉酱1大匙

- 热量 251.9千卡
- 糖类 5.2克
- 蛋白质 16.6克
- 脂肪 18.3克
- 膳食纤维 0.7克

**作法：**
① 菠菜洗净切碎，汆烫后挤掉水分；小番茄洗净对半切开；蛋打散备用。
② 将菠菜、小番茄、蛋液和所有调味料拌匀，放入烤皿，撒上奶酪丝后，放入预热好的烤箱中，约烤6分钟即可。

# 青豆虾仁蒸蛋

**2 人份**

**高纤抗癌 + 预防贫血**

**材料：**
鸡蛋2个，虾仁5只，青豆30克，凉开水250毫升

- 热量 475.2千卡
- 糖类 9.5克
- 蛋白质 79.8克
- 脂肪 13.1克
- 膳食纤维 2.8克

**调味料：**
盐少许

**作法：**

❶ 鸡蛋打散，加入凉开水、盐搅拌均匀，过滤后倒入蒸杯中。

❷ 虾仁去肠泥后洗净；青豆洗净。

❸ 电锅外锅加水1杯，放入蒸杯，盖上盖子留一小孔，蒸约5分钟后，摆上虾仁和青豆，续以小火蒸约10分钟即可。

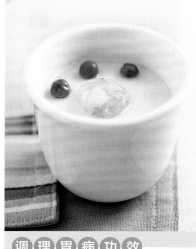

**调 理 胃 病 功 效**

鸡蛋中含叶酸和铁质，能预防贫血，是出血性胃溃疡患者很好的食疗补品；青豆的膳食纤维可促进胃肠蠕动，帮助消化。

# 奶香枸杞蛋花汤

**2 人份**

**补血养身 + 增强体力**

**材料：**
鸡蛋2个，枸杞子10克，红枣6颗，全脂鲜奶250毫升

- 热量 355.5千卡
- 糖类 26.2克
- 蛋白质 21克
- 脂肪 18.5克
- 膳食纤维 2.4克

**作法：**

❶ 鸡蛋打散；红枣洗净后，泡在少许水中1个小时备用。

❷ 枸杞子洗净，连同红枣水，一并放入锅中加热至沸。

❸ 将蛋汁倒入锅中煮沸，续倒入全脂鲜奶煮沸即可。

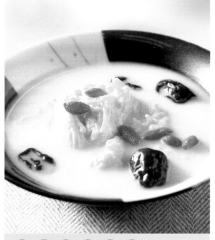

**调 理 胃 病 功 效**

枸杞子和红枣都有补气血的功用，搭配营养丰富又容易吸收的鸡蛋和可稳定神经的牛奶，是各种体质的人都很适合的滋补汤品。

*Point* 纾压助眠，缓解神经性胃炎

# 牛奶 *Milk*

| 健胃有效成分 |
|---|
| 乳糖、钙<br>蛋白质 |

| 食疗功效 |
|---|
| 舒缓压力<br>健胃整肠 |

- **别名：** 牛乳、鲜乳
- **性味：** 性平，味甘
- **营养成分：**
  脂肪、蛋白质、糖类、烟碱酸、叶酸、维生素A、维生素D、维生素E、生物素、钙、钾、钠、镁、磷、铜、硒

○ **适用者：** 一般人、需补充营养者　✗ **不适用者：** 乳糖不耐症患者

## 牛奶为什么能改善胃病？

1 牛奶中含有能够安定神经的矿物质钙、维生素B₁、维生素D，以及色氨酸、烟碱酸、泛酸等营养素，可以协助神经系统舒缓因紧张情绪和压力所引起的胃痛、胃痉挛症状，具有稳定神经、保持心情放松的功效。

2 牛奶中含完整的B族维生素，可以协助消化性酵素将体内淀粉、糖类完全代谢，转换成肠胃易吸收的葡萄糖，供给细胞能量，也能促进体内新陈代谢运作正常、消除疲劳，适合需要补充体力的胃病患者饮用。

## 牛奶主要营养成分

1 牛奶中含大量乳糖、蛋白质，若不额外添加果糖，每100毫升牛奶的热量只有67千卡，是低热量的健康饮品。

2 牛奶中含维生素A、B族维生素，尤其钙含量丰富，是同量红薯的2.8倍；同时也含有微量生物素和叶酸。

3 牛奶中的钙吸收率高，是补钙好选择。此外，牛奶中还含有钾、钠、镁、铁、锌、铜、硒等矿物质。

## 牛奶食疗效果

1 牛奶中含钙、铁，适合孕妇、更年期妇女和发育中的儿童、青少年饮用；钙可强化骨骼、牙齿密度、调节铁质代谢、稳定神经系统、帮助睡眠。

2 牛奶中的钾和蛋白质中的天门冬氨酸，可调节细胞酵素代谢，促进人体排出多余的水分和尿酸结晶，预防肌肉酸痛，降低痛风患病率。

3 牛奶可养心肺、润皮肤、补益五脏，经常饮用能增加皮肤的活力和弹性。

4 以牛奶加热来蒸脸，可促进脸部血液循环，加快新陈代谢，使肤色红润。

## 牛奶食用方法

肠胃不好的人不要直接喝冰牛奶，可稍微加热，睡前饮用，以提升睡眠品质。

## 牛奶饮食宜忌

1 牛奶不可久煮，过度加热会破坏牛奶的营养价值。

2 胆囊炎、反流性食道炎患者，应适量饮用牛奶。

# 奶香草菇炖西蓝花

## 抗发炎＋预防胃溃疡

**材料：**

草菇100克，西红柿1个，西蓝花300克，鲜奶200毫升

- 热量 364.2千卡
- 糖类 33.1克
- 蛋白质 19.1克
- 脂肪 18.27克
- 膳食纤维 11.2克

**调味料：**

橄榄油2小匙，奶油1小匙，盐1/2小匙，糖1/4小匙

**作法：**

❶ 将所有蔬菜洗净；西红柿切块；西蓝花菜切成小朵备用。

❷ 以橄榄油热锅后，倒入奶油和蔬菜炒匀，再加鲜奶搅拌。

❸ 加盐和糖，再翻炒2分钟左右即可。

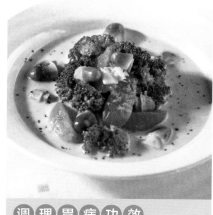

### 调理胃病功效

　　牛奶含维生素A、B族维生素，可促进肠胃消化；西蓝花中的萝卜硫素，能对抗幽门螺杆菌，可预防胃炎、胃溃疡和胃癌。

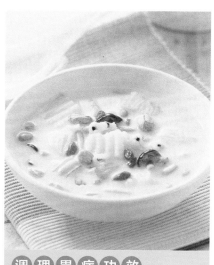

### 调理胃病功效

　　牛奶可安定神经，舒缓紧张的情绪，有效缓解胃痛、胃痉挛；黄芪能益气健脾、消食开胃；薏仁可保护肠胃黏膜。

# 山药薏仁牛奶锅

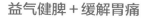

## 益气健脾＋缓解胃痛

**材料：**

山药100克，柳松菇50克，花生、薏仁各30克，枸杞子20克，黄芪2片，牛奶6杯

- 热量 1434.4千卡
- 糖类 135.4克
- 蛋白质 65.6克
- 脂肪 70克
- 膳食纤维 9克

**调味料：**

盐2小匙，糖1小匙

**作法：**

❶ 山药洗净去皮，以波纹刀切片；花生、柳松菇洗净；薏仁泡水，捞出备用。

❷ 锅中倒入牛奶、花生和薏仁，煮至花生熟软，再加入山药片、黄芪、枸杞子，以小火煮15分钟，最后加入柳松菇和调味料煮匀即可。

# 奶香杏仁粥

润肤生津 + 补益胃肺

**材料：**

鲜奶350毫升，大米90克，杏仁片35克，凉开水800毫升

**调味料：**

冰糖1小匙

- 热量 633.7千卡
- 糖类 116.3克
- 蛋白质 16.3克
- 脂肪 11.5克
- 膳食纤维 0.5克

**作法：**

1. 取锅放入洗好的大米和凉开水煮至沸腾，转小火煮50分钟成粥。
2. 拌入压碎的杏仁片，煮沸后再煮5分钟。
3. 放入冰糖调味，熄火后倒入鲜奶拌匀即可。

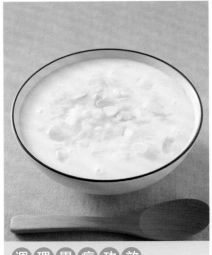

**调理胃病功效**

牛奶能促进体内新陈代谢正常，还具有补益胃肺、生津润肤的作用，适合体虚、食量减少、反胃、便秘、皮肤干燥者食用。

# 草莓牛奶燕麦粥

健胃整肠 + 补充体力

**材料：**

草莓6颗，即食燕麦60克，热牛奶1杯，葡萄干10克，混合坚果20克

- 热量 554.8千卡
- 糖类 66.0克
- 蛋白质 18.3克
- 脂肪 24.2克
- 膳食纤维 15.4克

**作法：**

1. 将热牛奶和即食燕麦倒入容器，浸泡10分钟备用。
2. 草莓洗净，去掉蒂头后对切。
3. 将草莓、葡萄干、混合坚果倒入容器，混合均匀后即可。

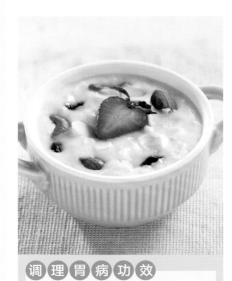

**调理胃病功效**

这道粥品使人有饱足感，且能降低体内的坏胆固醇，预防心血管疾病；所含的大量膳食纤维，可调整肠胃道环境，预防便秘。

# 葡萄牛奶

高纤排毒＋预防胃病

**材料：**
葡萄100克，低脂牛奶240毫升

**调味料：**
蜂蜜1大匙

- 热量 224千卡
- 糖类 39.6克
- 蛋白质 7.9克
- 脂肪 4.8克
- 膳食纤维 0.6克

**作法：**
葡萄洗净后放入果汁机中，加入牛奶、蜂蜜高速打成汁，倒入杯中即可饮用。

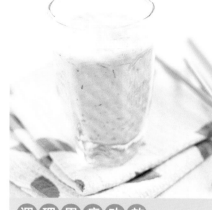

**调理胃病功效**

低脂牛奶含有易消化、吸收的蛋白质，可提振元气；葡萄中的纤维素和果胶质，能健胃整肠、排除体内毒素、预防肠胃道疾病。

# 黑糖山药牛奶

帮助消化＋增强体力

**材料：**
鲜奶500毫升，山药100克

**调味料：**
黑糖10克

- 热量 421.6千卡
- 糖类 45.8克
- 蛋白质 16.4克
- 脂肪 19.2克
- 膳食纤维 1克

**作法：**
山药洗净去皮切块，和鲜奶、黑糖一起放入果汁机中打匀即可饮用。

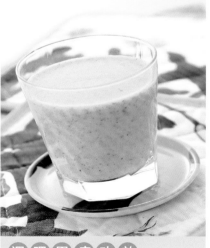

**调理胃病功效**

山药的黏液含消化酶素，能滋补身体，促进消化；搭配牛奶具有消除疲劳的功效，是很适合胃病患者增强体力的饮品。

# 酸奶 *Yogurt*

**健胃有效成分**
乳酸菌
蛋白质

**食疗功效**
排便顺畅
活化肠道

● **别名：**酵母乳、酸奶酪

● **性味：**性平，味酸甘

● **营养成分：**
脂肪、蛋白质、糖类、烟碱酸、乳酸菌、维生素A、维生素B$_2$、维生素B$_{12}$、钙、钾、钠、镁、磷、铁、锌

○ **适用者：**一般人，便秘、高脂血症患者　　✗ **不适用者：**对乳制品过敏者

## 酸奶为什么能改善胃病？

1 酸奶中的乳酸菌，可以保护胃黏膜不受幽门螺杆菌感染，胃病患者多饮用，可降低复发率。

2 酸奶可增加肠道益生菌的数量，杀死消化道的坏菌，维持菌种平衡，降低有害菌种分泌致癌物的几率。

3 酸奶中的蛋白质进入胃部后，会被分解为功能性胜肽等物质，能对胃部产生保护作用，避免胃部遭受癌细胞的攻击。

## 酸奶主要营养成分

酸奶的营养成分，以乳酸菌、醋酸、乳糖、奶蛋白为主，并含有微量维生素B$_2$、维生素B$_{12}$、烟碱酸和矿物质。

## 酸奶食疗效果

1 酸奶中的钙容易被人体吸收，含量又丰富，可以预防骨质疏松症。乳糖不耐症患者也可安心饮用酸奶，不用担心会腹胀、腹泻。

2 酸奶中具有丰富的活性益菌，和富含膳食纤维的水果一起食用，能刺激肠道蠕动，让排便顺畅，消除便秘困扰。

3 酸奶可协助排出体内废物，维持肠道活力、避免肠道老化，降低大肠癌、直肠癌的患病率。

## 酸奶挑选和食用方法

1 酸奶不宜久存，且必须在低温下菌种才能发挥最大效益，不宜摄取冷食的胃病患者，可先将酸奶摆在室温下，回温后再食用。

2 宜挑选标有低温活菌、生乳含量高的酸奶，才能有效发挥乳酸菌捍卫肠道免疫功能的功效。

## 酸奶饮食宜忌

1 不可和抗生素、胃药，或含硝酸盐的加工食品，如香肠、腊肉同时食用，以免合成致癌物亚硝酸胺。

2 酸奶不宜空腹食用，因乳酸菌易被胃酸杀死，降低其保健的作用。

# 芒果芦荟酸奶

避免感染 + 调养肠胃

**材料：**
芒果1个，芦荟1片，低脂酸奶250毫升

**调味料：**
蜂蜜1/2小匙

**作法：**

① 芒果洗净去皮去核，切块。

② 芦荟去皮，取出果肉放入果汁机中，加入芒果块、酸奶和蜂蜜，打成果汁即可饮用。

- 热量 337.6千卡
- 糖类 79克
- 蛋白质 4.4克
- 脂肪 2.9克
- 膳食纤维 3.2克

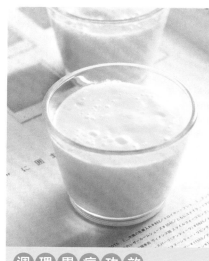

**调理胃病功效**

　　饮用酸奶，不只可加速清除幽门螺杆菌的疗程，胃病患者康复后，持续饮用酸奶，还可降低感染幽门螺杆菌的复发率。

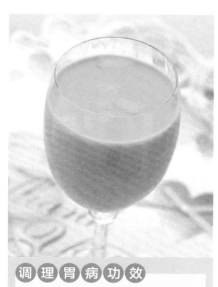

# 胡萝卜苹果酸奶

健胃整肠 + 清除坏菌

**材料：**
胡萝卜50克，苹果100克，无糖酸奶400毫升

- 热量 149.4千卡
- 糖类 12.1克
- 蛋白质 20.3克
- 脂肪 2.2克
- 膳食纤维 1.2克

**作法：**
胡萝卜、苹果洗净去皮切块后，和酸奶一起放入果汁机中打匀，即可饮用。

**调理胃病功效**

　　胃溃疡患者服用抗生素杀死幽门螺杆菌的同时，也会一并杀死体内好菌。饮用酸奶可降低抗生素的副作用，也有助杀菌。

# 优格 *Soft Yogurt*

**健胃有效成分**
乳酸菌
B族维生素

**食疗功效**
帮助消化
改善体质

- **别名：**酸凝酪、发酵乳
- **性味：**性平，味甘酸
- **营养成分：**
  蛋白质、脂肪、糖类、乳酸菌、
  维生素A、B族维生素、维生素E、钠、钾、钙、磷、铁、锌

○ **适用者：**有便秘困扰、肠胃吸收不佳者　✗ **不适用者：**肾功能不佳者、痛风患者

## 优格为什么能改善胃病?

1. 肠道中包含数亿兆的益菌、坏菌和伺机菌（中性菌），优格中的乳酸菌，是肠道益菌最大的来源，可以抑制肠道坏菌、伺机菌的增生，分解腐败物质，使废物排出体外，不累积有害毒物，有提高肠胃功能、改善体质的功效。

2. 优格中的乳酸菌数量比酸奶高，可以增强免疫力、减少肠胃消化道发炎、感染的情况，进而降低胃癌、大肠癌的患病率。

## 优格主要营养成分

1. 优格热量是同量优酪乳的4倍，但乳酸菌含量丰富，可将蛋白质发酵为易被人体吸收的奶蛋白，适合乳糖不耐症者食用。

2. 优格中含有维生素A、B族维生素、维生素E和丰富的钙、钾、钠、镁、锌等矿物质。

## 优格食疗效果

1. 优格含钙量丰富，能促进身体的新陈代谢，且为一种弱碱性食品，有助调整酸性体质。

2. 优格自古即被视为延年益寿的食物。以牛奶发酵、提炼而成的酸奶，含有钙、B族维生素等营养素，是养颜美容、强壮体魄的极佳食物。

3. 优格中的乳酸菌含量多，具有整肠、增强免疫力的功效。

## 优格食用方法

1. 市售优格有半凝乳的固态物，也有浓缩锭片可选择，能直接食用，或和蔬菜、水果搭配。

2. 优格还可以入菜，或做成甜品，无论是西式浓汤、煮咖喱饭、烤蛋糕，加入优格都可让食品呈现不同的风味。

## 优格饮食宜忌

1. 优格中的乳酸菌，加热后会被破坏，故宜低温食用，活菌才能发挥效益。

2. 不可和加工食品一起食用，以避免合成致癌物亚硝酸胺。

3. 优格中的乳酸菌为高核酸物质，会在人体内形成嘌呤，痛风患者不宜食用。

# 核桃果香优格沙拉

增强免疫力＋愈合溃疡

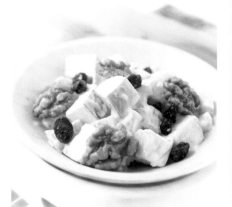

**材料：**

葡萄干、核桃各30克，苹果、去皮芒果各50克，优格200克，小黄瓜100克，柠檬汁5毫升

- 热量 518.8千卡
- 糖类 64.9克
- 蛋白质 13.4克
- 脂肪 22.8克
- 膳食纤维 4.8克

**作法：**

❶ 苹果、去皮芒果、小黄瓜切粗丁；核桃放入烤箱中烤3分钟备用。

❷ 将水果丁、核桃和葡萄干放入容器中，淋上柠檬汁，最后倒入优格拌匀即可。

## 调理胃病功效

优格含乳酸菌，可增强免疫力、减少肠胃发炎、感染几率，降低胃癌、大肠癌的患病率。水果中的维生素C，能帮助溃疡愈合。

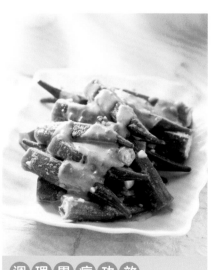

# 秋葵优格沙拉

强化胃壁＋保护黏膜

**材料：**

秋葵、优格各200克，姜黄粉10克

- 热量 215.6千卡
- 糖类 39.4克
- 蛋白质 11.8克
- 脂肪 1.2克
- 膳食纤维 8.2克

**作法：**

❶ 优格和姜黄粉调匀备用。

❷ 秋葵洗净，放入沸水中汆烫2分钟备用。

❸ 将调制好的优格姜黄粉淋在秋葵上，并放入冰箱冷藏，待要食用时取出即可。

## 调理胃病功效

食用优格能提高肠胃功能，但胃病患者不宜食用冰冷、刺激性食物，故此道菜宜置于室温30分钟后再食用，才可达到保健功效。

# 奶酪 *Cheese*

**健胃有效成分**
乳酸菌
B族维生素

**食疗功效**
舒缓压力
预防骨质疏松

- **别名：** 奶酪、芝士、干奶酪、干酪、起士、鲜奶酪

- **性味：** 性平，味甘酸

- **营养成分：**
  蛋白质、脂肪、钙、磷、铁、维生素A、B族维生素、维生素E、钠、锌、钾、乳酸菌

○ **适用者：** 一般人，骨质疏松、便秘患者　✕ **不适用者：** 高血压、肾脏病患者

## 奶酪为什么能改善胃病？

1 奶酪含有丰富的乳酸菌，可调整肠道细菌生态，增加益菌数量，提高免疫力，降低胃癌的发生率。

2 吃奶酪能让人情绪稳定、心情放松，因奶酪中含维生素B$_1$、维生素B$_2$、维生素B$_{12}$、锌，以及色氨酸、离氨酸等蛋白质，有舒缓情绪的功能。容易因工作压力紧张而引发胃痛、胃炎、十二指肠溃疡，或大肠激惹症、便秘的人，适量补充奶酪，有舒缓症状的效果。

## 奶酪主要营养成分

1 奶酪来自于大量鲜奶提炼而成，为高热量、高蛋白制品，热量为同量鲜奶的4.4倍，蛋白质含量也比同量牛奶多5.5倍。

2 奶酪含丰富的维生素A，比同量牛奶多5.6倍，并有维生素B$_2$、维生素B$_{12}$等，可协助神经系统正常运作。

3 奶酪中钠含量是同量优酪乳的71倍，钙含量为同量豆腐的4倍，可稳定神经，提高抗压性，预防骨质疏松。

## 奶酪食疗效果

1 奶酪中含有离氨酸、精氨酸等人体必需的氨基酸，具有消除疲劳、保护肠胃黏膜、促进肝脏尿素循环功能、稳定情绪的作用。

2 素食或患有乳糖不耐症者，无法从鲜奶中摄取蛋白质，奶酪是很好的替代品。

## 奶酪食用和保存方法

1 奶酪可做成点心、三明治，或搭配红酒，刨丝入菜料理。

2 吃不完的奶酪，宜用保鲜膜包紧，放在保鲜盒中，再放入冰箱冷藏，以避免水分流失。

3 硬质奶酪可放在冷冻库保存半年，食用前先取出回温。

## 奶酪饮食宜忌

1 奶酪钙含量丰富，骨质疏松症患者可适量食用。

2 奶酪热量高，肥胖者不宜过量食用。

3 奶酪在制造过程中会浸泡盐水，因此含有大量盐分，高血压患者不宜多吃。

# 奶酪西红柿沙拉

**补胃养脾 + 保护黏膜**

**2 人份**

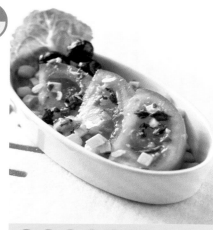

- 热量 480.5千卡
- 糖类 57.5克
- 蛋白质 14克
- 脂肪 21.6克
- 膳食纤维 5.1克

**材料：**

奶酪50克，西红柿200克，玉米粒60克，罗勒40克，葱1根

**调味料：**

橄榄油、白醋各2小匙，糖1小匙，黑胡椒粉1/6小匙

**作法：**

❶ 西红柿洗净切片，和玉米粒一起摆入盘中。

❷ 罗勒、奶酪、葱切碎，均匀撒入盘中。

❸ 所有调味料混匀，淋在沙拉上即可。

**调理胃病功效**

奶酪中含人体必需氨基酸——离氨酸、精氨酸等，可消除疲劳、保护肠胃黏膜；西红柿、玉米富含膳食纤维，能促进消化。

---

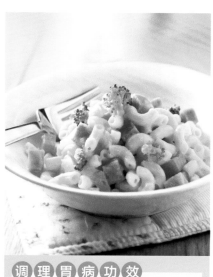

# 奶香蔬菜通心粉

**帮助消化 + 修复黏膜**

**4 人份**

- 热量 1302千卡
- 糖类 181.5克
- 蛋白质 59.4克
- 脂肪 37.6克
- 膳食纤维 3.1克

**材料：**

通心粉200克，火腿丁、西蓝花、胡萝卜丁各50克，洋葱丁30克，牛奶600毫升

**调味料：**

橄榄油2小匙，盐1小匙，蒜粉、奶酪粉各适量

**作法：**

❶ 通心粉煮熟；西蓝花、胡萝卜丁分别氽烫，沥干备用。

❷ 热油锅，炒香洋葱丁后，放入西蓝花、胡萝卜丁、火腿丁、盐拌炒。

❸ 倒入牛奶、通心粉煮沸，熄火前加入蒜粉和奶酪粉，拌匀即可。

**调理胃病功效**

奶酪富含B族维生素，可稳定情绪；牛奶含维生素A、维生素B2，能修复黏膜、促进细胞再生，是胃病患者摄取蛋白质的重要来源。

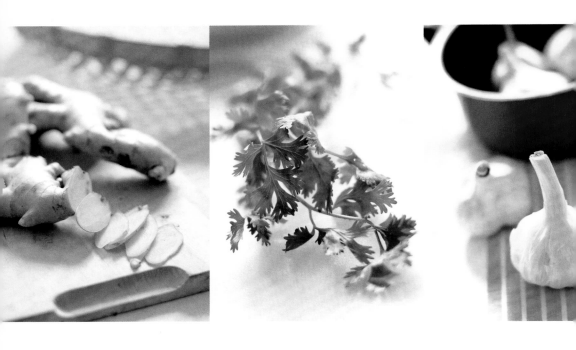

# 风味香料类

辛香调味料食材因为具有独特的气味，有开胃、醒脑、提振食欲的功效，有益于缓解消化不良所引起的不适；同时，辛香料多半含有可抗菌、杀菌的成分，如生姜中的生姜醇、姜黄素，大蒜、青蒜、葱中的大蒜素和辣素等。

辛香料各有独特的气味，可舒缓神经，还可保护肠道，使胃部不受病菌感染，增强抵抗力。

因为辛香料多半具刺激性，不宜空腹食用或一次食用太多，尤其是胃溃疡或胃酸过多患者，要谨慎食用。

*Point* 健胃止吐、消灭肠道坏菌

# 姜 *Ginger*

**健胃有效成分**
生姜醇
姜黄素、姜辣素

**食疗功效**
杀菌
止吐消胀

- **别名**：生姜、姜仔、姜母、黄姜、嫩姜、因地辛

- **性味**：性温，味辛

- **营养成分**：
膳食纤维、糖类、生姜醇、姜辣素、维生素A、维生素E、铁、钙、磷、钾、镁、锌、姜黄素

○ **适用者**：手脚冰冷、胃寒胀气、消化不良者　✗ **不适用者**：体内燥热者、胃溃疡患者

## 姜为什么能改善胃病？

1 姜中含有生姜醇、姜辣素挥发成分，可温胃、止痛，刺激胃液分泌，帮助肠胃蠕动、消化食物，减缓因消化不良所产生的胃痛和胀气。

2 干姜磨成粉入菜，能驱散胃中的寒气，刺激血液循环，促进肠、胃神经运动，改善反胃、呕吐症状，发挥调养肠胃的功能。

## 姜主要营养成分

1 姜主要的成分是生姜醇、姜辣素和姜黄素，有止呕发汗的功效。

2 姜还含有微量的维生素A、维生素E和矿物质钠、钾、钙、磷、铁、镁、锌。

## 姜食疗效果

1 姜有祛风散寒、温热解毒、止吐排汗的效果；经常手脚冰冷、血液循环不良者，可喝生姜黑糖水暖胃。

2 姜具有杀菌、解毒的作用，能消灭肠内坏菌，排除体内毒素，所含姜黄素可预防大肠癌，提高肝脏解毒的功能。

3 姜是天然的止呕、止咳食材，有舒缓胃部痉挛不适的效果。怀孕妇女若有反胃呕吐、食欲不佳的害喜情形，不妨多食用含姜食物以缓解不适。

4 姜所含的姜辣素，能促进血液循环、消炎、镇痛，尤其对关节疼痛有明显改善的作用。

## 姜挑选和食用方法

1 嫩姜可用糖、米酒腌制后生食，选购时宜挑尾端带红色、姜身饱满者为佳；老姜可去腥，适合入菜，宜选干燥、硬实无腐烂者，可存放较久。

2 将红糖、姜、红枣、水熬煮后饮用，能止吐止咳，预防感冒，舒缓经痛。

## 姜饮食宜忌

1 姜有刺激性，味道辛辣，有胃溃疡、十二指肠出血的人不宜食用。

2 腐烂发霉的姜不可食用，因其所产生的黄樟素会诱发致癌物质。

3 体质偏燥热、易长青春痘者或痔疮患者，不宜常吃姜，食用量也不宜太多。

# 姜汁猪肉片

抗发炎＋加速代谢

**材料：**
猪肉片、洋葱各200克，姜泥20克

● 热量 867.9千卡
● 糖类 28.2克
● 蛋白质 32.4克
● 脂肪 69.5克
● 膳食纤维 3.2克

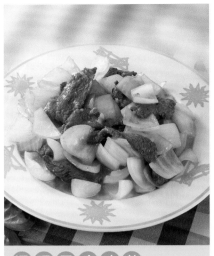

**调味料：**
橄榄油1½大匙，糖2小匙，柴鱼酱油、甜酒酿各1大匙

**作法：**

❶ 洋葱洗净，去皮切块备用。

❷ 取锅，放入姜泥、糖、柴鱼酱油和甜酒酿煮沸，备用。

❸ 另取锅放油，炒香洋葱块，放入猪肉片炒至7分熟时，再加入煮好的汤汁，以小火炖煮5分钟即可。

**调理胃病功效**

姜所含的姜辣素，可促进胃液分泌，加速新陈代谢，并能舒缓消化系统平滑肌，让胃的血液更充足，促进胃的蠕动。

# 姜味糯米粥

2 人份

舒缓胃痛＋刺激胃液分泌

**材料：**
糯米140克，枸杞子5克，生姜8片（切片），葱白5根，凉开水1200毫升

● 热量 548.4千卡
● 糖类 121.5克
● 蛋白质 12.3克
● 脂肪 1.5克
● 膳食纤维 2.5克

**调味料：**
黑糖1/2大匙

**作法：**

❶ 所有食材洗净；葱白切段。

❷ 糯米放入锅中，加凉开水煮沸后转小火，煮45分钟至熟。

❸ 加入姜片、葱白段和枸杞子，煮5分钟后，加黑糖调匀即可。

**调理胃病功效**

姜中的生姜醇，可刺激胃液分泌，促进肠胃蠕动以消化食物，有效舒缓因消化不良所造成的胃痛；但胃溃疡患者宜慎食。

# 姜汁葡萄蜜

**帮助消化 + 修护黏膜**

**材料：**
葡萄100克，嫩姜10克，凉开水400毫升

- 热量 85.5千卡
- 糖类 20.1克
- 蛋白质 0.8克
- 脂肪 0.2克
- 膳食纤维 0.8克

**调味料：**
蜂蜜1小匙

**作法：**
将葡萄洗净；嫩姜洗净切小块；将葡萄和嫩姜、蜂蜜、凉开水放入果汁机中打匀，即可饮用。

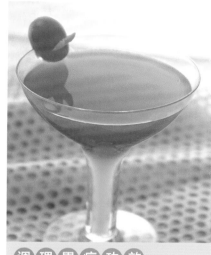

**调 理 胃 病 功 效**

葡萄生津养胃、帮助消化；嫩姜可促进胃壁血液循环；蜂蜜具有修复黏膜的功效。这道饮品很适合萎缩性胃炎患者饮用。

# 红糖姜枣茶

**滋补脾胃 + 促进血液循环**

**材料：**
姜丝5克，红枣5颗，开水500毫升

- 热量 91.8千卡
- 糖类 22.1克
- 蛋白质 0.7克
- 脂肪 0.1克
- 膳食纤维 1.6克

**调味料：**
红糖10克

**作法：**
将姜丝、红枣放入开水中，加盖闷 15分钟后，加入红糖调味即可。

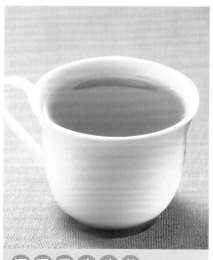

**调 理 胃 病 功 效**

姜能刺激血液循环，促进胃酸分泌；红枣有补气血、益脾胃的功效。此茶饮适合胃酸过少、脾胃虚弱的慢性胃病患者调养之用。

# 青蒜 *Garlic Stem*

**健胃有效成分**
大蒜素
辣素

**食疗功效**
消炎抗菌
增强抵抗力

● **别名：**蒜毫

● **性味：**性温，味辛

● **营养成分：**
蛋白质、糖类、膳食纤维、维生素A、维生素B₂、维生素E、
大蒜素、辣素、类胡萝卜素、叶酸、泛酸、钙、磷、铁、钾、镁

○ **适用者：**一般人，消化不良、肝不好者　　✗ **不适用者：**伤口发炎、化脓者

## 🍎 青蒜为什么能改善胃病？

1 青蒜含丰富的维生素A、维生素B₂，有保护消化器官黏膜、修补细胞再生的能力。

2 青蒜特有的精油香味，可舒缓紧张的情绪，降低压力所引起的肠胃痉挛或溃疡几率，还能提振食欲。

3 青蒜中含有独特的大蒜素，能有效保护肠道，预防外来病菌的感染；其中的辣素可增加肠胃的消化力，加速排空胃中积食、杀菌，维护肠胃酸碱值的平衡。

## 🔆 青蒜主要营养成分

1 青蒜特殊的香味来自于大蒜素、辣素、异硫氢酸酯等成分。

2 青蒜中含有丰富的膳食纤维，是同量香菜的1倍；维生素A含量是同量葱的3倍。

3 青蒜还含微量的维生素B₂、维生素E和钠、钾、钙、磷、铁、镁、锌等矿物质。

## 🦷 青蒜食疗效果

1 青蒜中含有丰富的大蒜素，有防止伤口

感染、杀菌、消炎、驱虫的功效。对感冒咳嗽也有消炎、消肿、解毒的作用。

2 青蒜中含有维生素A、泛酸、叶酸，可协助脂肪、糖类代谢，有保护肝脏、增加抗体合成的抗癌效果。

3 青蒜中丰富的膳食纤维，可提高肠道吸收、分解和代谢废弃物的效率，还可延缓血糖上升的速度，帮助调节血液中的胆固醇。

## ☀️ 青蒜食用和保存方法

1 青蒜烹调时不宜加热太久，以免大蒜素被破坏。

2 炒青蒜时，下锅后以大火快速翻炒后即可起锅，这样可以保有青蒜爽脆的口感。

3 尚未烹调的青蒜可用干净纸张包裹，放入冰箱下层冷藏，以减少水分流失。

## 🏥 青蒜饮食宜忌

1 胃酸过多、眼睛发炎，或长青春痘的人不宜多吃。

2 胃酸过多的人不宜生食青蒜，以免刺激胃部黏膜。

# 青蒜红椒炒牛肉

**帮助消化＋保护黏膜**

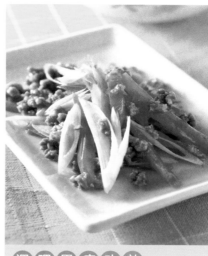

**材料：**

青蒜3根，红色彩椒1个，牛绞肉200克

- 热量 423.7千卡
- 糖类 24.5克
- 蛋白质 34.8克
- 脂肪 20.8克
- 膳食纤维 3.4克

**调味料：**

橄榄油2小匙，盐、米酒各1小匙

**作法：**

❶ 青蒜洗净切丝，将蒜白和蒜绿分开；红色彩椒洗净切丝备用。

❷ 热锅放油，爆香蒜白，再放入牛绞肉和米酒炒匀。

❸ 放入蒜绿、红色彩椒炒匀，加盐调味即可。

**调 理 胃 病 功 效**

　　青蒜含辣素，可维持肠胃酸碱值平衡、增强消化力；其独特香味可降低由压力所引起的肠胃痉挛或溃疡发生的几率。

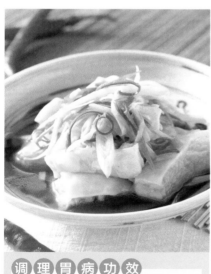

# 青蒜炒鳝鱼肉

**舒缓压力＋预防胃溃疡**

**材料：**

鳝鱼肉块300克，青蒜3根，姜10克，大蒜1瓣

- 热量 449.6千卡
- 糖类 4.2克
- 蛋白质 58.4克
- 脂肪 22.1克
- 膳食纤维 2.1克

**调味料：**

橄榄油1大匙，酱油2小匙，盐1/2小匙

**作法：**

❶ 青蒜洗净切丝；姜切丝；大蒜拍碎备用。

❷ 热锅放油，爆香姜丝和蒜末，放入鳝鱼肉块煎熟。

❸ 再放入青蒜丝、调味料，快速炒匀即可。

**调 理 胃 病 功 效**

　　青蒜含维生素A、维生素B$_2$，可保护消化器官、舒缓压力、改善食欲不振的问题；维生素C能缓和紧张的情绪，降低胃溃疡发生的几率。

# 罗勒 *Basil*

**健胃有效成分**
钙、铁
丁香酚

**食疗功效**
帮助消化
活络胃气

- **别名：** 千层塔、七层塔、兰香、西王母菜

- **性味：** 性温，味辛

- **营养成分：**
蛋白质、膳食纤维、维生素A、维生素B$_1$、维生素B$_2$、维生素E、钙、磷、铁、钾、锌、丁香酚

○ **适用者：** 一般人，胃胀腹满、消化力差者　✗ **不适用者：** 孕妇

## 🍎 罗勒为什么能改善胃病？

1 罗勒有帮助消化积食、活络气血的作用，当胃气不通、胃胀、腹满、不断打嗝、恶心难受时，罗勒叶中的丁香酚精油，可刺激腺体分泌更多消化液，帮助消化、缓和肠胃胀满的不适感。

2 罗勒所含的维生素B$_1$、丁香酚精油，可维持神经系统的正常运作，有镇定心神、平抚紧张所引起的肠胃痉挛、胃痛的效果。

## 罗勒主要营养成分

1 罗勒是香料蔬菜中属于膳食纤维丰富的食材，维生素A含量高于香菜，是青蒜的4倍。

2 罗勒含微量维生素B$_1$、维生素B$_2$、维生素E和丁香酚精油，以及钙、铁、磷等矿物质，尤其铁的含量丰富，是同量葱的1.8倍。

## 罗勒食疗效果

1 罗勒有特殊的香气，是常用的食用香料，有刺激味蕾、提振食欲的功效。

2 罗勒有活血、祛风、散淤、解毒、消水肿的功效。

3 罗勒的根、茎含有丰富的钙、铁，对于发育中的青少年、贫血和筋骨受伤、淤血不散、月经不顺的人，有通气、活血、补血的效果，但一次不宜吃太多，以免消耗元气。

## 罗勒挑选、保存和食用方法

1 选购罗勒时，宜选购叶片完整青绿、气味清香者，会比较新鲜。

2 罗勒碰到水容易变黑、腐烂，所以放进冰箱保存时，可在塑胶袋上开一小口，以挥发水汽。

3 罗勒可入菜烹调或当成香料调味，但不宜烹调太久，以免失去香味，起锅前加入即可。

## 罗勒饮食宜忌

罗勒属于感光性食物，不宜食用太多，否则容易促成体内黑色素生成，导致日晒后产生黑斑。

# 塔香炒木须豆腐

**提高免疫力＋排除有害物质**

**材料：**
板豆腐200克，蛋液100克，胡萝卜片50克，黑木耳丝、罗勒叶各30克，葱1根（切丝）

- ● 热量 366.7千卡
- ● 糖类 23克
- ● 蛋白质 18.8克
- ● 脂肪 22.2克
- ● 膳食纤维 4.5克

**调味料：**
橄榄油、蚝油各1大匙

**作法：**

❶ 罗勒叶洗净切碎；板豆腐切块，放入热油锅，煎至外表微黄后取出；用同一锅，倒入打好的蛋液煎熟。

❷ 续用同一锅，爆香葱丝，放入胡萝卜片、黑木耳丝拌炒后，再加入煎好的板豆腐块、蛋、蚝油、罗勒碎炒匀即可。

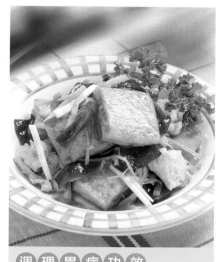

**调 理 胃 病 功 效**

　　罗勒含维生素A、维生素C，能强化体内免疫细胞的生长；其香味则可帮助消化，缓和肠胃胀满的不适感，平抚紧张性肠胃痉挛。

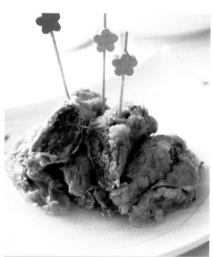

**调 理 胃 病 功 效**

　　罗勒中所含的丁香酚精油，具有维持神经系统正常运作、镇定心神、平抚因紧张所引起胃痛的效果。

# 塔香牛肉卷

**镇定心神＋帮助消化**

**材料：**
罗勒150克，牛肉75克，凉开水10毫升

- ● 热量 341.9千卡
- ● 糖类 6.7克
- ● 蛋白质 20克
- ● 脂肪 26.2克
- ● 膳食纤维 5.1克

**调味料：**
橄榄油、香油各2小匙，酱油1小匙

**作法：**

❶ 罗勒切碎，放入油锅中略炒后盛起。

❷ 牛肉切薄片，用酱油和凉开水腌15分钟，再放入沸水中烫熟。

❸ 将牛肉摊平，包入罗勒碎，卷紧，最后淋上香油即可。

**Point** 抗菌、杀菌，可驱除肠内寄生虫

# 大蒜 *Garlic*

**健胃有效成分**
大蒜素
维生素B1、维生素B2

**食疗功效**
抗菌杀菌
预防胃癌

● **别名**：蒜头、胡蒜、蒜球、蒜仁

● **性味**：性温，味辛

● **营养成分**：
蛋白质、膳食纤维、维生素A、维生素B1、维生素B2、钼、铁、钙、磷、钾、钠、锌、硒、大蒜素、辣素

○ **适用者**：食欲不振、抵抗力差者　✗ **不适用者**：口臭、火气旺盛者，肝病患者

## 🍎 大蒜为什么能改善胃病?

1 大蒜中含有蒜氨酸，捣碎后会变成大蒜素，吃起来有股强烈的呛辣味道，具有杀菌、去腥、预防食物中毒的作用，可消灭大肠杆菌、结核杆菌、葡萄球菌、霍乱弧菌等。

2 大蒜中的蒜氨酸和维生素B1给合，能加强维生素B1的作用，可提振食欲、纾解压力、预防压力所造成的消化道疾病。

3 大蒜能刺激胃液分泌，有增加食欲、加速肠胃消化、代谢食物的功效。

4 大蒜所含的硒、钼和大蒜素中的硫化物，能将胃中的致癌成分和重金属排出体外，有效预防胃癌、结肠癌、食道癌发生的几率，提高人体免疫力。

## 🌀 大蒜主要营养成分

1 大蒜中主要含有大蒜素、辣素、硒、钼，是天然的杀菌、抗癌食材。

2 大蒜中的维生素A、维生素B1、维生素B2，可消除疲劳、增加抵抗力；还含有钙、磷、铁、钾、锌、钠、镁等矿物质。

## 🦷 大蒜食疗效果

1 大蒜是食物也是药物，华佗曾用大蒜调酒，以驱逐体内的寄生虫，中医认为大蒜能增强精力、补脑，有解毒、杀菌的功效。

2 西方医学证实，大蒜能强化白细胞、抗癌细胞的活性，用大蒜精油来调节人体免疫力，可预防多种癌症的发生。

3 大蒜能清除血液中残留的脂肪，降低坏胆固醇含量，并协助肝脏代谢系统清除体内毒素。

## ☀ 大蒜食用方法

1 大蒜可生食也可入菜，但烹调的时间不宜过久，以免破坏大蒜素本身的营养价值。

2 已抽绿芽或长出霉菌的大蒜，营养价值低，不适合食用。

3 大蒜不需特别清洗，烹调前只需将外膜剥去即可。

## 🧑‍⚕️ 大蒜饮食宜忌

眼疾、肠胃溃疡出血中、肝病患者不宜食用。

# 香蒜花椰虾沙拉

**促进食欲＋消除幽门螺杆菌**

**材料：**
大蒜2瓣，西蓝花150克，虾仁100克，白芝麻1小匙

- 热量 191.4千卡
- 糖类 17.7克
- 蛋白质 21.5克
- 脂肪 3.8克
- 膳食纤维 4.8克

**调味料：**
橄榄油1/2大匙，和风沙拉酱2大匙

**腌料：**
盐1/4小匙，糖、太白粉各1/2小匙

**作法：**

❶ 大蒜去皮切片；西蓝花洗净切小朵，烫熟。

❷ 虾仁去肠泥，沥干后加腌料拌匀，放入油锅，约炒1分钟即捞出。

❸ 加蒜片煎至香酥后盛起，再加虾仁、西蓝花、和风沙拉酱，加入盐糖拌匀后，撒上白芝麻即可。

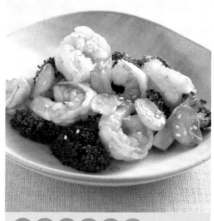

**调理胃病功效**

大蒜能刺激胃液分泌，增加食欲，促进肠胃消化、代谢；西蓝花中独特的萝卜硫素，可杀死导致肠胃疾病的幽门螺杆菌。

# 蒜香蒸肉

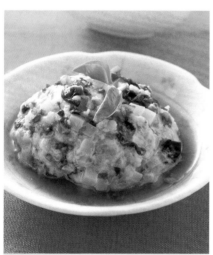

**预防胃癌＋促进胃酸分泌**

**材料：**
大蒜4瓣，猪绞肉100克，凉开水160毫升

- 热量 415千卡
- 糖类 4.2克
- 蛋白质 15.7克
- 脂肪 36.7克
- 膳食纤维 0.2克

**调味料：**
酱油1大匙，盐1小匙

**作法：**

❶ 大蒜去膜后，剁成细末。

❷ 将猪绞肉、蒜末、酱油、盐放入碗中，顺同一方向搅拌，边搅拌边慢慢加入凉开水，直到肉酱呈黏稠状。

❸ 将碗放入电锅内，外锅加1杯水，蒸至开关跳起，再焖3分钟即可。

**调理胃病功效**

研究指出，长期食用大蒜者，患胃癌的几率大幅低于未食用者。大蒜可刺激胃黏膜细胞、促进胃酸分泌、帮助消化。

# 蒜片火腿炒饭

**4**
人份

整肠健胃＋强健体质

**材料：**

火腿20克，米饭1碗，大蒜1瓣，葱1/4根，洋葱、毛豆仁、玉米粒各30克

| |
|---|
| ● 热量 630.3千卡 |
| ● 糖类 102.1克 |
| ● 蛋白质 15.5克 |
| ● 脂肪 17.8克 |
| ● 膳食纤维 3.9克 |

**调味料：**

橄榄油1大匙，盐1/2小匙

**作法：**

❶ 大蒜去皮切片；火腿、洋葱洗净切丁；葱洗净切末。

❷ 热油锅，爆香蒜片，加火腿丁、毛豆仁、玉米粒炒熟，再加米饭、盐炒匀。

❸ 盛盘后加葱末点缀即可。

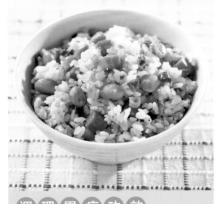

**调理胃病功效**

　　大蒜中的大蒜素，能强化胃肠道的消化作用，并促进血液循环，提升身体代谢和吸收的能力，有效消除疲倦，增强体质。

# 蒜香海参粥

**3**
人份

预防胃癌＋保护黏膜

**材料：**

荞麦、丝瓜片各50克，胚芽米、蒜末各30克，胡萝卜片40克，姜丝20克，海参片150克，凉开水800毫升

| |
|---|
| ● 热量 371.7千卡 |
| ● 糖类 65.2克 |
| ● 蛋白质 20克 |
| ● 脂肪 3克 |
| ● 膳食纤维 5克 |

**调味料：**

低钠盐、米酒各1/2小匙

**作法：**

❶ 将胚芽米在清水中提前浸泡一晚。

❷ 汤锅加凉开水煮沸，加入胚芽米、荞麦、蒜末、丝瓜片熬煮烂熟。

❸ 再加入海参片、胡萝卜片、姜丝和所有调味料煮熟即可。

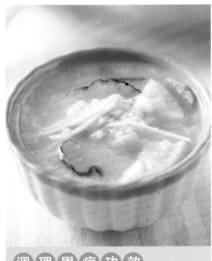

**调理胃病功效**

　　大蒜所含的硒、钼、大蒜素，能将胃中的致癌成分和重金属排出体外，有效预防胃癌；海参多糖能保护胃黏膜，避免发生溃疡。

*Point* 改善食欲，促进消化

# 香菜 *Coriander*

**健胃有效成分**
甘露糖醇、类黄酮
维生素A、维生素B$_2$

**食疗功效**
恢复体力
促进气血循环

● **别名：** 胡菜、延荽、
香荽、芫茜

● **性味：** 性温，味辛

● **营养成分：**
蛋白质、糖类、膳食纤维、维生素A、维生素B$_2$、维生素C、
烟碱酸、钙、铁、磷、叶酸、甘露糖醇、类黄酮、芳樟醇

○ **适用者：** 一般人，胃口不好、消化不良者　✕ **不适用者：** 黏膜发炎生疮、皮肤病患者

## 香菜为什么能改善胃病？

1 香菜的根茎和绿叶含有芳樟醇、甘露糖醇，辛香的味道能去除食物的腥味、提振食欲、暖胃醒脾、增加唾液分泌，对胃寒所引起的胃痛、肠胃痉挛或消化不良的腹胀感，有舒缓、镇定的功效。

2 香菜中含维生素A，能有效维护肠道、胃部黏膜组织的健康。

3 香菜所含的维生素B$_2$，有助消除疲劳，加上类黄酮的抗氧化作用，可增加肠胃对外来病菌的抵抗力。

## 香菜主要营养成分

1 香菜含有维生素A、维生素C，以及具香气的芳樟醇、甘露糖醇，其中维生素A含量是同量青蒜的3.4倍。

2 香菜中还含有类黄酮和钾、钙、磷等矿物质。

## 香菜食疗效果

1 香菜中的维生素B$_2$，有助维持人体神经系统的平衡，可提振精神、恢复体力。

2 香菜中所含的钙、铁质有补血的功效；泛酸、类黄酮等成分，可以活化女性荷尔蒙的分泌和合成，改善更年期妇女卵巢功能。

3 香菜除了用于烹饪，也是民间传统的食疗药材之一，能祛风、解毒，促进体内气血循环，预防感冒，治疗失眠。

4 香菜和小茴香一同煮汤饮用，有利尿、消除肿痛的作用。

## 香菜食用方法

1 香菜有去腥、提味的作用，切除香菜根须和黄叶部位，彻底清洗后，全株都可食用。

2 香菜切成细末，可点缀在凉拌食物中以提味，或撒在汤上增添香味。

3 香菜一般用来搭配其他食物或蔬果汁，且通常为生食，要特别注意是否清洗干净，以免吃到寄生虫。

## 香菜饮食宜忌

香菜属发物，皮肤过敏或身体有疮脓、伤口的人，应忌食香菜。

*Point* 杀菌、抗癌，增强胃部抵抗力

# 葱 *Welsh Onion*

**健胃有效成分**
大蒜素
槲皮素

**食疗功效**
增强抵抗力
杀菌防癌

- **别名：** 大葱、青葱、香葱、小葱、菜伯、和事草

- **性味：** 性温，味辛

- **营养成分：**
膳食纤维、糖类、维生素A、维生素B₁、维生素B₂、维生素E、泛酸、大蒜素、槲皮素、钙、铁、磷、钾、镁、硒

○ **适用者：** 一般人、脑力工作者　　✗ **不适用者：** 视力不好者，溃疡患者

##  葱为什么能改善胃病？

1. 葱既是香料，也是祛病保健的优良食材，整根植株都可食用，其所含的大蒜素、辣素、槲皮素和硒元素，都有很强的杀菌力，并具有抑制癌细胞活性的作用，能增强肠胃抵抗力，对胃癌、结肠癌、大肠癌、食道癌等多种癌症，都有良好的预防效果。

2. 葱的味道辛辣，能入肺、胃经，食用后有助身体发汗、祛寒，使呼吸畅通的功效，还有调和脾胃、杀菌、利尿的作用。

## 葱主要营养成分

1. 葱所含的有机硫化物、大蒜素、辣素、槲皮素，可刺激食欲、杀菌解毒。

2. 葱含有维生素A、维生素B₁、维生素B₂、维生素E、泛酸，以及钙、铁、磷、钾、钠、镁、硒。

## 葱食疗效果

1. 葱有解热，改善感冒头痛、咳嗽喉咙不适的疗效。喝葱姜茶，可改善头痛；葱白加红糖水，可预防伤风感冒、呼吸道传染疾病。

2. 葱在剁碎时，会释放一种有机硫化物，其香味可刺激体内腺素分泌，以提振食欲，帮助肠胃消化。

3. 葱所含的水溶性膳食纤维，有助肠道蠕动、排毒。

4. 葱白黏液含有前列腺素A物质，有降血压的作用；泛酸、锌、镁等元素，可维持生殖功能正常，具有壮阳、补阴的效用。

## 葱食用和保存方法

1. 青葱生食的营养价值比较高，若和其他食材料理，不宜久煮，以免失去香味和效用。

2. 吃不完的葱可切丁，装进保鲜盒放入冰箱储存，或用白纸卷起冷藏，可避免水分流失而干枯。

3. 葱白所含的刺激性成分比葱叶低，肠胃发炎者若要吃葱，食用葱白较佳。

## 葱饮食宜忌

属辛香料的葱，带有刺激性，胃溃疡、胃出血患者或空腹时不宜食用。

# 青葱鸡肉沙拉

**增强抵抗力 + 改善食欲**

**材料：**

葱1根，鸡胸肉300克，南瓜、洋葱各100克，生菜4片，小番茄8颗

- 热量 724千卡
- 糖类 27.1克
- 蛋白质 71.2克
- 脂肪 36.7克
- 膳食纤维 4.8克

**调味料：**

橄榄油、酱油各2大匙，醋、米酒各1大匙

**作法：**

1. 南瓜洗净连皮切片；洋葱洗净切细丝；小番茄洗净对切；生菜洗净切小块；葱洗净切葱花。生菜和小番茄码入盘中。

2. 鸡胸肉烫熟，捞出待凉后撕成丝；鸡肉煮汁，约留100毫升汤汁备用。

3. 热油锅，放入南瓜、洋葱，炒熟后熄火，加入其余调味料、鸡胸肉、鸡肉汁、葱花，拌匀后起锅待凉，再倒入摆好生菜、小番茄的盘中即可。

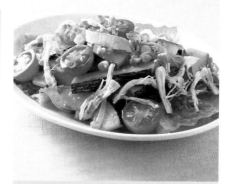

**调理胃病功效**

葱所含的大蒜素，具有很强的杀菌力，能增强肠胃的抵抗力；鸡肉对胃下垂、胃酸分泌较少者，具有开胃、提振食欲的作用。

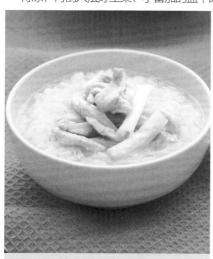

# 葱白瘦肉粥

**帮助消化 + 保护黏膜**

**材料：**

葱白3根，大米1杯，猪瘦肉片80克，凉开水600毫升

- 热量 937.7千卡
- 糖类 187.1克
- 蛋白质 36.7克
- 脂肪 4.7克
- 膳食纤维 2克

**调味料：**

盐1小匙

**作法：**

1. 汤锅放入洗好的大米和凉开水，煮沸后转小火熬煮。

2. 葱白洗净切段；猪瘦肉洗净切成条状备用。

3. 待米软烂后，放入猪肉条，待猪肉条熟后加盐调味，起锅前撒上葱白段略为焖煮即可。

**调理胃病功效**

此道粥品富含维生素$B_1$、维生素C，有安定神经、增强抵抗力的功能；葱所含的大蒜素，还能加倍提升维生素$B_1$的功能，具有滋补养生的功效。

# 香葱炒蛋

**杀菌排毒 + 帮助消化**

**2 人份**

**材料：**
洋葱、紫洋葱各30克，葱1根，鸡蛋2个

- 热量 333.9千卡
- 糖类 6.9克
- 蛋白质 15.4克
- 脂肪 27.2克
- 膳食纤维 1.5克

**调味料：**
橄榄油1大匙，盐1/2小匙，米酒1小匙，黑胡椒粉适量

**作法：**
1. 葱洗净，切葱花；洋葱、紫洋葱洗净、去皮、切小片；蛋打成蛋液。
2. 热油锅，放入葱花爆香后，加入蛋液炒熟，盛盘备用。
3. 放入洋葱片、紫洋葱片、盐、米酒，炒至洋葱熟透后，再加入鸡蛋炒匀，最后撒上黑胡椒粉即可。

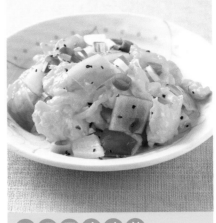

**调理胃病功效**

葱能调和脾胃，可杀菌、帮助肠胃消化；鸡蛋营养均衡、不含膳食纤维，对胃病患者而言，是不伤胃又易消化的食材。

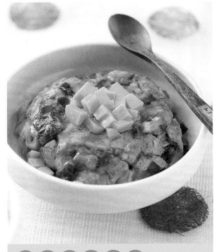

**调理胃病功效**

葱剁碎时会释放有机硫化物，可刺激胃液分泌，帮助消化；水溶性纤维，有助于肠道蠕动、排毒；红曲能活血、健脾暖胃。

# 红曲葱烧肉

**护胃健脾 + 活血排毒**

**3 人份**

**材料：**
猪肉丁、红薯丁各100克，葱花50克，姜末5克

- 热量 257.8千卡
- 糖类 32.6克
- 蛋白质 21.9克
- 脂肪 3.7克
- 膳食纤维 3.7克

**调味料：**
无盐红曲酱1大匙，糖1/4小匙

**作法：**
1. 将葱花、姜末、红曲酱、糖和猪肉丁拌匀，腌渍5分钟。
2. 将腌制好的猪肉丁装入扣碗内，再铺上红薯丁，放入蒸锅，以大火蒸熟即可。

**Point** 杀菌、止吐，祛除肠胃寒气

# 花椒
*Chinese Red Pepper*

**健胃有效成分**
维生素A、B族维生素
辣素

**食疗功效**
开胃杀菌
降低血压

● **别名：** 川椒、巴椒、蜀椒、
汉椒、山椒

● **性味：** 性热，味辛

● **营养成分：**
糖类、膳食纤维、维生素A、B族维生素、
维生素C、维生素E、柠檬烯、辣素、钠、钾、钙、铁、磷、镁

○ **适用者：** 一般人、肠胃虚寒而胃痛者   ✗ **不适用者：** 孕妇、火气旺盛者

## 🍎 花椒为什么能改善胃病？

1 花椒属于热性的辛香食材，其香味有开胃、提振食欲的作用。

2 花椒所含的辣素可帮助消化，促进肠道蠕动，并有止泻、止呕的作用；但不宜多食或长期食用，以免肠道水分代谢过多，体质燥热而便秘。

3 花椒也是杀菌、祛寒、止痛的常用药材，因为花椒性热味辛，可活络气血，食用后可加速血液循环、发汗，排除体内寒气。

4 脾胃虚弱、体质较冷的人，若因胃寒而疼痛，可以花椒入菜暖胃，改善手脚冰冷的毛病。

## 🌞 花椒主要营养成分

1 花椒为高钙、钾含量高的香料，所含的维生素A、B族维生素、维生素C、维生素E等营养成分也很丰富。

2 花椒具有钠、钾、钙、铁、磷、镁等多种矿物质和抗氧化的辣素、开胃的柠檬烯成分。

## 🐻 花椒食疗效果

1 花椒的辣素可驱除体内的寄生虫，有杀菌止痒的功效。

2 日本研究指出，花椒能扩张血管，进而促使血压降低。血压过高者，可以适量食用。

3 花椒有活化气血、止痛、改善腰腿酸软的功效，体质虚冷的人，或女性月经期时因子宫淤血而腹痛不已的人，可多利用花椒烹调食物，改善体质。

## ☀ 花椒挑选和食用方法

1 花椒宜选购颗粒大、色泽深红、泛有油光者，香味较浓郁。若用来熬汤、炖卤食物，可选市售花椒八角卤包，以免椒粒沾附在食材上，影响口感。

2 花椒最常用来炖、卤食物，也是麻辣锅中不可或缺的汤底食材，可去除肉类的腥味，提升食材鲜美的滋味。

## 🩺 花椒饮食宜忌

容易上火的人和怀孕中的妇女不宜多吃花椒。

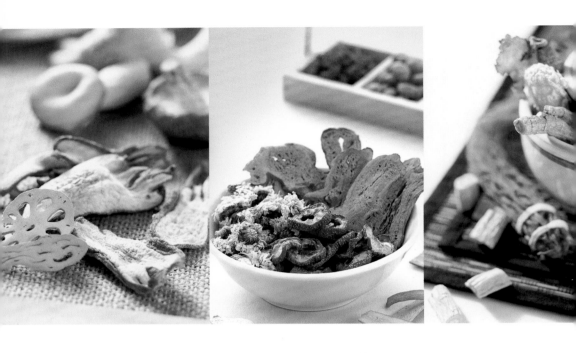

# 养生中药材

　　脾胃是人体健康的根本，依个人体质、季节和药性，适量选择健脾、益胃的中药保养肠胃，不仅可以有效对治胃病，还能强身健体。

　　人参、党参、沙参、西洋参，皆具有补气养胃的作用，能有效改善因脾胃虚弱所引起的疲劳困倦、食欲不振；陈皮可理气、消积食、解油腻；白术更是健胃补脾的常用药材；佛手柑则有开胃、提振精神的功效。

　　即使是药膳食补，仍须事先询问专业医师，确认体质，才不会徒增肠胃的负担，又得不到食疗保健效果。

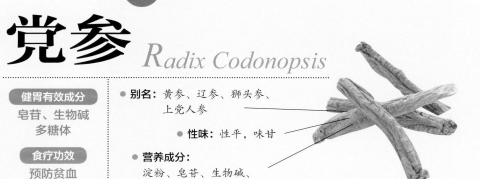

*Point* 提振食欲，调整脾胃功能

# 党参 *Radix Codonopsis*

**健胃有效成分**
皂苷、生物碱
多糖体

**食疗功效**
预防贫血
增强抵抗力

- **别名：** 黄参、辽参、狮头参、上党人参
- **性味：** 性平，味甘
- **营养成分：**
  淀粉、皂苷、生物碱、葡萄糖苷、菊糖、挥发油、多糖体

○ **适用者：** 一般人，病后体虚、气短肺虚者　　✗ **不适用者：** 体质燥热者

## 党参为什么能改善胃病？

1 对胃溃疡患者来说，党参有调理脾脏功能、增强体力、维持好气色的疗效。

2 党参中含菊糖，有调节胃肠道菌丛的保健功能。

3 党参中含有多糖体和挥发油，能够通畅胃气。

## 党参主要营养成分

1 党参主要成分中有多量的皂苷，可抑制自由基的形成。

2 党参还有菊糖成分、微量矿物质。

3 党参根所含的醇类物质，可帮助脾脏功能正常运作，增加红细胞的数量，帮助血液凝固，并可加强白细胞吞噬病毒的能力。

## 党参食疗效果

1 党参中含有多糖体和淀粉，能维持蛋白质、脂肪正常代谢，修补细胞组织，对胃部手术后和溃疡患者有帮助。

2 党参为补气健脾的中药，没有人参的药味，但有辅助体内气血运行顺畅的功能，价钱也比人参便宜很多。

3 对胃下垂、肠道蠕动功能退化的便秘患者，适合用党参作为炖补的材料。土鸡或乌骨鸡汤中，加入党参、红枣等中药材，可改善气虚心悸、大便溏软、疲倦无力的症状，也有预防贫血、增强抵抗力的效用。

## 党参挑选和食用方法

1 选购党参时，宜挑选质地柔韧而坚实、没有虫蛀、带点微香者较佳。

2 煎煮党参时忌用铁器，平时可将党参和白术、炙甘草、茯苓炖煮成茶饮用，或和红枣、陈皮同煮成养生茶，有提振食欲、补血、改善消化不良的功效。

## 党参饮食宜忌

1 不可和药性完全相反的中药藜芦同服。

2 火气大、发炎、出血中的人暂时不宜食用党参。

# 党参鸡肉冬瓜汤

**补气健脾 + 改善胃下垂**

**材料：**
鸡肉、冬瓜各200克，党参300克，凉开水500毫升

**调味料：**
盐、料酒各适量

**作法：**
① 将鸡肉洗净切块；冬瓜洗净切片。
② 鸡肉块和党参放入砂锅中，加入凉开水，以小火炖至8分熟，再放入冬瓜片，加盐、料酒调味，至冬瓜熟透即可。

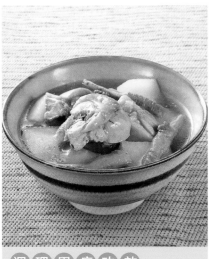

- 热量 316.7千卡
- 糖类 9.1克
- 蛋白质 37.9克
- 脂肪 14.3克
- 膳食纤维 2.2克

**调理胃病功效**
党参为补气健脾的中药，有辅助体内气血运行顺畅的功能，对胃下垂、肠道蠕动功能退化的便秘患者，是适合作为炖补的药材。

---

# 党参当归鲑鱼汤

**预防胃溃疡 + 通畅气血**

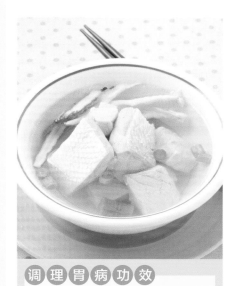

**材料：**
鲑鱼300克，党参15克，当归10克，芹菜末少许，凉开水2000毫升

- 热量 767.3千卡
- 糖类 0.8克
- 蛋白质 59.5克
- 脂肪 48.3克
- 膳食纤维 0.4克

**调味料：**
盐1/4小匙

**作法：**
① 所有食材洗净、沥干；鲑鱼切块。
② 汤锅加凉开水，放入党参和当归煮沸。
③ 再加入鲑鱼块、芹菜末煮沸后，转小火煮2个小时，加盐调味即可。

**调理胃病功效**
党参含醇类物质，能调理胃溃疡患者的脾脏功能，维持好气色；当归可活血补血；鲑鱼能降低消化器官发炎、溃疡的几率。

# 归芪参术饮

**通畅胃气＋增强免疫力**

**材料：**
党参15克，黄芪12克，白术9克，当归、枸杞子各6克，甘草3克，凉开水750毫升

- 热量 20.9千卡
- 糖类 4.4克
- 蛋白质 0.7克
- 脂肪 0.01克
- 膳食纤维 0克

**作法：**

❶ 所有药材分别用水洗净，再放入纱布袋中。

❷ 纱布袋放入锅中，加凉开水以大火煮沸，再转小火煮约20分钟。

❸ 取出纱布袋，药汤倒入杯中，即可饮用。

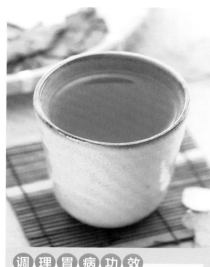

**调 理 胃 病 功 效**

党参中含多糖体和挥发油，可通畅胃气；皂苷能抑制自由基的形成；黄芪、白术可健脾和胃。此茶饮适合胃下垂患者饮用。

# 双参蜜饮

**养胃补脾＋消除幽门螺杆菌**

**材料：**
党参、苦参各10克，开水500毫升

**调味料：**
蜂蜜1小匙

- 热量 42.6千卡
- 糖类 5.8克
- 蛋白质 0.8克
- 脂肪 1.8克
- 膳食纤维 0.5克

**作法：**

❶ 将党参、苦参放入开水中，加盖闷15分钟。

❷ 待降温后，加入蜂蜜调味即可。

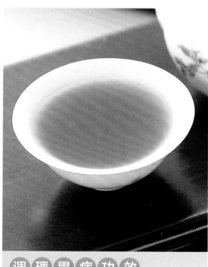

**调 理 胃 病 功 效**

党参能补脾益胃。中医治疗幽门螺杆菌感染者时，常使用苦参。此道茶饮适合脾胃虚弱的幽门螺杆菌感染者长期饮用。

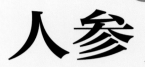
人参 *Panax Ginseng*

**健胃有效成分**
人参皂苷
人参多糖体

**食疗功效**
抑制癌细胞
调理体质

● **别名：** 红参、朝鲜参、黄参、
土精、地精、野山参

● **性味：** 性温，味甘苦

● **营养成分：**
氨基酸、B族维生素、维生素C、
人参皂苷、人参多糖体、人参二醇、人参三醇、人参烯、铜

○ **适用者：** 一般人，压力大、体虚者　✗ **不适用者：** 体质燥热、感冒、发炎者

## 人参为什么能改善胃病？

1 人参被称为补气之王，是大补元气的中药，用途非常广泛，适合大病初愈后的胃病患者食用。

2 人参能补充体力，改善消化、吸收功能；也常用来改善饥饿但食不下咽、恶心呕吐积食难消、腹胀，导致胃酸反流等症状。

3 人参中含有人参皂苷，有改善疲劳、预防胃溃疡、保护肠胃黏膜的功能，也能提高免疫力。

4 人参中含有多种氨基酸、维生素C，能促进溃疡伤口的愈合。

5 人参中的酪氨酸和B族维生素，有健全人体神经传导系统正常运作的功能，胃溃疡患者可适量食用。

## 人参主要营养成分

1 人参主要的营养成分为皂苷、多糖体，是人参具有抗癌效果、提升免疫力的主要来源。

2 人参含有多种B族维生素、维生素C，有健胃整肠、改善体质的功效。

## 人参食疗效果

1 人参中的人参多糖体，可活化体内的免疫细胞，抑制癌细胞增生。

2 人参含多种皂苷、多糖体、氨基酸和维生素，对维持神经血管系统、代谢正常有良好功效。

3 中医药书《名医别录》中记载，人参能治肠胃虚冷、中脘胀痛，可以调中（脾胃），通血脉，破除胃、肝脏中的积淤硬块，增强记忆力。

## 人参挑选和食用方法

1 挑选人参时，以枝条粗壮、外形呈纺锤状、颜色黄橙、湿润者为上品。

2 人参切片或磨成粉末，可冲热水饮用，消食开胃；和黄芪、麦门冬、甘草一起食用，可补元气、安定心神。

## 人参饮食宜忌

人参不宜和茶叶、萝卜一同服用；也不能跟药性相反的中药藜芦同用，以免产生副作用。

# 佛跳墙

**保护胃黏膜＋增强元气**

**材料：**

排骨300克，大白菜200克，海参100克，鲍鱼60克，火腿35克，干栗子20克，人参1/2根，干鱼翅、笋丝、鸽子蛋各50克，凉开水2000毫升

- 热量 1134千卡
- 糖类 23.5克
- 蛋白质 109.8克
- 脂肪 62.6克
- 膳食纤维 5.6克

**调味料：**

料酒2大匙，盐1/4小匙

**作法：**

❶ 所有食材、药材洗净；海参、大白菜、火腿切小块；排骨切块。

❷ 凉开水入锅煮沸，放入排骨块，煮10分钟后捞出去骨。

❸ 全部材料入锅，加调味料隔水蒸炖个2小时即可。

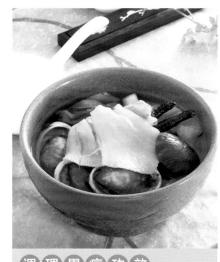

**调理胃病功效**

　　大白菜性微寒味甘，能养胃生津；鱼翅和海参中的胶原蛋白可保护胃黏膜，预防胃溃疡；但此款汤饮较油腻，适量摄取即可。

# 杏仁参茶

**预防胃溃疡＋提高免疫力**

**材料：**

何首乌、当归、人参各11克，杏仁15克，沸水450毫升

- 热量 106.9千卡
- 糖类 5.4克
- 蛋白质 3.7克
- 脂肪 7.9克
- 膳食纤维 5.3克

**作法：**

❶ 将所有药材用水过滤。

❷ 所有药材用沸水冲泡，10～20分钟后即可饮用。

❸ 也可将药材放入电锅内锅中，加入300毫升水，外锅加150毫升水，煮至开关跳起，将汤药倒出后过滤饮用。

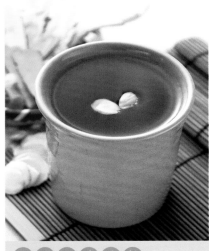

**调理胃病功效**

　　人参含人参皂苷，有改善疲劳、预防胃溃疡和保护肠胃黏膜的功能，也能提高免疫力；杏仁则可调理肺气、滋阴养胃。

# 西洋参 *American Ginseng*

**健胃有效成分**
人参皂苷
酵素

**食疗功效**
促进新陈代谢
改善失眠

- **别名：** 花旗参、粉光参、美国人参、洋参、正光参
- **性味：** 性凉，味甘苦
- **营养成分：**
  天门冬胺酸、多种氨基酸、人参皂苷、人参二醇、生物碱、类黄酮、甾醇、酵素、矿物质

○ **适用者：** 一般人、口干舌燥又体虚力乏者　✗ **不适用者：** 孕妇、糖尿病患者、发烧者

## 🍎 西洋参为什么能改善胃病？

1 西洋参为养阴、生津的药材，胃喜欢凉、润的食物，以及通、降的蠕动环境，对胃火旺盛所产生的胃胀、吐酸、打嗝、口渴等现象，服用西洋参，有调降胃火、通畅体内代谢循环、促进肠胃消化功能的作用。

2 西洋参含有人参皂苷，能抑制黏膜发炎、预防胃溃疡、促进细胞再生的功能，可调养萎缩性胃炎，通润肠胃。

3 西洋参所含的酵素，能够帮助食物充分消化。

## 😊 西洋参主要营养成分

1 现代药理研究发现，西洋参主要成分为人参皂苷，具有镇静大脑、兴奋生命中枢的作用。

2 西洋参主要成分中含天门冬氨酸、酥氨酸、缬氨酸、甘氨酸等多种氨基酸。

3 西洋参之中的人参二醇含量，是同量人参的2倍，其他成分还有皂苷、酵素、类黄酮和微量矿物质。

## 🦷 西洋参食疗效果

1 西洋参在补元气方面的功效不如人参，但性凉味甘苦，属养阴类的凉性补药，反而具有清除肺、胃火气的效用，能清除体内燥热，安定心神，舒缓压力，改善失眠的状况。

2 西洋参中含有类黄酮，有抑制癌细胞的功效。

## ☀ 西洋参挑选和食用方法

1 选购西洋参，宜选外皮色白，质轻，清香，切片面有菊花瓣似的内纹，入口初嚼微苦，但随着唾液的混合，有清爽不退的甘味者。

2 夏天可直接冲服，解暑热；或切片直接含在口中嚼食，可改善声音嘶哑、宿醉症状，降心火；加蜂蜜、红枣、桂圆煮成茶饮，有安神、养脾胃的功效。

3 不可用铁锅煎煮西洋参，会破坏药性。

## 🩺 西洋参饮食宜忌

孕妇和感冒发热、胃气湿寒的人，不宜服用。

# 山药养胃参粥

**健脾养胃 + 提高免疫力**

③ 人份

**材料:**
西洋参10克,山药40克,大米100克,凉开水600毫升

- 热量 377.9千卡
- 糖类 82.5克
- 蛋白质 8克
- 脂肪 1.8克
- 膳食纤维 1.3克

**作法:**

❶ 西洋参洗净切片;大米洗净;山药洗净,去皮切丁备用。

❷ 取锅加凉开水煮沸,放入所有食材,以小火炖煮至颗粒熟软即可。

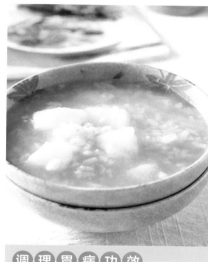

**调理胃病功效**

　　西洋参具有保护、修复黏膜的功效;山药则能健脾养胃。此粥品适合动过胃手术后身体虚弱的患者,作为长期调养的食疗药膳。

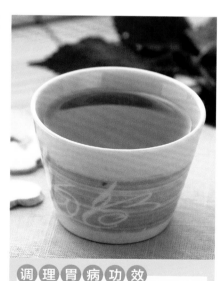

# 蔗香参茶

**帮助消化 + 促进溃疡愈合**

② 人份

**材料:**
西洋参11克,甘蔗汁120毫升,开水500毫升

- 热量 52.1千卡
- 糖类 12.4克
- 蛋白质 0.1克
- 脂肪 0.2克
- 膳食纤维 0.2克

**作法:**

❶ 西洋参用清水略冲。

❷ 将甘蔗汁倒入杯中,放入西洋参,再以沸水冲泡。

❸ 闷约10分钟,即可饮用。

**调理胃病功效**

　　研究指出,西洋参的活性皂苷成分,具有预防胃溃疡、缓解萎缩性胃炎的功效;其所含的酵素,则可帮助食物充分消化。

# 沙参 *Radix Glehniae*

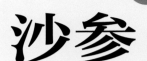

**健胃有效成分**
人参皂苷
香豆素

**食疗功效**
解毒抗癌
养阴润肺

- **别名：** 知母、苦心、志取、银条参、莱阳参

- **性味：** 性温，味甘苦

- **营养成分：**
  人参皂甙、蛋白质、淀粉、草酸钙、生物碱、多种香豆素、挥发油

○ **适用者：** 一般人　✗ **不适用者：** 体质虚寒者

## 沙参为什么能改善胃病？

1 沙参中含有人参皂苷，能够舒缓精神压力，提高工作的效率，也具有促进代谢循环、帮助脾胃消化，避免胃溃疡的功效。

2 沙参中含有龙胆二糖苷、香柑素、欧前胡素等多种香豆素，可抑制体内过氧化脂质的形成，提高细胞、肝脏器官解毒有害物质的能力，降低患肠胃癌症的几率。

## 沙参主要营养成分

沙参中主要成分为人参皂甙、龙胆二糖苷、香柑素、欧前胡素等多种香豆素成分，有助于化解体内毒素，抑制癌症的形成。

## 沙参食疗效果

1 沙参的花、叶、根都能入药，为调理脾胃的补阴之药，其花朵可益肺气；叶能补虚寒、止惊烦。

2 一般入药膳为沙参的根茎部位，能养阴润肺、补益脾胃，也有改善津液不足、缓解因皮肤干燥引起的瘙痒不适症状。

## 沙参挑选和食用方法

1 购买沙参时，宜选择质地坚韧、根条细长、味甘香、无外皮者较佳，必须通风保存以免虫蛀。

2 饭后常感到胀气、打嗝、胃酸反流、腹胃鼓胀、消化不良的人，可以取沙参15克，加凉开水3碗，煎成1碗适量服用，有助调理胃气。

3 将沙参、党参、玉竹、天花粉、石斛和水3碗，煎成1碗服用，可舒缓慢性胃炎和因胃黏膜萎缩引起的不适症状。

## 沙参饮食宜忌

1 不宜和藜芦或防己两药材同服，易产生副作用。

2 沙参有南、北两种，均可清养肺胃，用量为10~15克，但风寒咳嗽、肺胃虚寒者忌服。

# 沙参粥

**修复黏膜＋预防胃溃疡**

**材料：**
沙参15克，大米50克，凉开水350毫升

**调味料：**
冰糖10克

- 热量 213.6千卡
- 糖类 48.2克
- 蛋白质 4.1克
- 脂肪 0.5克
- 膳食纤维 0.3克

**作法：**

① 将沙参洗净，加100毫升凉开水熬煮，煮沸约3分钟后去渣。

② 加入250毫升凉开水，再放入大米熬煮成粥。

③ 放入冰糖，待糖溶化后即可。

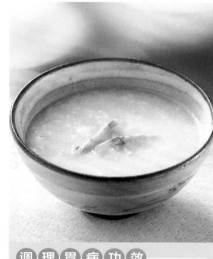

**调 理 胃 病 功 效**

　　沙参含人参皂苷，能舒缓精神压力，促进代谢循环，帮助脾胃消化和避免胃溃疡；大米熬成粥质地细软，适合胃病患者食用。

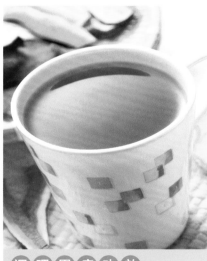

# 北沙参乌梅汁

**养胃安神＋帮助消化**

**材料：**
北沙参、乌梅各10克，开水500毫升

- 热量 16.6千卡
- 糖类 1.5克
- 蛋白质 0.8克
- 脂肪 0.9克
- 膳食纤维 0.5克

**作法：**

将北沙参、乌梅放入开水中，加盖闷 20分钟即可。

**调 理 胃 病 功 效**

　　北沙参能安定神经系统；乌梅则具有促进胃酸分泌、帮助消化的功效。此道茶饮适合慢性萎缩性胃炎患者饮用。

**Point** *改善消化不良、胃胀、神经性胃痛*

# 佛手柑 *Bergamot*

健胃有效成分
橙苷
挥发油

食疗功效
健脾和胃
理气消胀

● **别名：** 佛手、五指橘、九爪木

● **性味：** 性温，味酸苦

● **营养成分：**
橙苷、挥发油、维生素C

○ **适用者：** 一般人、慢性胃炎患者　✗ **不适用者：** 皮肤容易过敏者

## 佛手柑为什么能改善胃病？

1 佛手柑的中药药性入脾、胃、肝经，香味令人心情愉悦，有开胃、消胀气、促进胃酸分泌、蠕动的作用，食欲不振的胃病患者，可适量食用。

2 佛手柑含有多种微量矿物质、挥发油香精，能放松紧绷的心情和肌肉，舒缓因压力所引起的各种肠胃不适、大肠激躁等症状。

## 佛手柑主要营养成分

1 佛手柑为芸香科植物，但香味像柑橘，是味道阳刚、强烈的一种芳香果实，主要成分为橙苷、挥发油。

2 新鲜的佛手柑富含维生素C，有促进伤口愈合的作用。

## 佛手柑食疗效果

1 佛手柑是植物佛手的果实，因长得像紧握的五指模样而得名，果皮含有芳香油，散发温馨的清香，可安定情绪、抚慰心情，有镇定神经的功效。繁忙的上班族，可适量食用佛手柑，以舒缓紧张的情绪。

2 佛手柑杀菌除虫效果显著，能驱除人体内寄生虫，也是尿道抗菌剂，对于治疗尿道感染和发炎现象相当有效，并可改善膀胱炎。

## 佛手柑食用方法

1 可将中药佛手柑和新鲜水果、蔬菜打汁饮用，或将蔓越莓、苹果丁加入佛手柑一同煮茶饮用，能够改善焦虑、沮丧的情绪。

2 肠胃消化力弱，容易胀气的人，可将新鲜的佛手柑切细丝，和大米一起煮成粥食用，或将新鲜的佛手柑洗净后，切小丁泡白酒，密封1周，每天饭后饮用10毫升，能调理胃气。

3 肠胃不舒服或经常吐酸水、打嗝、胃胀气的人，可取佛手柑精油3滴，加一些薄荷、甜杏仁、肉桂精油调匀，平躺并按摩肚腹，可以帮助消化胃中积食，排除胀气。

## 佛手柑饮食宜忌

不论是新鲜的佛手柑、中药材或精油，都不宜直接泡澡时使用，否则容易引起皮肤过敏。

# 佛手柑开胃鸡汤

**提振食欲 + 促进胃酸分泌**

**材料：**
佛手柑10克，枸杞子30克，
鸡肉300克，凉开水1500毫升

**调味料：**
盐1.5小匙，米酒1大匙

- 热量 638.9千卡
- 糖类 31.9克
- 蛋白质 54.4克
- 脂肪 32.6克
- 膳食纤维 4.3克

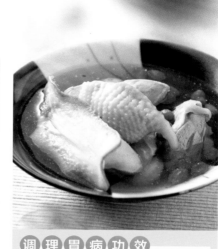

**作法：**

1. 佛手柑、枸杞子洗净；鸡肉剁成小块，放入沸水中汆烫取出备用。
2. 取锅加凉开水煮沸，放入佛手柑、枸杞子，以小火炖煮30分钟。
3. 将鸡肉块、米酒放入锅中煮沸，转小火继续炖煮1个小时，熄火前加盐调味即可。

## 调理胃病功效

佛手柑能和中理气、开胃，还可促进胃酸分泌；鸡汤也会刺激胃酸分泌，故此汤品适合胃酸过少的萎缩性胃炎患者食用。

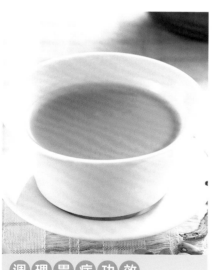

# 黄连佛手茶

**帮助消化 + 缓解胃灼热**

**材料：**
黄连3克，佛手柑片10克，开水500毫升

- 热量 19.8千卡
- 糖类 4.6克
- 蛋白质 0.3克
- 脂肪 0.2克
- 膳食纤维 0.1克

**作法：**
将黄连、佛手柑片放入开水中，加盖闷15分钟，滤渣即可饮用。

## 调理胃病功效

黄连能抗发炎；佛手柑具有开胃、消胀气、舒缓肠胃不适的效果。此茶饮很适合有胃灼热症状的慢性胃炎患者饮用。

# 白术 *Bighead Atractylodes Rhozome*

**健胃有效成分**
维生素A
苍术酮

**食疗功效**
健脾祛湿
促进肠道蠕动

● **别名：** 土白术、山蓟、山姜、于术、杨桴

● **性味：** 性温，味甘苦

● **营养成分：**
维生素A、苍术酮、苍术醇、甘露糖、果糖、白术内酯、铜、锌、锰

○ **适用者：** 一般人，慢性胃炎、肝炎患者　　✗ **不适用者：** 体质阴虚、干咳者

## 白术为什么能改善胃病？

1 白术含维生素A和酮类成分，有调节胃酸分泌的作用，对因压力引起的溃疡、胃酸过多等症状有疗效，并有保护肠胃黏膜的效果。

2 白术为补脾、调胃的药材，其根部能帮助消化、除脾胃热邪；茎梗能治胸腹胀满、祛脾湿水肿，对上腹胀满、腹痛和脾湿腹泻、肠道蠕动虚弱无力的人，有调理作用。

## 白术主要营养成分

白术主要成分为维生素A、苍术酮、苍术醇、甘露糖、果糖，以及锌、铜、锰等微量矿物质，有帮助消化、利尿去水肿的作用。

## 白术食疗效果

1 白术根茎含有挥发油成分的苍术酮，有保护肝脏、调节胆汁分泌，协同肠胃消化功能正常运行的作用，也有杀菌、利尿的功能。

2 白术含锌、铜、锰等微量元素，有助体内铁质吸收，维持神经系统正常发展。

3 白术能延长凝血的时间、提升白细胞的功能，有助体内免疫系统功能的运作，达到抗癌的作用。

4 白术依炮制方法的不同，分为能够健脾利水的生白术、可以燥湿的炒白术，以及具有和胃安胎作用的土炒白术。

## 白术食用方法

1 白术和党参、甘草同煮，能帮助消化，消除积食胀气；加陈皮、红枣、茯苓，和排骨或鸡肉炖汤，可以减轻疲劳，健脾祛湿。

2 白术和人参、茯苓、甘草所组成的四君子汤，主治脾胃气虚，常用于治疗慢性胃炎、胃和十二指肠溃疡等脾虚患者的不适症状。

## 白术饮食宜忌

1 白术不宜和大蒜、桃李同服。

2 痔疮便血、小便赤黄、阴虚内热的人不宜服用白术。

238

# 白术陈皮饮

**促进食欲 + 恢复体力**

**材料：**
白术15克，陈皮5克，凉开水
500毫升

**作法：**

① 所有药材洗净，沥干放入汤锅。

② 汤锅加凉开水，煮沸10分钟。

③ 过滤出茶汁即可。

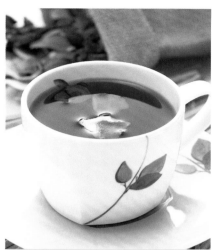

- 热量 13.6千卡
- 糖类 3.4克
- 蛋白质 0克
- 脂肪 0克
- 膳食纤维 0克

**调理胃病功效**

　　白术可健胃整肠、消食、补脾、利尿；陈皮具有理气健脾的功效。此饮品能健脾开胃、增加食量、恢复体力。

# 枳术养生茶

**改善胃下垂 + 帮助消化**

**材料：**
枳实5克，白术10克，开水
500毫升

- 热量 32.9千卡
- 糖类 8克
- 蛋白质 0克
- 脂肪 0.9克
- 膳食纤维 0.5克

**作法：**
将枳实、白术放入开水中，加盖闷3分钟即可饮用。

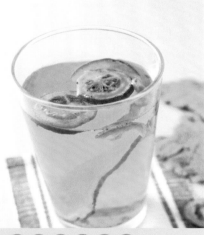

**调理胃病功效**

　　枳实能改善由各种疾病引起的消化不良，并促进肠胃蠕动；白术能健脾益气。此茶饮适合慢性胃炎、胃下垂患者饮用。

# 陈皮 *Tangerine Peel*

**健胃有效成分**
橙皮苷
维生素B₁

**食疗功效**
预防动脉硬化
缓和神经紧张

- **别名：** 橘皮、贵老、红皮、
  柑皮、广陈皮
- **性味：** 性温，味苦辛
- **营养成分：**
  维生素B₁、维生素C、橙皮苷、川皮酮、
  肌醇、柠檬烯、α－蒎烯、β－水芹烯

○ **适用者：** 一般人、消化不良者　✗ **不适用者：** 阴虚燥咳者

## 陈皮为什么能改善胃病？

1. 陈皮有增加口腔唾液分泌、帮助消化、调理胃气的作用。

2. 陈皮中的橙皮苷，会散发如橙橘般的挥发油香味，胃口不好的人，吃点陈皮，具有提振食欲的作用；对经常暴饮暴食的人而言，橙皮苷有消积、解腻的效果。

3. 当吃下太多油腻食物，或吃东西太快，吞下太多空气，造成胃部鼓胀、消化不良时，含点陈皮或喝杯陈皮热茶，有消解油腻、加速消化以排空胃胀气和预防胃下垂的功用。

## 陈皮主要营养成分

1. 陈皮的营养成分中，主要以含有能提振食欲作用的橙皮苷和能疏肝理气的川皮酮居多。

2. 陈皮有微量维生素B₁、肌醇、β－水芹烯、柠檬烯、α－蒎烯等，具有缓和神经紧张的镇静作用。

3. 陈皮含黄酮类物质，可降低血糖、血脂，使心血管和冠状动脉扩张。

## 陈皮食疗效果

1. 现代药理研究发现，陈皮具有调节肠胃和胆囊的功效，可抑制增加胆汁的排泄量，还具有抗过敏、消炎、降血脂和胆固醇的作用，可预防动脉粥状硬化。

2. 陈皮是成熟橘子所剥下的橘皮，经过晒干或阴干后所焙炙而成的中药，《本草纲目》中提到，陈皮能解鱼腥之毒，泄苦燥，散温辛，消积化滞。

## 陈皮挑选和食用方法

1. 宜挑选大片、柔软、香气浓，并带有透亮油质的陈皮；要干燥贮存，以免发霉味道改变。

2. 烹调肉类等菜肴时，可将陈皮切丝，在起锅前加入略煮，有提味、去腥、解油腻的作用。

## 陈皮饮食宜忌

1. 无痰干咳或有出血症状的人，不宜食用陈皮。

2. 陈皮有破气发散的特性，不适合天天冲茶饮用，以免伤元气。

# 陈皮炖鸡

**抑制胃溃疡＋开胃健肠**

3
人份

**材料：**
鸡1/3只，陈皮20克，葱2根，姜4片，凉开水1000毫升

- 热量 2387千卡
- 糖类 5克
- 蛋白质 149.9克
- 脂肪 194.1克
- 膳食纤维 0.1克

**调味料：**
胡麻油、米酒各1大匙，冰糖1小匙，酱油、盐各1/2小匙

**作法：**

❶ 鸡洗净切块；葱洗净切段。

❷ 胡麻油入锅烧热，爆香姜片，加入葱段、陈皮和鸡块，翻炒2分钟。

❸ 加入盐、冰糖、米酒、酱油和凉开水煮沸，转小火后，盖上锅盖续煮20分钟即可。

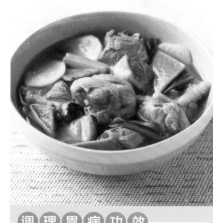

### 调理胃病功效

陈皮具有调节肠胃的功效，可抑制胃溃疡；鸡肉有开胃、提振食欲的作用。此菜肴适合胃溃疡和十二指肠溃疡患者食用。

# 陈皮红枣茶

**提振食欲＋益胃健脾**

2
人份

**材料：**
陈皮5克，红枣2颗，开水500毫升

- 热量 37.8千卡
- 糖类 8克
- 蛋白质 0.3克
- 脂肪 0.5克
- 膳食纤维 0.8克

**作法：**
将陈皮、红枣放入开水中，加盖闷15分钟即可饮用。

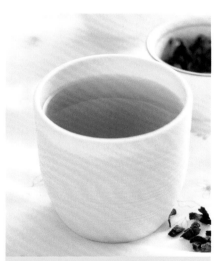

### 调理胃病功效

陈皮能改善因胃炎、胃下垂所造成的消化不良、胀气、食欲不振等症状；红枣有益脾健胃的功效。两者合用可帮助消化、提振食欲。

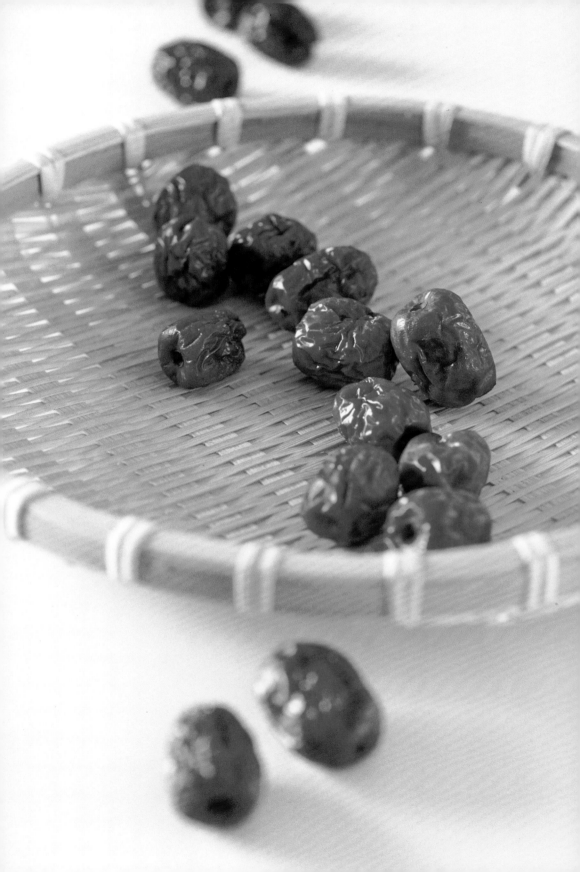

## Chapter 3
# 中医调理 彻底根治胃病

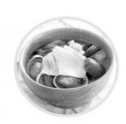

中医认为，脾胃是五脏的枢纽，

唯有脾胃健康，人体才有足够的能量。

治疗胃病，是一场艰辛的长期抗战，

药物、饮食、起居、情绪、运动等方面，

都要时时刻刻留心，

全方位的细心调养，才能根治胃病！

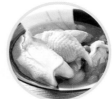

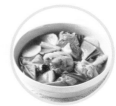

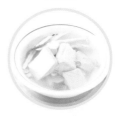

审订：陈世峰 中医师

**现职：**明师中医联合诊所主治医师

**专业背景：**中国台湾大学植物研究所硕士

**经历：**中国台湾中医家庭医学会理事

中国台湾中医家庭医学科专科医师

中医皮肤科临床学术研讨会讲师

前为恭纪念医院中医科主治医师

**代表著作：**《坐月子调理保健食谱》

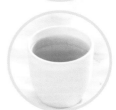

# 胃病患者的春季养生法

中医治疗胃病，除吃药治病外，也很重视保养。以季节来说，每个季节气候不同，宜食食物、生活作息都会不一样。以下概略介绍每个季节的保养方针，先从春季谈起。

以中医观点来看，春季和肝的关系较密切。如果肝气不舒，就会衍生出胃部相关疾病。中医认为，为适应春季的气候和环境，胃病患者须注意下列事项：

## ♥ 注意保暖

春天早晚气温变化大，肠胃一不小心受寒，容易发生肠胃疾病。对慢性胃炎、胃溃疡患者来说，腹部着凉也会让原本的病情加重，甚至转为胃穿孔、大出血等急性症状。

## ♥ 食用性温、味甘食物

春天天气转为温暖，皮肤血液循环变快，大脑和肠胃道的血流供应量相对减少；另外，随着气温升高，人的睡眠时间减短，活动量增多，容易有疲倦和食欲不振的情况发生。

春天宜多吃性温味甘的食物，烹调时可适量运用辛香蔬菜，以提振食欲。

## ♥ 保持规律的生活习惯

春季气候温暖，一般人常在此时节安排出游，务必记得注意以下事项：

① 保持定时定量的用餐习惯。

② 准备穿脱方便的御寒衣物，以免腹部受凉。

③ 宜做适量运动，运动后要适时休息。

## 胃病患者春季宜食食物

| 食物类别 | 代表食物 |
| --- | --- |
| **全谷、坚果类** | 紫米、高粱、燕麦、核桃、栗子、葵花子 |
| **蔬菜、水果类** | 南瓜、刀豆、扁豆、樱桃 |
| **肉类、鱼类** | 牛肉、猪肚、鲫鱼、鲤鱼、鲈鱼、草鱼、鳝鱼 |
| **药材类** | 冬虫夏草、红曲、党参、川七 |

# 胃病患者的夏季养生法

## 适度享受空调、补充水分是必要原则

为适应夏季的气候和环境，胃病患者应把握以下原则：

### ♥ 享受空调宜适度

很多人一到夏天，就习惯整天待在空调房，其实适度流汗也能为身体排毒，切勿因为一时贪图凉爽，而忽略身体的需求。

#### 享受空调时注意事项

❶ 室温宜控制在26℃左右，睡觉时，记得在腹部盖上一条薄被，以免腹部着凉。

❷ 无论是电风扇或冷气，都不要让风扇或出风口直接对着身体。

❸ 对胃病患者来说，室内和室外温度相差过多，冷、热的强烈刺激，会使得胃酸大量分泌，造成胃痉挛、胃痛、腹胀等疾病，故冷气温度不宜和室外温度相差太多。

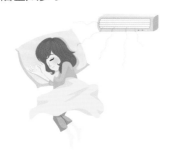

### ♥ 调整心情，适度休息＆运动

由于气温高，身体为了散热，皮肤和血管都处于紧绷的状态，血液流量较高，肠胃道的血液循环就会比较慢，血流量比较少，抵抗力也较弱。

再加上气候炎热，人容易处于焦虑的状态，慢性胃病患者要特别小心急性溃疡和胃炎的复发。

夏季要特别注意心情的起伏，可在清晨或傍晚等较凉爽的时段，做一些简单的运动。工作之余，要适度休息，以免胃部的血液流量越来越少，而造成溃疡发生。

### ♥ 适度摄取凉性食物

夏天胃病患者可适度摄取绿豆汤等凉性食物，但如果有不适症状，应立即停止食用。

冰品和冷饮会刺激胃黏膜，影响胃酸分泌，慢性胃病患者吃冰品，会因温度刺激，引起胃痛或让胃病恶化。

此外夏天由于气温高，易滋生细菌，要特别注意食物的保鲜，以免造成急性胃炎，或幽门螺杆菌的感染。

# 胃病患者的秋季养生法

## 注意保暖、作息规律、不宜大肆进补是必要原则

秋季气候转为干冷，为适应秋季气候和环境，胃病患者应该特别注意下列事项：

### 💜 注意腹部保暖

秋天早晚气温变化大，身体一不小心受到冷空气的刺激，肠胃受寒容易造成胃肠收缩、痉挛，导致胃痉挛、胃痛、腹胀、消化不良等疾病。

对慢性胃炎、胃溃疡患者来说，腹部着凉也会让原有的病情加重，甚至转为胃穿孔、大出血等急性症状，所以在外出时，要特别注意保暖；为避免在夜间气温变化之下着凉，睡觉时至少要在腹部盖一条薄被。

### 💜 保持规律的生活方式

在干燥的秋天，身体的水分特别容易蒸发，身体在缺乏水分的情况下，血管会较脆弱。

对胃溃疡患者来说，要特别注意饮食、作息的规律性，以免加重胃部负担，导致病情恶化。

### 💜 勿过度进补

饮食方面，消化道溃疡患者要特别注意节制。秋天是食欲较佳的季节，此时胃溃疡患者仍应严格注意食量的控制，遵守八分饱的进食原则，不要因为贪吃而使身体健康受到影响。

## 秋季不同族群食疗秘诀

| 族群 | 身体症状 | 食疗秘诀 |
|---|---|---|
| 脾虚者 | 易腹胀、经常倦怠无力、脸色蜡黄 | 宜多吃健脾养胃的食物，如山药、小米、茯苓、菜豆等，煮成粥品食用，效果较佳 |
| 胃火旺盛者 | 嗜食辛辣、油腻，喜欢喝冷饮，易出现便秘、口臭的问题 | ❶ 建议先消除胃中之火再进补<br>❷ 可多吃苦瓜、黄瓜、冬瓜以消胃火 |
| 老人和儿童（消化功能较弱者） | 因消化不良，经常感到腹胀 | ❶ 饮食宜八分饱，定食定量<br>❷ 节制零食、饼干、糖果摄取量<br>❸ 多吃绿色蔬菜，适量食用新鲜水果 |

# 胃病患者的冬季养生法

## 适量进补、补充水分、进食以八分饱为原则

冬天是适宜进补的季节，胃病患者可依据各自的病情，适量进食补品。胃病患者在进补时，应特别注意下列事项：

### ♥ 冬令进补的禁忌

**❶ 勿吃过多肉类：**胃病患者在冬季进食补品时，可适量摄取肉类，但仍应以容易消化、柔软部位的瘦肉为主，肥肉以及热量过高、筋肉粗硬部位的肉类均不宜食用。

**❷ 勿忘进食蔬菜：**大部分的蔬菜均含丰富的维生素、矿物质、微量元素，对胃病患者来说，是非常重要的营养来源。

**❸ 勿吃过饱：**以吃八分饱为原则，不分季节、病情，皆应遵守。

**❹ 勿胡乱进补：**进补前，宜先确认自己的体质，吃适合自己身体的食物，才能有益健康。

### ♥ 冬令进补的原则

**❶ 吃温热食物：**温热食物可使肺气直达，固实肾气，但要注意不宜多食燥热食物（如大蒜，烧烤、油炸或辛辣类食物），否则会过度刺激胃黏膜。

**❷ 补充水分，保持血管弹性：**身体一旦缺乏水分，就容易使血管变脆，缺乏弹性；如果再加上工作忙碌、情绪紧张，很容易让胃液大量分泌，造成胃病或溃疡疾病复发、恶化。

适度摄取水分，保持血管弹性，也是胃病患者冬季保养的不二法门。

## 胃病患者冬季宜食食物

| 食物类别 | 代表食物 |
| --- | --- |
| 全谷、坚果类 | 紫米、黑荞麦、黑芝麻、核桃、栗子、腰果、杏仁 |
| 蔬菜类、水果类 | 豆类、卷心菜、菠菜、萝卜、山药、姜、葱、甘蔗 |
| 菇蕈类 | 香菇、黑木耳 |
| 肉类、鱼类 | 牛肉、羊肉、猪血、猪肚、动物肝脏、鲢鱼、带鱼 |
| 药材类 | 红枣、黑枣、桂圆、佛手 |

# 有效健胃的穴位按摩法

## 按压足三里穴、梁丘穴、中脘穴，养胃好简单

除日常生活起居调养外，中医还以药物、针灸、薰脐等疗法治疗胃病。

只要找到正确穴位，我们也可以为自己进行一些简单的推拿按摩。以下介绍3种自己在家就可以按摩的穴位和相关的按摩方式。

### 💜 中脘穴

❶ **穴位位置：**从胸骨正下方，到肚脐之间距离的1/2处，也就是腹部的正中央。

❷ **按摩方式：**平日以中指按压，按压约3秒，休息2秒，重复10次即可。胃痛时，每次用力按压6秒，重复按压10次，即可发挥明显的效果。

❸ **功效：**主治胃痛、呕吐、食欲不振、胃酸反流等症状。

### 💜 梁丘穴

❶ **穴位位置：**两腿站直，从膝盖外侧上方，找到肌肉的凹陷处即是。

❷ **按摩方式：**以手指按，或用较尖细的物品，例如筷子或圆珠笔，同时按压两腿的梁丘穴，每次按压3～5秒，重复5～10次。

❸ **功效：**可改善胃下垂、食欲不振、慢性胃炎等疾病。胃痛突然发作时，按压此穴也可以缓解胃痛。

### 💜 足三里穴

❶ **穴位位置：**腿屈膝，采坐姿，可看到膝关节内外两侧各有一个凹陷处，按压触感柔软，如同一双眼睛一般，就是膝眼穴，位于身体外侧的就称为外膝眼。足三里穴就在外膝眼正下方4横指处。

❷ **按摩方式：**以拇指或食指垂直按压，每天按压5～10分钟。

❸ **功效：**当胃部和腹部不适时，按压足三里穴，可以得到很好的缓解作用。日常按压此穴，对消化不良、腹痛、腹胀、呕吐、消化性溃疡患者来说，效果不错，是胃病患者改善症状很重要的一个穴位。无胃病问题的人，平日按压足三里穴，也可以抗衰防老。

### 💜 确实找到穴位才能按压

自行按压穴位前，必须确认自己的症状和穴位的位置，如果对自己的身体状况不够了解，切勿胡乱按压，否则有可能导致症状加剧，造成反效果。

# 对症自疗胃病特效穴位

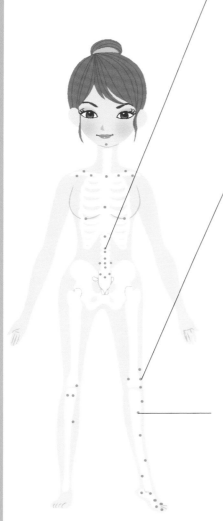

## 中脘穴

**按摩方式**

❶ 平日以中指按压，按压约3秒，休息2秒，重复10次即可。

❷ 胃痛时，每次用力按压6秒，重复按压10次，即可发挥明显的效果。

**功效**

改善胃痛、呕吐、食欲不振、胃酸反流等症状。

## 梁丘穴

**按摩方式**

以手指按，或用较尖细的物品，例如筷子或圆珠笔，同时按压两腿的梁丘穴，每次按压3～5秒，重复5～10次。

**功效**

❶ 改善胃下垂、食欲不振、慢性胃炎等症状。

❷ 缓解突发的胃痛。

## 足三里穴

**按摩方式**

利用拇指或食指垂直按压，每天按压5～10分钟。

**功效**

❶ 缓解消化不良、腹痛、腹胀、呕吐等症状。

❷ 改善消化性溃疡的症状。

❸ 缓解突发的胃痛。

# 胃溃疡、慢性胃炎患者保健法

## 可选择散步、太极拳、慢跑等温和的运动

胃病患者适度运动，既能促进血液循环、强健肌肉，还能辅助治疗胃病。

### 💗 适合的运动项目

#### ❶ 散步

散步时，因内脏处于轻微颤动的状态，如果搭配有节奏的呼吸法，具有按摩、促进肠胃蠕动、帮助消化的功效。

#### ❷ 太极拳

**功效：** 太极拳能促进肠胃蠕动。如果能持之以恒，一直保持练习太极拳的习惯，有助慢性胃炎的疗愈。

**注意事项：** 胃溃疡患者则应等到无出血症状时，再开始逐步练习太极拳。练习时应根据病情调整进度，只要练到全身发热、微微出汗的程度即可，不可勉强。

#### ❸ 慢跑

胃溃疡患者在调养时期，可以进行慢跑运动。一天以跑2～3千米为目标，一开始不必强求一定要达到此目标，应逐步练习至适应后，再开始以此标准执行。

### 适合胃病患者的体操

- **腹式呼吸：** 每天做10次，慢性胃炎、胃溃疡患者适用（请见下图）。

  步骤❶ 仰卧，膝盖微屈，双手放在肚脐上。

  步骤❷ 吸气抬臀，用脚尖撑起身体。

  步骤❸ 呼气，放下臀部。

- **促进肠胃蠕动的体操：** 每天清晨醒来，起床前做10次，慢性胃炎患者适用。

  步骤❶ 仰卧，双手枕于头后，屈膝。

  步骤❷ 左膝往左侧地面弯，左大腿贴紧地面。

  步骤❸ 回到步骤①。

  步骤❹ 右膝往右侧地面弯，右大腿贴紧地面。

- **全身运动：** 可搭配腹式呼吸运动，四肢和躯干轻松地运动，胃溃疡患者要避开腹肌的运动。

# 胃下垂患者的运动保健法

## 宜做加强肌肉收缩能力的运动

胃下垂患者不适宜做剧烈、爆发力强的运动。运动的重点，以加强肌肉的收缩能力、促进血液循环为主，借此增强腹部韧带的弹性和肌力，促进胃肠的蠕动。

### 适合的运动项目

#### ❶ 仰卧起坐

仰卧起坐能增强腹肌和腰部肌肉的收缩能力，可以促进肠胃蠕动、帮助消化。

#### ❷ 锻炼腹肌的运动

**腹式呼吸：** 双手放在腹部，采用腹式呼吸，感受腹部的上下起伏，每天做2～3分钟，借此锻炼腹部肌肉。

**抬腿运动：** 平躺，双腿伸直，向空中抬举到45°～90°。这个动作可以锻炼髂腰肌和腹肌。

**空中脚踏车运动：** 平躺，双腿抬高，做腾空骑脚踏车的动作。

### 胃下垂患者的运动方式

只要可以锻炼身体，不造成内脏撑托肌负担的运动，都是胃下垂患者可以尝试的运动，例如散步、太极拳、锻炼腰腹肌的体操皆可，游泳也是很适合胃下垂患者的运动。

### 胃病患者运动注意事项

❶ **饭后不宜运动：** 因为用餐后血液集中在胃部，进行密集消化工作，这时如果运动，将会影响消化过程，造成消化不良、腹痛。

❷ 即使是温和的散步，也会造成消化道缺血，影响消化功能，建议运动时间应安排于饭后2个小时。

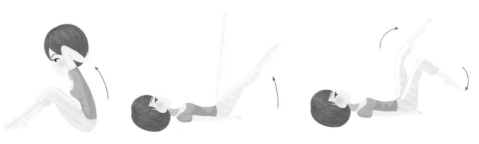

仰卧起坐　　　　　抬腿运动　　　　　空中脚踏车运动

251

# 养胃中药材一览表

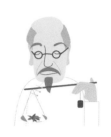

饮食不节制、饮食习惯不良、长期饮酒、过度吸烟、精神刺激等，都可能成为肠胃功能失调的原因。肠胃道的不适症状有：腹痛、腹胀，伴随嗳气（打嗝）、泛酸（胃酸反流）、反胃、排便异常等。

中医认为，脾为中州，脾胃是五脏的枢纽，故有胃气存则生的说法。而五脏六腑彼此相互关联，如果出现肠胃道的症状，除本身脏器有问题外，也要审视其他器官是否有问题，也许真正的病因，不是胃肠本身。

下面罗列了适用于胃病调养的中药材，使用前应向医生咨询用法、用量和适用性。

| 中药材名称 | 功效／适用症状 |
| --- | --- |
| 丁香 | 能帮助消化、刺激胃酸分泌 |
| 人参 | 增进食欲、促进消化和吸收功能；适用于胃酸过少的慢性胃炎患者 |
| 西洋参 | 养胃生津；适用于胃溃疡患者 |
| 九香虫 | 抑制幽门螺杆菌 |
| 山奈 | 能帮助消化、缓解反胃的症状 |
| 木香 | 能促进肠胃蠕动、抑制幽门螺杆菌 |
| 太子参 | 健脾养胃 |
| 玉竹 | 修复萎缩的胃黏膜，防治癌变发生 |
| 白术 | 健脾益气；适用于慢性胃炎、消化不良、胃下垂患者 |
| 白豆蔻 | 暖胃、促进胃酸分泌 |
| 白芍药 | 能抑制由于紧张所导致的消化道溃疡 |
| 黄芪 | 可改善胃酸缺乏；胃酸过多、胃溃疡患者不适合食用 |
| 杜仲 | 保护黏膜，减轻消化系统发炎的症状 |

| 中药材名称 | 功效／适用症状 |
|---|---|
| 甘草 | 补脾益气；适用于脾胃虚弱、消化性溃疡患者 |
| 北沙参 | 养胃生津；适用于慢性胃炎患者 |
| 石斛 | 促进胃酸分泌，帮助消化 |
| 沉香 | 缓解因慢性胃炎所导致的胃痛 |
| 吴茱萸 | 能改善胃病患者的消化不良，食欲不振 |
| 佩兰 | 能改善胃病患者的消化不良，食欲不振 |
| 砂仁 | 能帮助消化、消除胀气，具健胃功效 |
| 高良姜 | 能刺激胃壁、促进消化功能 |
| 枳实 | 能改善各种疾病所引起的消化不良问题，并可促进肠胃蠕动；适用于胃下垂患者 |
| 茯苓 | 健脾和胃、宁心安神；适用于消化不良、餐后腹胀、脾胃虚弱患者 |
| 桂枝 | 能促进胃酸分泌、帮助消化，具有健胃的功用 |
| 徐长卿 | 抑制幽门螺杆菌 |
| 乌贼骨 | 具有中和胃酸的效果，能修复胃溃疡的伤口，减轻局部疼痛 |
| 紫苏 | 能改善慢性胃炎患者的消化不良、食欲不振，促进肠胃蠕动 |
| 苍术 | 能改善慢性胃炎患者的消化不良、食欲不振，并可刺激胃黏膜，促进胃酸分泌 |
| 陈皮 | 能改善胃炎、胃下垂的消化不良、胀气、食欲不振等问题 |
| 麦门冬 | 能促进胃酸分泌、保护胃黏膜、抑制幽门螺杆菌 |
| 干姜 | 脾胃虚寒者适用 |
| 蒲公英 | 慢性胃炎、消化道溃疡患者适用 |
| 佛手 | 具有和中理气、开胃的效果，还能促进胃酸分泌 |
| 麦芽 | 能帮助消化；脾胃虚弱、食欲不振者适用 |
| 谷芽 | 能帮助消化、促进胃酸分泌 |
| 鸡内金（鸡胗皮） | 能促进胃酸分泌、胃部蠕动，增强胃部功能 |
| 党参 | 抑制胃酸，保护胃黏膜 |
| 藿香 | 能改善急慢性胃炎的消化不良问题，刺激胃黏膜，促进胃酸分泌 |
| 郁金 | 保护胃黏膜，抑制幽门螺杆菌生长 |

# 养胃营养辅助食品一览表

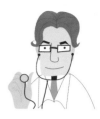

胃病的治疗是一场持久战，即使胃病的症状已经缓解、消失，一旦不注意生活方式，胃病就可能会悄悄卷土重来。而借助营养补充食品来减轻胃病的痛苦，也是患者的另一选择。

营养辅助食品大部分是天然食品，或是萃取出其已被熟知的某些特定有效成分，下面罗列了目前针对养胃的营养辅助食品和维生素。当您有需要时，也可以询问保健食品专卖店工作人员，或专业药师、营养师等。

| 营养辅助食品<br>维生素名称 | 功效／适用症状 |
| --- | --- |
| 维生素A | 保护伤口，促进黏膜愈合 |
| 维生素B | 帮助消化，提振食欲 |
| 维生素C | 缓解紧张情绪，降低胃溃疡发生的几率 |
| 维生素E | 修复黏膜、具抗氧化功能，降低胃癌发生几率 |
| 维生素K | 修补受损组织，保护黏膜 |
| 益生菌 | 增加体内好菌，加速排除幽门螺杆菌 |
| 芦荟 | 保护黏膜，预防胃、十二指肠溃疡 |
| 啤酒酵母 | 促进肠胃蠕动，排除消化道内毒素 |
| 蔓越莓 | 防止胃溃疡、胃癌，避免幽门螺杆菌附着于胃内；但胃病患者不宜空腹食用 |
| 蓝莓 | 减轻消化系统发炎症状，抑制细菌 |
| 紫花苜蓿 | 修复胃黏膜，促进凝血因子产生，预防不正常出血 |
| 蜂蜜 | 加速排除消化道毒素，保肠健胃 |
| 螺旋藻 | 改善肠胃系统，避免肠胃细胞癌化 |
| 胎盘素 | 保护肠胃黏膜，预防胃溃疡 |
| 巴西蘑菇 | 改善胃炎、胃溃疡，提升消化系统的免疫力 |

| 营养辅助食品<br>维生素名称 | 功效／适用症状 |
|---|---|
| 明日叶 | 预防胃溃疡、压力大造成的胃酸过多 |
| 纳豆 | 保护胃壁，排除肠道毒素 |
| 葡萄籽 | 抗氧化，清除体内自由基，保护肠道益菌 |
| 甲壳素 | 防止致癌物吸附在消化道上 |
| 花粉 | 增进食欲，保护胃肠 |
| 茄红素 | 健胃，改善肠道菌丛生态 |
| 银耳 | 帮助肠胃蠕动，清除消化道毒素 |
| 橄榄油 | 改善便秘，帮助肠胃消化功能正常运行 |
| 木瓜酵素 | 帮助消化、治疗肠胃炎 |
| 苦茶油 | 预防胃溃疡、十二指肠溃疡 |
| 番石榴茶 | 抑制胃酸分泌、帮助消化 |
| 山楂 | 增进胃中消化液的分泌，促进消化 |
| 瓜拿纳 | 帮助肠胃道消化的功能，使排便顺畅 |
| 共轭亚麻油酸 | 增加T细胞活性，提升免疫功能，抑制胃癌细胞的增长 |
| 绿茶 | 强力抗癌物质，能抑制幽门螺杆菌 |
| 寡糖类 | 帮助消化，维持肠胃消化功能运行，增加益菌数 |
| 山药 | 补脾健胃，增进肠胃功能 |
| 洋车前子 | 帮助消化，促进肠胃蠕动，排除消化道毒素 |
| 诺丽 | 增进食欲，改善肠胃功能，排除肠道毒素 |
| 姜黄 | 强化肠胃保健功效，减缓慢性胃溃疡相关症状 |
| 大蒜 | 抑制幽门螺杆菌，减少胃炎、胃溃疡的发生几率 |

255

## 图书在版编目（CIP）数据

胃酸胃痛老胃病，这样吃就对了 / 萧千祐著. -- 南京：江苏凤凰科学技术出版社，2015.3

（含章·食在好健康系列）

ISBN 978-7-5537-3892-5

Ⅰ.①胃… Ⅱ.①萧… Ⅲ.①胃疾病 – 食物疗法 Ⅳ.①R247.1

中国版本图书馆CIP数据核字(2014)第230171号

**胃酸胃痛老胃病，这样吃就对了**

| | | |
|---|---|---|
| 著　　　者 | 萧千祐 | |
| 责 任 编 辑 | 张远文 | 葛　昀 |
| 责 任 监 制 | 曹叶平 | 周雅婷 |

| | |
|---|---|
| 出 版 发 行 | 凤凰出版传媒股份有限公司<br>江苏凤凰科学技术出版社 |
| 出版社地址 | 南京市湖南路 1 号 A 楼，邮编：210009 |
| 出版社网址 | http://www.pspress.cn |
| 经　　　销 | 凤凰出版传媒股份有限公司 |
| 印　　　刷 | 北京旭丰源印刷技术有限公司 |

| | |
|---|---|
| 开　　　本 | 718mm×1000mm　1/16 |
| 印　　　张 | 16 |
| 字　　　数 | 260千字 |
| 版　　　次 | 2015年3月第1版 |
| 印　　　次 | 2015年3月第1次印刷 |

| | |
|---|---|
| 标 准 书 号 | ISBN 978-7-5537-3892-5 |
| 定　　　价 | 39.80元 |

图书如有印装质量问题，可随时向我社出版科调换。

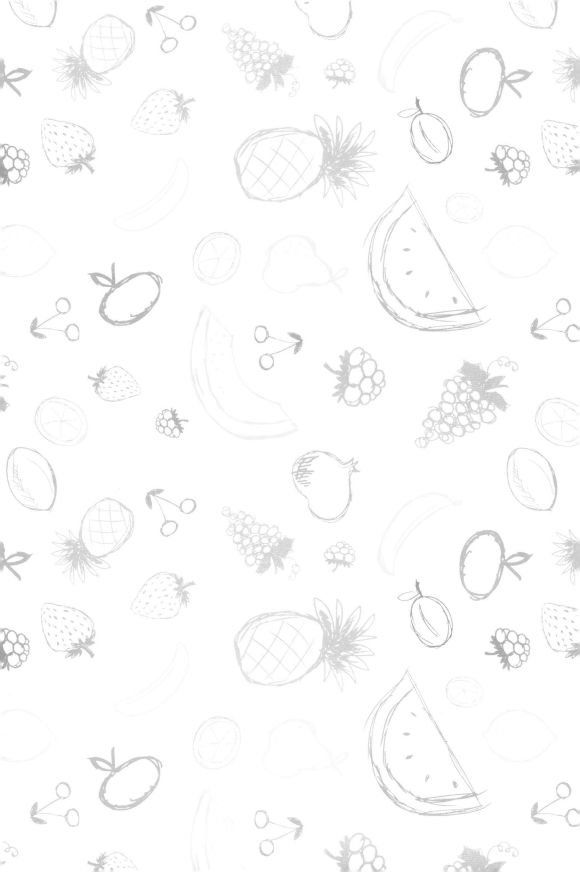

品质悦读｜畅享生活